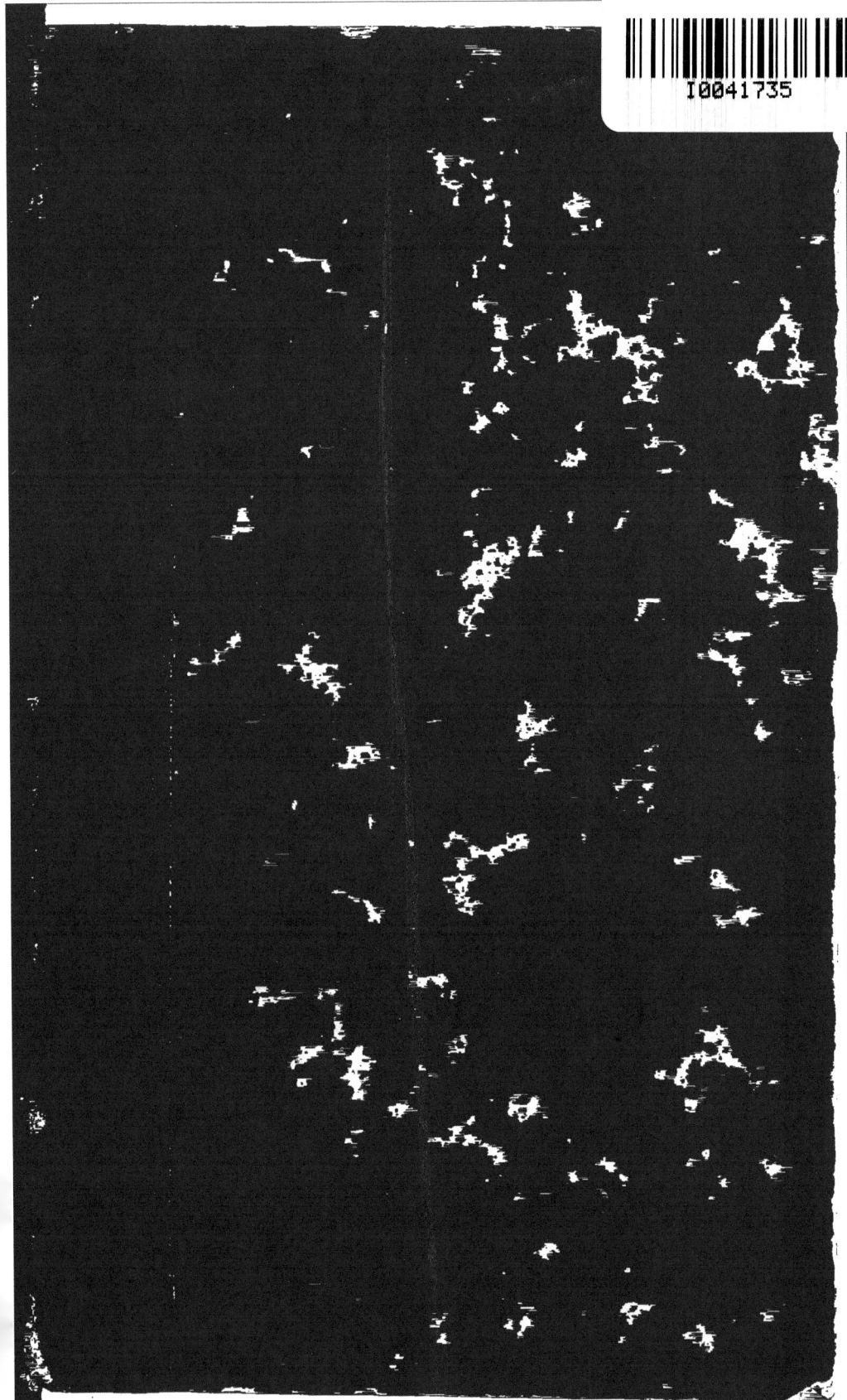

LES FONCTIONS

DU

CERVEAU

PARIS — TYPOGRAPHIE LAHURE
Rue de Fleurus, 9

LES FONCTIONS

DU

CERVEAU

PAR

DAVID FERRIER

MEMBRE DE LA SOCIÉTÉ ROYALE DE LONDRES
PROFESSEUR DE MÉDECINE LÉGALE A KING'S COLLÉGE, ETC.

TRADUIT DE L'ANGLAIS PAR HENRI C. DE VARIGNY

AVEC 68 FIGURES DANS LE TEXTE

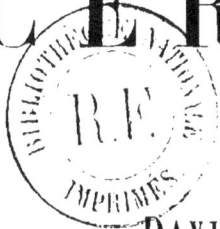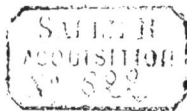

PARIS

LIBRAIRIE GERMER BAILLIÈRE ET Cie

· 108, BOULEVARD SAINT-GERMAIN, 108
Au coin de la rue Hautefeuille

1878

PRÉFACE

Mon principal but dans cet ouvrage a été de présenter à celui qui étudie la physiologie ou la psychologie, un exposé méthodique des résultats de mes propres expériences sur les fonctions du cerveau. Pour accomplir cette œuvre d'une manière satisfaisante, j'ai cru nécessaire de considérer les fonctions du système cérébro-spinal en général dans le but de montrer plus particulièrement les rapports qui unissent les centres nerveux supérieurs aux centres nerveux inférieurs. J'ai partout cherché à composer un résumé concis plutôt qu'une relation encyclopédique des diverses recherches grâce auxquelles a été édifiée notre connaissance du cerveau et de la moelle épinière.

16 Upper Berkeley street, Portman square, W., octobre 1876.

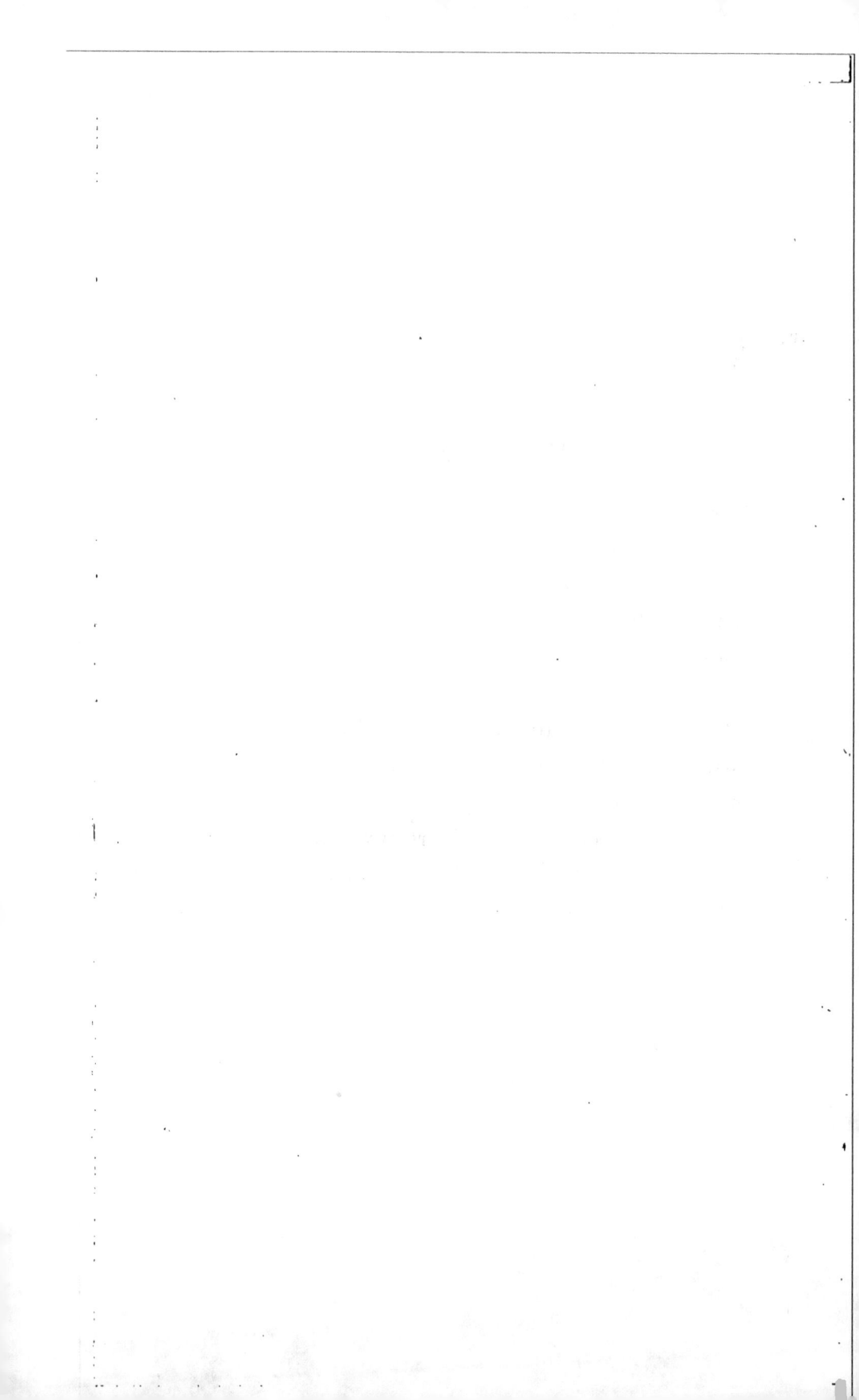

INTRODUCTION

Il n'y a peut-être pas en physiologie de sujet plus important, plus intéressant en général, que les fonctions du cerveau, et il en est peu qui soient plus inextricables et plus complexes dans les recherches expérimentales. Aucun de ceux qui ont étudié avec attention les résultats des efforts des nombreux travailleurs dans ce champ de recherches, ne peut s'empêcher d'être frappé par le manque d'harmonie et même par les contradictions flagrantes qui existent entre les conclusions auxquelles des faits et des expériences en apparence identiques ont conduit les divers auteurs. Et quand on compare les faits en apparence bien établis de l'expérimentation sur les cerveaux des animaux inférieurs aux faits d'observation clinique et d'anatomie pathologique chez l'homme, le désaccord est souvent assez considérable pour faire penser à bien des gens que les recherches physiologiques ayant pour objet les animaux inférieurs sont peu propres à jeter une vraie lumière sur les fonctions du cerveau humain. Ces discordances paraissent plus explicables lorsqu'on prend en considération les méthodes d'expériences et les sujets sur lesquels on étudie. Jusqu'à une époque tout à fait rapprochée, la principale méthode adoptée par les expérimentateurs consistait à observer les résultats qui suivaient la destruction, obtenue de manière variable, de différentes régions de l'encéphale.

La gravité des opérations nécessaires pour mettre le cerveau à découvert pour les besoins de l'expérience, et le fait que les diverses parties de l'encéphale, bien que distinctes anatomiquement, sont intimement unies et combinées, de manière à former un tout complexe, font qu'il est naturel de penser que la production de lésions plus ou moins étendues dans une région quel-

conque produisent une perturbation générale des fonctions de
l'organe entier, propre à rendre tout au moins fort difficile le
tracé d'une relation simple entre les symptômes manifestés et
la lésion. De plus, le degré d'évolution du système nerveux central, depuis le mécanisme réflexe le plus simple jusqu'aux centres encéphaliques les plus élevés, et les différences qui existent au sujet de l'indépendance relative, ou subordination des
centres inférieurs aux centres supérieurs, selon que nous remontons ou descendons l'échelle animale, introduisent d'autres complications; il en résulte que l'application des résultats des expériences faites sur le cerveau de la grenouille,
du pigeon, du lapin, sans restrictions spéciales, à la physiologie du cerveau humain, est fort discutable; ce mode d'opérations peut même conduire à des conclusions qui diffèrent
sensiblement des faits bien établis de l'observation clinique et
pathologique. Malgré ces difficultés et ces discordances, dont
plusieurs, à l'examen, se montreront comme étant plus apparentes que réelles, les expériences faites sur les animaux, dans
des conditions choisies et variées selon son gré, par l'expérimentateur, sont seules capables de fournir des données exactes
pour des inductions saines relatives aux fonctions du cerveau
et de ses diverses parties; les expériences que la nature fait pour
nous sous forme d'états morbides étant rarement locales, rarement exemptes des complications qui rendent l'analyse et la
découverte des causes très-difficiles, et, dans plusieurs cas,
impossibles. La découverte de nouvelles méthodes ouvre de
nouveaux champs de recherches, et conduit à de nouvelles vé-
rités. La découverte de l'excitabilité électrique du cerveau, par
Fritsch et Hitzig, a donné une nouvelle impulsion aux recherches des fonctions du cerveau, et jeté une lumière nouvelle sur
plusieurs points obscurs de la pathologie et de la physiologie
cérébrales. Toutefois il reste encore beaucoup à faire. Nous ne
sommes que sur le seuil de la découverte, et l'on peut se demander si le temps est déjà venu où l'on peut essayer d'expliquer le mécanisme du cerveau et ses fonctions. Pour ceux qui
réfléchissent, ce temps peut paraître encore aussi éloigné qu'il
l'a jamais été; pourtant il est quelquefois utile de revoir et de
systématiser les connaissances acquises, quand ce ne serait que
pour montrer combien il reste encore à faire.

LES

FONCTIONS DU CERVEAU

CHAPITRE PREMIER

ESQUISSE DE LA STRUCTURE DU CERVEAU ET DE LA MOELLE ÉPINIÈRE

1. L'esquisse suivante de la structure générale du système cérébro-spinal est principalement destinée à servir de guide dans les détails des recherches expérimentales. La recherche anatomique et l'expérimentation physiologique sont complémentaires l'une de l'autre, et la combinaison des deux méthodes est particulièrement nécessaire pour élucider les fonctions complexes du cerveau et de la moelle épinière. En ce qui concerne cette dernière, les études anatomiques de Lockhart-Clarke et des autres expérimentateurs, réunies aux recherches physiologiques de Brown-Séquard, de Schiff, etc., ont rendu nos connaissances générales plus précises que ne le sont celles que nous possédons relativement au cerveau même. L'étude anatomique du

cerveau est un sujet de recherches bien plus ardu
que ne l'est l'étude de la moelle épinière, et quoique, durant les dernières années, la structure du
cerveau ait été consciencieusement étudiée, par
Meynert en particulier, les difficultés que l'on rencontre pour relier les connexions et pour déterminer les rapports d'une partie à l'autre, sont encore
si grandes, que les résultats doivent être admis avec
une prudence extrême, ou demeurer douteux, à
moins qu'ils ne soient soutenus par des faits physiologiques ou pathologiques. Je m'en tiendrai donc
à ce qui semble parfaitement établi, sans entrer
dans des détails de critique ou de précision.

2. Le cerveau entre en rapport avec la périphérie par trente et une paires de nerfs spinaux et
douze nerfs crâniens. Les nerfs ou cordes de communication peuvent être séparés en deux grandes
sections selon la nature de leurs fonctions. Une
partie d'entre eux apporte les impressions de la périphérie à la moelle et au cerveau, aussi les appelle-
t-on nerfs *afférents ;* l'autre partie emporte les impulsions du cerveau et de la moelle à la périphérie,
on les appelle nerfs *efférents.*

Les fonctions les plus importantes de ces nerfs
étant la transmission des impressions sensorielles et
des impulsions motrices respectivement, les termes
abrégés de *sensitifs* et *moteurs* sont fréquemment employés au lieu des termes plus larges de *afférents* et
efférents.

Les nerfs spinaux sont reliés à la moelle épinière

par deux racines (fig. 1) : l'une d'elles, racine
efférente ou motrice (5), naît de la partie antérieure de la moelle ; l'autre, la racine afférente ou
sensitive naissant de la partie postérieure — 6, fig. 1.
—Après un court trajet où les deux racines sont indépendantes l'une de l'autre, et après la formation
d'un ganglion (6′, fig. 1) sur la racine postérieure, les
deux cordons s'unissent en un seul tronc, qui est
par conséquent un nerf mixte, comprenant des fibres
afférentes et efférentes.

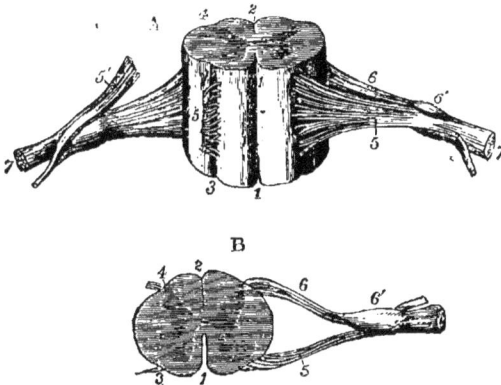

Fig. 1. — Moelle épinière (d'après Quain). — A, représente la surface antérieure de la moelle, la racine nerveuse antérieure étant divisée à droite.
— En B, l'on voit une section transversale de la moelle, montrant la forme
en croissant de la substance grise intérieure. — 1, sillon médian antérieur.
2, sillon médian postérieur. — 3, dépression antéro-latérale sur la surface
de laquelle s'étendent les racines nerveuses antérieures. — 4, Dépression
postéro-latérale, où s'enfoncent les racines postérieures. La colonne antérieure s'étend de 1 à 3 ; la latérale de 3 à 4 ; la postérieure de 4 à 2. —
5, racine antérieure. — 5′ (en A) représente la racine antérieure sectionnée. — 6, racines postérieures dont les fibres passent dans le ganglion 6′.
— 7, nerf mixte, ou réunion des deux racines.

Le nerf se distribue par des ramifications micro-
scopiques dans les organes de réception et d'activité

à la périphérie, chaque fibre demeurant distincte
durant tout le trajet.

La moelle épinière elle-même consiste en substance grise centrale, et en colonnes ou cordons blancs.
La matière grise a la forme d'un double croissant,
dont les surfaces convexes sont réunies par des commissures (7, 8, fig. 2), au centre desquelles se voit

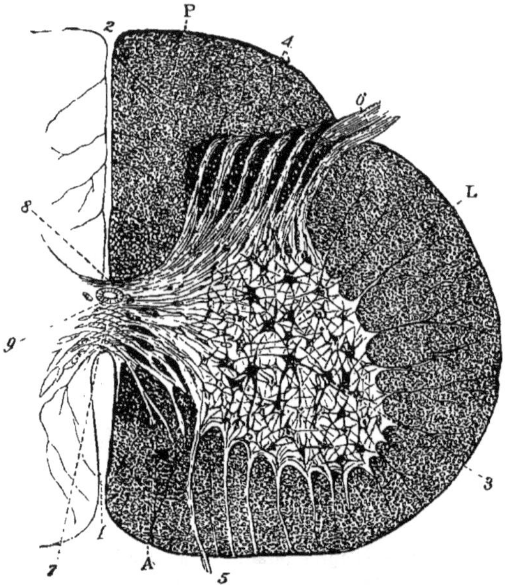

Fig. 2. — Section de la moelle épinière à la région lombaire, vue au microscope. — A, colonne antérieure. — L, colonne latérale. — P, colonne postérieure. — 1, sillon antérieur. — 2, sillon postérieur. — 3, cornes antérieures à cellules multipolaires. — 4, cornes postérieures, les lettres étant
placées sur la substance gélatineuse. — 5, racines antérieures du nerf spinal. — 6, racines postérieures. — 7, commissure antérieure. — 8, commissure postérieure. — 9, canal central de la moelle, tapissé d'épithélium.

le canal central de la moelle épinière (9), et dont
les cornes sont unies respectivement aux racines antérieures et postérieures des nerfs spinaux.

Les cellules des cornes antérieures sont grandes et multipolaires (3), celles des cornes postérieures sont petites, mélangées à ce qu'on appelle la substance gélatineuse (4). Les filaments blancs qui accompagnent la substance grise constituent trois grandes divisions ou cordons, antérieurs, latéraux et postérieurs (voir explication des fig. 1 et 2).

3. Le chemin des impulsions efférentes ou motrices descend le long de la moelle, surtout du côté d'où émergent les racines motrices. Par conséquent une demi-section de la moelle engendre la paralysie motrice, surtout du côté correspondant du corps, au-dessous de la section.

Les impressions sensitives ou afférentes sont transmises au cerveau, surtout dans la moitié de la moelle, opposée à celle où s'enfonce la racine sensitive. Par conséquent une demi-section de la moelle produit la diminution de sensation du côté opposé du corps, dans les parties au-dessous de la section, et en même temps, chose curieuse, une exaltation de la sensibilité du même côté que la lésion.

En ce qui concerne la localisation exacte des trajets moteurs et sensitifs de la moelle, il y a encore quelques différences d'opinion. Les cordons antérolatéraux sont ordinairement considérés comme étant les chemins moteurs principaux, mais les expériences attentives et récentes de Ludwig et Woroschiloff (*Der verlauf der motorischen und sensibilen Bahnen durch das Lendenmark des Kaninchens,* 1874) placent les trajets moteurs dans les cordons latéraux seulement. Les cordons antérieurs sont plutôt considérés comme des connexions commissurales entre les nerfs moteurs et les segments adjacents, et en tous cas non comme les chemins directs des impulsions motrices émanant du cerveau.

Les opinions divergent surtout en ce qui concerne la localisation exacte des trajets sensitifs.

La substance grise centrale est considérée par Schiff, Vulpian, etc., comme étant capable, en l'absence de toutes les autres parties de la moelle, de transmettre les impressions sensitives, celles-ci étant transmises tant que la substance grise n'est absolument et entièrement interrompue en aucune partie.

Schiff voudrait établir une distinction entre les trajets des impressions tactiles, et ceux des impressions sensitives désagréables. Il place, de même que Sanders-Ezn, les premiers dans les cordons postérieurs, les derniers dans la substance grise centrale. Ludwig et Woroschiloff placent les trajets moteurs et les trajets sensitifs dans les cordons latéraux, ne considérant pas qu'il soit possible de les différencier anatomiquement. Les cordons postérieurs, de même que les antérieurs, finissent par n'être que des liens commissuraux entre les racines sensitives et les segments adjacents, et ne constituent pas des chemins sensitifs longs ou directs menant au cerveau. Leurs recherches confirment également ce qu'ont trouvé d'autres expérimentateurs, à savoir que, même après la destruction de grandes portions des cordons latéraux, le mouvement et la

sensation ne sont absolument abolis en aucune
partie déterminée; d'où l'on conclut qu'il existe po-
tentiellement entre les différentes parties de la
moelle une permutation, une suppléance fonctionnelle. Bien que la plupart des résultats de la section
des diverses parties de la moelle concordent, il devra
être fait encore bien des observations et des expériences avant que l'on puisse dire que les trajets
sensitifs et moteurs sont déterminés avec exactitude,
et que toutes les opinions soient conciliées.

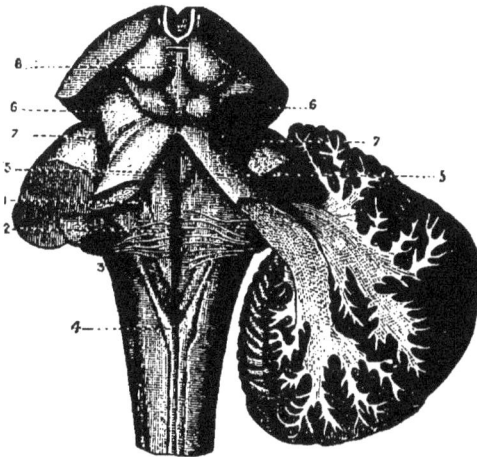

Fig. 3. — Quatrième ventricule mis à découvert par la section du cervelet
(Sappey). — A gauche les pédoncules cérébelleux ont été sectionnés à leur
origine ; à droite le pédoncule moyen, de même ; les pédoncules supérieurs et inférieurs conservant leurs rapports. — 1, Sillon médian de la
moelle allongée, bordé de chaque côté par les *fasciculi teretes*. — 2, racines
du nerf auditif. — 3, pédoncule cérébelleux inférieur ou corps restiforme.
— 4, pyramide postérieure. — 5, pédoncule cérébelleux supérieur, ou
processus a cerebello ad cerebrum, de Drelincourt, ou processus cerebelli
ad testes, de Haller. — 6, isthme. — 7, crura cerebri, sillons latéraux
de l'isthme. — 8, tubercules quadrijumeaux.

4. Après avoir atteint le trou occipital du crâne, la
moelle épinière s'épanouit en formant la *moelle allon-*

gée. Ici le canal central débouche dans le quatrième ventricule (fig. 3). Les tractus sensitifs et moteurs sont chassés pour ainsi dire de leur position précédente, par l'embouchure du canal de la moelle et par le développement de ganglions accessoires et de filaments cérébelleux conjonctifs.

Pour cette raison, il devient plus difficile de suivre les tractus des fibres de la moelle dans leur route jusqu'au cerveau. Laissant de côté pour un temps les complications suscitées par le développement de centres nouveaux et de connexions cérébelleuses, nous pouvons suivre les grands trajets moteurs et sensitifs. Les tractus moteurs subissent la décussation à la face antérieure de l'extrémité inférieure de la moelle allongée, au point nommé *décussation des pyramides* (D, fig. 4). En ce point, par conséquent, le trajet des impulsions motrices ou efférentes de l'hémisphère passe au côté opposé de la moelle. L'entre-croisement paraît complet chez l'homme, mais chez les animaux inférieurs tels que le chien, il semblerait, d'après les recherches de Philipeaux et de Vulpian, qu'il est incomplet.

Une demi-section de la moelle, au-dessus de la décussation des pyramides, causerait la paralysie sensitive et motrice, du côté opposé du corps.

En sortant de la moelle allongée, les tractus s'engagent dans le *pont de Varole* (P V, fig. 4). Là ils s'unissent à la substance grise du pont, et aux paquets de fibres transversales qui viennent des lobes latéraux du cervelet. Le trajet des fibres est traversé par les racines de quelques nerfs crâniens se rendant à la moelle allongée. La décussation des divers tractus

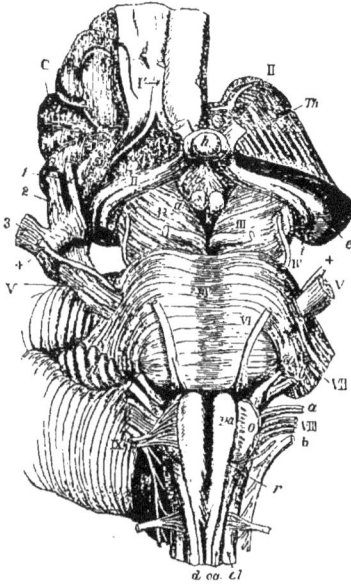

Fig. 4. — Vue de la face antérieure de la moelle allongée, du pont de Varole, du crura cerebri, etc., d'après Quain. — A droite les circonvolutions du lobe médian, ou insula de Reil, ont été laissées en place ; à gauche l'incision a été faite entre les couches optiques et l'hémisphère cérébral. — I', tractus olfactif sectionné à son origine. — II, nerf optique gauche au-devant de la commissure. — II', tractus optique droit. — Th, surface de section des couches optiques gauches. — c, île de Reil. — Sy, scissure de Sylvius. — XX, espace perforé antérieur. — e, i, corps genouillés interne et externe. — h, corps pituitaire ou hypophyse. — tc, tuber cinereum et infundibulum. — a, l'un des tubercules mamillaires. — P, pédoncule ou crus cerebri. — III, voisinage du nerf moteur oculaire gauche. — x, espace perforé postérieur. — PV, pons Varolii. — V, grande racine du cinquième nerf. — X, petite racine, ou racine motrice, placée à droite sur le ganglion de Gasser. — 1, 2, 3 division du cinquième nerf. — VI, sixième nerf. — VIIa, facial. — VIIb, acoustique. — VIII, pneumogastrique. — VIIIa, glosso-pharyngien. — VIIIb, accessoire spinal. — IX, hypoglosse. — fl, le flocculus. — pa, pyramide antérieure. — o, corps olivaire. — r, corps restiforme. — d, sillon médian antérieur de la moelle, au-dessus, la décussation des pyramides. — ca, colonne antérieure. — cl, colonne latérale de la moelle épinière.

sensitifs et moteurs est complète dans le pont, par

conséquent la destruction d'un côté engendre la paralysie sensitive et motrice du côté opposé, et la paralysie des nerfs crâniens du même côté, qui ont ici leur origine superficielle : *hémiplégie alterne* de Gubler.

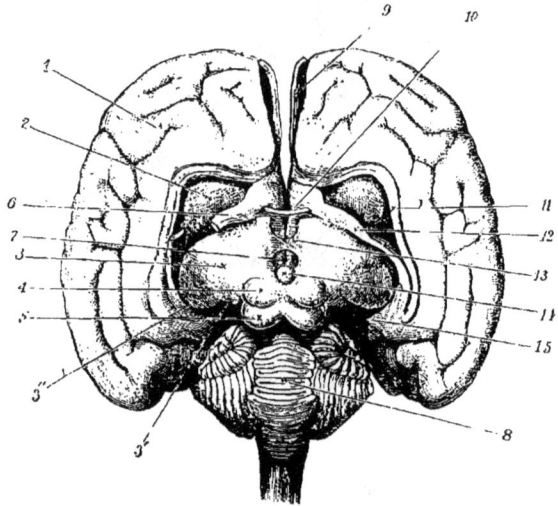

Fig. 5. — Hémisphères cérébraux du chien séparés après division du corps calleux, de manière à montrer les ventricules et les ganglions inférieurs. 1, face interne de l'hémisphère gauche. — 2, corps strié. — 3, couches optiques.— 4, nates ou tubercules antérieurs des tubercules quadrijumeaux. — 5, testes ou tubercules postérieurs. — 6, pilier antérieur du fornix, sectionné à gauche, indivis à droite (12). — 7, troisième ventricule, vu par suite de l'écartement des couches optiques. — 8, face supérieure du cervelet. — 9, bulbe olfactif. — 10, commissure antérieure. — 11, corps calleux divisé.— 13, commissure molle.— 14, glande pinéale située au-dessus de la commissure postérieure, et cachant celle-ci. — 15, corne descendante du ventricule latéral.

Au delà du pont de Varole, et renforcés par des fibres qui dérivent du pont et de ses connexions, ces tractus ont l'apparence de deux pédoncules ou membres appelés *crura cerebri* (P, fig. 4). Ceux-ci divergent légèrement dans leur trajet supérieur, et sont tra-

versés par les nerfs de la troisième paire, ou nerfs moteurs oculaires communs (III, fig. 4). Sur la face postérieure des pédoncules, et au-devant du cervelet,
sont situées certaines masses ganglionnaires appelées
tubercules quadrijumeaux ou lobes optiques (8, fig. 3).
Dans les pédoncules, il existe une démarcation distincte entre les tractus sensitifs et les tractus moteurs,
les tractus inférieurs (*crusta* ou base) étant moteurs
(*g*, fig. 6), et les supérieurs ou postérieurs (*tegmentum*)
(*r*, fig. 6) étant sensitifs. Les deux ordres sont sépa-

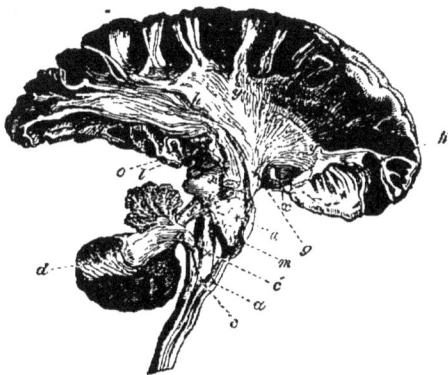

Fig. 6. — Préparation montrant les liens qui unissent les colonnes de la
moelle, et de la moelle allongée, au cerveau et au cervelet (Mayo). —
a, pyramide antérieure. — *a'*, son prolongement dans le pons Varolii (*m*).
— *c*, corps olivaire. — *c'*, faisceau olivaire. — *d*, lamelles blanches du cervelet. — *f*, pédoncule supérieur du cervelet. — *g*, portion antérieure ou
crusta (base) du pédoncule cérébral. — *h, y, y*, portion de la corona radiata. — *i*, isthme. — *l*, face postérieure des couches optiques. — *m*, pons
Varolii. — *n*, pédoncule inférieur du cervelet. — *o*, section du pes hippocampi. — *r*, tegmentum.

rés l'un de l'autre par une couche de cellules nerveuses de couleur sombre, appelée *locus niger*. Les
tractus sensitifs, ou *tegmentum*, contiennent ou renferment une masse de cellules nerveuses, appelées

aussi *noyau rouge*, qui est en rapport avec le cervelet et les tubercules quadrijumeaux.

La destruction d'un pédoncule engendre la paralysie motrice et sensitive du côté opposé du corps, et la paralysie du nerf de la troisième paire, ou moteur oculaire commun, du même côté[1].

Les pédoncules cérébraux traversent deux grands ganglions situés à la base du cerveau et cachés ou recouverts par les hémisphères cérébraux. De ces ganglions, la paire postérieure porte le nom de *couches optiques* (3, fig. 5), la paire antérieure, celui de corps striés (2, fig. 5). Les tractus sensitifs passent particulièrement dans les couches optiques ; les tractus moteurs des pédoncules cérébraux, dans les corps striés. Par conséquent, au point de vue anatomique, les couches optiques sont des ganglions du tegmentum ou du tractus sensitif, et les corps striés des ganglions de la base, ou du tractus moteur.

5. De ces *ganglions d'interruption*, des fibres blanches émergent et s'irradient dans les hémisphères sous forme d'un cône creux, ou couronne rayonnante (fig. 6, *h, y, y*). Au moyen de cette expansion pédonculaire, la substance grise de la surface de l'hémisphère est mise en rapport avec la périphérie au moyen des tractus moteurs et sensitifs dont nous avons suivi le trajet ascendant depuis la moelle épinière.

Le mode exact de distribution des fibres de la

---

[1] Cette expression *du même côté* dont nous avons déjà usé, et qui reviendra dans le cours de cet ouvrage, signifie *du même côté que celui où la lésion a été produite.* Nous le disons une fois pour toutes.

couronne rayonnante, dans les diverses régions de la substance corticale, a été diversement donné par Meynert, Broadbent, Luys, etc., mais pour ce qui est de ce sujet, il y a plus à compter sur l'expérimentation physiologique que sur des recherches anatomiques ayant pour objet le parcours de faisceaux indépendants.

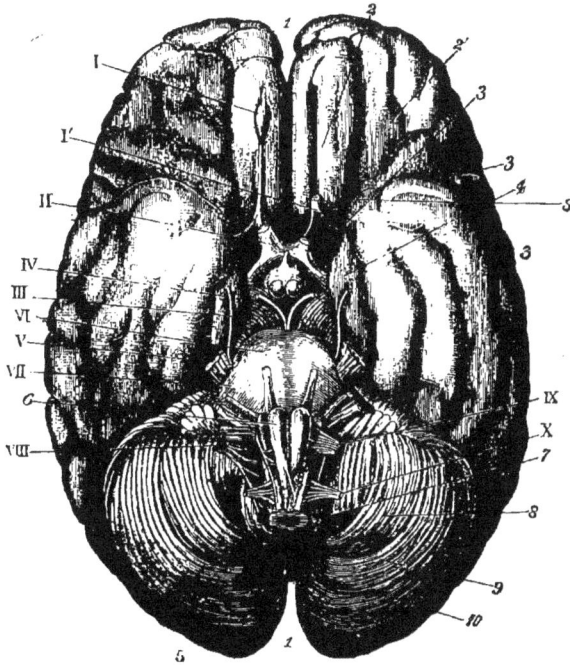

Fig. 7. — Face inférieure du cerveau. — 1, silion longitudinal supérieur. 2, sillon du tractus olfactif gauche qui est sectionné. — 2', lobe orbitaire. 3, 3. 3, scissure de Sylvius. — 4, gyrus hippocampi. — 5, subiculum cornu Ammonis. — 5, lobe occipital. — 6, pyramide antérieure de la moelle allongée. — 7, lobe amygdaloïde du cervelet. — 8, lobe digastrique. — 9, lobe effilé. — 10, lobe postéro-inférieur. — Les chiffres romains I-IX indiquent les paires de nerfs crâniens. — X représente le premier nerf spinal.

Les hémisphères cérébraux forment chacun une

sorte de coquille creuse embrassant et débordant les grands ganglions de la base, la paroi interne étant principalement constituée par le cône creux de fibres médullaires s'irradiant en toutes directions et émergeant de ces organes.

Les deux hémisphères sont réunis par une grande masse de fibres commissurales transversales, le *corps calleux* (11, fig. 5), ce que l'on rend évident en écartant les deux hémisphères sur la ligne médiane. Ce système de fibres commissurales relie les régions correspondantes des deux hémisphères.

Le corps calleux doit être sectionné entièrement pour montrer l'intérieur des hémisphères et les ganglions de la base (fig. 5).

La forme de l'hémisphère est irrégulièrement triangulaire, et la surface externe, qui est convexe, décrit, à partir de l'extrémité antérieure ou frontale, un trajet curvi-

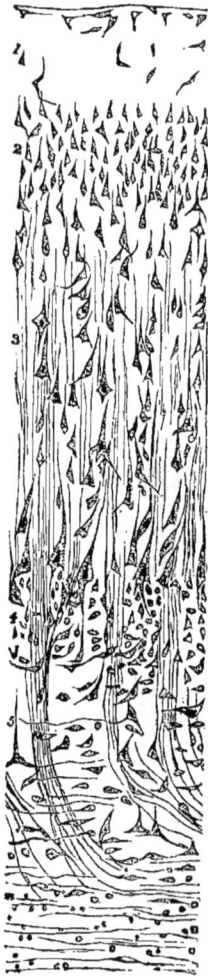

Fig. 8. — Section de la substance grise, prise dans la troisième circonvolution frontale (d'après Meynert), grossissement de 100 diamètres. — 1, couche de corpuscules corticaux disséminés. — 2, couche dense de petits corpuscules corticaux pyramidaux. — 3, couche de grands corpuscules pyramidaux corticaux (formation de la corne d'Ammon). — 4, couche dense de corpuscules corticaux, petits et de forme irrégulière (formation d'aspect granuleux). — 5, couche de corpuscules corticaux fusiformes. — *m*, faisceaux lamelleux médullaires.

ligne en arrière, en bas et en avant, vers la ligne
médiane, où l'hémisphère se termine par une protubérance arrondie qui constitue l'extrémité de ce
qu'on appelle le lobe temporo-sphénoïdal (S, fig. 7).

La surface des hémisphères se compose de couches
de cellules et de fibres nerveuses arrangées différemment dans les diverses parties de la couche corticale.

La figure ci-jointe (fig. 8) représente une section
faite dans le lobe frontal, vue au microscope.

Dans les cerveaux des rongeurs et des vertébrés
inférieurs (fig. 11, 12, 13, 14), la substance grise constitue une couche unie, mais chez les animaux supérieurs la surface est disposée en plis ou en circonvolutions séparées par certaines scissures primaires et
secondaires, ou gouttières (sulci), qui ont des positions et des rapports déterminés, que nous décrirons
plus tard. La cavité de l'hémisphère suit le même
trajet général que la courbe de l'hémisphère même,
et à son bord interne (15, fig. 5), au moment où elle
contourne le pédoncule cérébral, la substance grise
de l'hémisphère se replie intérieurement à l'inverse
des circonvolutions corticales, donnant naissance à
une circonvolution intérieure, ou proéminence dans
la cavité ventriculaire. Cet organe, qui offre certaines
particularités dans sa structure, a nom *hippocampus
major*. Dans le cerveau de l'homme et du singe, une
protubérance interne analogue se rencontre dans la
cavité du lobe occipital et porte le nom d'*hippocampus
minor*.

Les diverses parties du cerveau sont réunies par des systèmes de fibres commissurales, longitudinales et transverses.

Le corps calleux, ainsi que nous l'avons vu, est une grande commissure transversale reliant les parties correspondantes de la couche corticale des deux hémisphères. Au-dessous du corps calleux, on peut voir un autre système de fibres émergeant des hippocampes, se portant en haut en convergeant, et descendant juste en face des couches optiques dans lesquelles elles s'irradient après avoir formé un huit de chiffre dans les tubercules mamillaires (A, fig. 4). Ce système de fibres qui unit les couches optiques et les hippocampes se nomme la voûte à trois piliers (fig. 5, 6 et 12). Croisant les piliers antérieurs de la voûte, et passant au travers des corps striés, une bande transversale de fibres, nommée *commissure antérieure* (fig. 5, 10), relie les régions inférieures temporosphénoïdales entre elles ; cependant quelques fibres, décrivant un nœud, unissent directement les ganglions olfactifs et les tractus les uns aux autres (fig. 5, 9), disposition que l'on ne peut toutefois reconnaître avec évidence que sur les animaux inférieurs à ganglions olfactifs très-développés.

Les couches optiques sont aussi reliées par deux commissures : la *commissure molle* (fig. 5, 13) et la *commissure postérieure*, sur laquelle est située la glande pinéale (fig. 5, 14).

En outre, les diverses régions de la couche corticale sont unies par des systèmes de *fibres connectives* qui fournissent un substratum anatomique à l'association active des diverses régions.

6. Le cervelet, qui est situé au-dessus de la moelle allongée et du pont de Varole, postérieurement aux tubercules quadrijumeaux, est uni à chacun de ces organes par ce qu'on appelle ses pédoncules.

La forme du cervelet varie chez les divers animaux (voir fig. 16-25) et il est plus ou moins divisé en lobes, l'un médian, et deux latéraux, bien que les lobes latéraux ne se rencontrent pas également développés dans tous les genres. La surface du cervelet est disposée en forme de plis lamellaires, et la substance grise qui en forme la surface présente sur une coupe l'aspect de feuilles (*arbor ritæ*) (fig. 3).

Au point de vue histologique la substance grise est constituée par un merveilleux arrangement de granulations, de cellules et de fibres nerveuses (fig. 9).

L'intérieur ou moelle du cervelet consiste en fibres s'irradiant hors des pédoncules, en fibres commissurales entre une portion du cervelet et une autre, et en deux masses de cellules nerveuses, appelées corps dentelés, qui ont des rapports particuliers avec les pédoncules antérieurs.

Le cervelet est uni à la moelle allongée par deux pédoncules appelés *pédoncules inférieurs* du cervelet, ou corps *restiformes* (3, fig. 3; n, fig. 6). Ceux-ci sont particulièrement en rapport avec les colonnes postérieures de la moelle épinière, au moyen de deux ganglions ovalaires nommés corps olivaires (O, fig. 4), qui se développent dans la moelle allongée.

D'après les recherches de Meynert il semblerait que la connexion est principalement croisée, que le corps restiforme droit est uni au cordon opposé, ou gauche postérieur, et *vice versâ*.

Le cervelet est-il uni aux tractus moteurs de la moelle par les pédoncules inférieurs? Ceci est moins certain, bien que quelques auteurs décrivent des fibres qui les uniraient aux cordons antéro-latéraux de la moelle épinière.

Les pédoncules médians du cervelet (fig. 4) constituent la majeure partie du pont de Varole. Ces pédoncules ont un développement proportionnel à celui

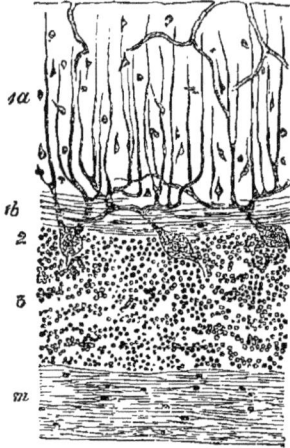

Fig. 9. — Coupe de l'écorce du cervelet (d'après Meynert). — 1*a*, couche externe de la couche pure de la substance grise. — 1*b*, partie interne de la même couche avec des cellules fusiformes et des fibres arquées. — 2, couche de cellules de Purkinje. — 3, couches granuleuses. — *m*, feuillets médullaires.

des lobes latéraux du cervelet. Ils subissent la décussation sur la ligne médiane et entrent en communication avec les cordons qui passent à l'hémisphère cérébral opposé.

Par conséquent la moitié droite du cervelet est fonctionnellement unie à l'hémisphère cérébral gauche, et une relation croisée existe entre les hémisphères cérébraux et cérébelleux.

Les pédoncules cérébraux dont nous avons déjà noté

le trajet contiennent les filaments de la moelle aussi bien que d'autres, venant des pédoncules cérébelleux et des centres gris du pont de Varole. Le cervelet est de plus réuni aux centres supérieurs par deux pédoncules émergeant de sa face antérieure. Ces *pédoncules supérieurs* ou *processus a cerebello ad cerebellum* (fig. 3, 5) pénètrent dans l'extrémité postérieure des tubercules quadrijumeaux, convergent au-dessous d'eux et se croisent dans les noyaux rouges des tegmenta ou régions sensitives des pédoncules cérébraux. Leur destination ultérieure est douteuse, bien que selon Meynert ils fassent partie de la division motrice de la couronne rayonnante.

Le cervelet est directement relié aux tubercules quadrijumeaux par une mince lamelle qui s'étend entre les pédoncules supérieurs, de l'extrémité antérieure du lobe médian du cervelet aux tubercules postérieurs des tubercules quadrijumeaux. Ce faisceau se nomme *valvule de Vieussens* en anatomie humaine, mais chez les vertébrés inférieurs, tels que les poissons, cet organe est beaucoup plus développé, et constitue le lien direct entre le cervelet et les lobes optiques.

7. Les *tubercules quadrijumeaux*, ainsi nommés parce que dans le cerveau des mammifères ils constituent quatre tubercules, *nates* et *testes* (4 et 5, fig. 5), correspondent aux *corpora bigeminata*, ou *lobes optiques* (fig. 11-13, A) des vertébrés inférieurs; leur nom leur vient de ce que les tractus optiques naissent de leur surface.

Ces ganglions sont unis à la fois aux tractus et aux centres, sensitifs et moteurs. Ils sont en relation avec les cordons moteurs de la moelle épinière de chaque côté, au moyen d'un faisceau de fibres écartées de part et d'autre par la décussation des pyramides, et qui, remontant en encerclant le corps olivaire, accompagnent les autres faisceaux longitudinaux au travers du pont de Varole, et enfin pénètrent dans les tubercules quadrijumeaux par leur face inférieure et latérale. Ces deux faisceaux pénètrent dans la substance grise des tubercules quadrijumeaux, se croisent ensuite sur la face supérieure et forment ainsi la paroi supérieure du canal ou *aqueduc de Sylvius* qui passe au-dessous de ces ganglions et unit les ventricules cérébraux au quatrième ventricule et au canal spinal (fig. 3). Les tubercules quadrijumeaux sont aussi anatomiquement reliés aux couches optiques et au tegmentum.

De la surface des lobes optiques chez les vertébrés inférieurs, et de la surface des tubercules antérieurs chez les mammifères en particulier, naissent les tractus optiques (II', fig. 4). Ceux-ci contournent les pédoncules cérébraux jusqu'à la ligne médiane de la base du cerveau, et là s'entre-croisent en formant le *chiasma des nerfs optiques*, ou la commissure optique. La décussation est complète chez les vertébrés inférieurs, mais est généralement considérée comme étant incomplète chez l'homme (à ce sujet, voir plus loin p. 29).

Le nerf olfactif, ou nerf de la première paire crânienne, naît du bulbe olfactif (I, fig. 7) que l'on voit à l'extrémité frontale de la région orbitaire de l'hémisphère, et auquel il est relié par un pédoncule ou tractus appelé *tractus olfactif* (I', fig. 4 et 7). Le tractus et le ganglion sont en réalité un bourgeon de l'hémisphère, un organe qui existe temporairement dans le cerveau de l'embryon, et d'une manière permanente dans le cerveau de quelques-uns des vertébrés inférieurs, tels que la grenouille et la tortue. Chez ceux-ci, le *rhinencephalon* (Owen) semble être le prolongement antérieur direct de l'hémisphère, et contient une cavité qui communique avec celle de l'hémisphère.

Chez les vertébrés supérieurs, la cavité est plus ou moins oblitérée et le rhinencephalon se change en ganglion olfactif accompagné de son tractus ou pédoncule. Les liens qui unissent celui-ci à l'hémisphère constituent les racines du tractus olfactif. L'un de ceux-ci, l'extérieur, peut être suivi au travers de l'espace perforé antérieur (XX, fig. 4) jusqu'à cette partie du cerveau qui forme la partie inférieure du lobe temporo-sphénoïdal. Ceci se voit très-clairement dans le cerveau des animaux ayant des tractus et des ganglions très-développés, tels que le lapin (fig. 14), le chien (fig. 52, O), etc., mais la disposition est la même dans le cerveau de l'homme et du singe.

L'autre racine s'unit à l'hémisphère par son bord interne, juste au-devant de la commissure optique. Le trajet ultérieur de cette racine n'est pas connu d'une manière satisfaisante, bien que Meynert veuille lui faire rejoindre le corps strié. Au moyen de la commissure antérieure, les ganglions olfactifs sont unis, et, de plus, cette commissure, ainsi qu'on l'a vu, unit les unes aux autres les parties des hémisphères dans lesquelles on peut suivre les racines externes. Les nerfs de la deuxième paire, ou nerfs optiques, ont été déjà décrits en partie. A leur passage autour de la face postérieure des couches optiques, les tractus optiques s'unissent à deux éminences ganglionaires situées à l'extrémité postérieure des couches optiques, et nommés corps *genouillés* (*interne* et *externe* : *e*, *i*, fig. 4).

Les nerfs de la troisième paire, ou moteurs oculaires communs, et ceux de la quatrième paire ou pathétiques, naissent tous deux de noyaux des tubercules quadrijumeaux. Les autres nerfs crâniens (voir fig. 4), à savoir : la cinquième paire, la sixième (*abducens oculi*), la septième, ou faciale, l'acoustique, le *vagus*, le glosso-pharyngien, l'accessoire spinal, et l'hypoglosse, peuvent tous être suivis jusqu'à des noyaux dans la moelle allongée, où il existe des connexions anatomiques entre ceux qui ont une action physiologique commune, et où il se crée des connexions avec les faisceaux qui montent soit au cerveau, soit au cervelet.

CHAPITRE II

8. Non-seulement la moelle épinière est le trait d'union entre le cerveau et la périphérie, mais elle remplit des fonctions comme centre nerveux indépendant, fonctions dont on doit tenir grand compte dans toutes les recherches sur les fonctions du cerveau même.

Les fonctions de la moelle en tant que centre nerveux indépendant sont de la nature de celles que nous observons dans leur simplicité primitive dans le système nerveux de nombre d'invertébrés. Chez les ascidiens, type ancestral des vertébrés, le système nerveux consiste en un ganglion central (fig. 10, c) uni à la périphérie par deux ordres de filaments nerveux.

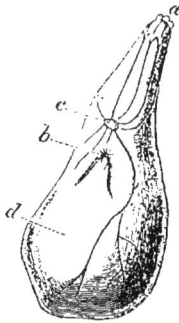

Fig. 10. — Système nerveux d'un ascidien (Carpenter). — a, bouche. — b, orifice. — c, ganglion. — d, sac musculaire.

L'un de ces ordres se distribue à une partie de la surface tégumentaire capable de recevoir et de subir l'action des stimulus extérieurs (a) ; l'autre se distribue aux fibres musculaires, qui en se contractant diminuent la capacité de la cavité du corps (d). Les impressions faites sur la surface sensitive sont transmises par les fibres afférentes au ganglion central, d'où une impulsion est envoyée par les fibres efférentes, en causant la contraction des muscles. Une semblable action porte le nom d'*acte réflexe*, terme qui provient de la sorte de réflexion de l'impression afférente vers la périphérie, que l'on pourrait y voir.

La moelle épinière des animaux vertébrés peut être considérée comme n'étant en quelque sorte qu'un exemple plus complexe d'un mécanisme essentiellement analogue ; elle peut être regardée comme se composant de trente et un segments accolés, dont chacun avec sa paire de nerfs est une répétition bilatérale du ganglion central, avec ses fibres afférentes et efférentes. Si le corps d'une grenouille est coupé transversalement, la moitié inférieure conserve sa vitalité durant un temps considérable, et continue à manifester le même genre d'actes que l'on observe dans le cas des ascidiens.

Si la patte est irritée, les muscles de la jambe entreront en mouvement, et ce fait se produira tant que la substance grise de la moelle sera intacte, et que ses connexions avec la périphérie subsisteront. L'impression produite sur la surface sensitive est transmise à la moelle, et là prend naissance une impulsion qui, se portant au dehors par le nerf efférent, excite la contraction des muscles. Ceci est un exem-

ple de la fonction réflexe de la moelle épinière, que
Marshall Hall formula le premier d'une manière distincte. Après la section de la moelle chez les animaux à sang chaud, la même contraction réflexe des
muscles a lieu quand une partie est irritée au-dessous
de la ligne de section. Une semblable expérience se
répète souvent sur l'homme par les effets de la maladie. Quand il y a solution de continuité de la moelle
en quelque point, soit pour cause de maladie, soit
par suite d'accident, toutes les parties innervées par
la partie de la moelle qui réside au-dessous de la
lésion sont paralysées, en ce qui concerne le mouvement volontaire et la sensation. Si toutefois l'on cha-
touille la plante des pieds, les jambes seront le siège
de mouvements convulsifs dont l'individu n'a pas
conscience et qu'il est entièrement hors de son pouvoir de contrôler. Nous avons ici affaire à des phénomènes purement réflexes, et l'expérience doit
avoir une influence considérable sur notre manière
d'interpréter ces phénomènes, et d'autres analogues, chez les animaux inférieurs, comme montrant
que la conscience n'accompagne pas nécessairement
l'acte réflexe. Si le cerveau et la moelle sont unis, et
si le cerveau est en un état d'activité vigilante, le
même stimulus qui engendre l'action musculaire
réflexe provoquera aussi la sensation, mais ce n'est pas
un facteur indispensable au cours des événements.
Si les plantes de pieds d'une personne endormie sont
chatouillées, les jambes se rétracteront, ou si un
doigt est placé dans la paume de la main d'un en-

fant endormi, le poing se refermera dessus, mais en aucun des deux cas il n'y a conscience d'une impression tactile.

Ainsi, bien que la moelle agisse comme centre d'actes réflexes, qu'il y ait communication ou non entre elle et le cerveau, ce dernier exerce une puissante influence sur ces phénomènes. Ainsi, grâce à un énergique effort de volonté, certaines personnes pourront réussir à réprimer les mouvements des jambes qui, autrement, auraient résulté du chatouillement de la plante de leurs pieds. Il a été prouvé expérimentalement, sur les animaux inférieurs, que les centres encéphaliques exercent sur l'action réflexe de la moelle une influence modératrice ou ralentissante. Ce fait a été acquis à la science par suite de l'expérience suivante. Une grenouille est suspendue par la tête, et les jambes, qui pendent, trempent dans un récipient contenant de l'acide étendu. Après un certain intervalle, l'irritation de l'acide provoque la rétraction des jambes. La moyenne des intervalles est déterminée par des expériences réitérées. On refait la même expérience après avoir sectionné la moelle au-dessous de la moelle allongée. L'intervalle qui s'écoule maintenant entre le contact de l'acide et la rétraction des pieds diminue considérablement, et l'on observe que l'action est plus énergique.

Setschenow (Phys. Stud. über die Hemmungsmechanismen, 1863) a en outre montré que cette influence ralentissante des centres encéphaliques sur les fonctions réflexes de la moelle peut être augmentée par l'irritation directe des lobes optiques.

En suspendant une grenouille de la manière que nous venons de décrire et en irritant en même temps la surface des lobes optiques par des agents chimiques, il observa que l'intervalle entre le contact de l'acide et la contraction musculaire réflexe était très-accru. Nous verrons bientôt qu'il y a lieu d'étendre à la région des centres encéphaliques eux-mêmes cette influence ralentissante des centres nerveux supérieurs sur les centres inférieurs.

(La nature du mécanisme du ralentissement est très-obscure. Pour une dissertation complète de ce sujet, voyez un article du docteur Lauder Brunton dans les *West Riding Reports*, vol. IV : Inhibition peripheral and central.)

9. Les conditions et le caractère des phénomènes des actes réflexes méritent une attention plus particulière. L'étendue et la nature des mouvements varient selon le degré et le mode de stimulation. En thèse générale, un stimulus modéré provoque un acte réflexe du même côté que celui où est appliquée l'irritation. Ainsi une irritation peu considérable d'un pied ne provoque la rétraction que d'une jambe. Si toutefois l'irritation est plus énergique, il y a irradiation dans la substance grise de la moelle, et les contractions musculaires ne sont pas réservées à un seul groupe, ou à un seul membre, mais elles se produisent des deux côtés, et dans les quatre membres. Un résultat analogue se produit si au lieu d'un accroissement

dans l'énergie de l'excitant il y a augmentation de l'excitabilité réflexe de la moelle. Ainsi, dans certaines formes de maladie, telles que dans l'empoisonnement par la strychnine, l'excitabilité réflexe de la moelle s'accroît, et la résistance à l'irradiation diminue, de sorte qu'une dose d'irritation qui à l'état normal n'exciterait qu'une action musculaire limitée suffit pour provoquer des spasmes réflexes généraux.

Bien qu'en règle générale l'accroissement de stimulus augmente l'acte réflexe et le rende plus général, ceci n'est vrai que des excitations transmises à la même partie de la moelle (Wundt). Si un nerf sensitif est irrité simultanément en quelque autre partie du corps, l'action réflexe qui résulterait du premier stimulus est totalement empêchée ou ralentie (Herzen, Schiff).

Ce phénomène semble être de même nature que celui qui résulte de l'irritation des lobes optiques, ou des couches optiques dans les expériences de Setschenow ; et il semblerait que l'acte réflexe en général est empêché quand des impressions simultanées, d'origine différente, agissent sur les centres nerveux.

Jusqu'ici nous avons limité notre attention au fait général d'acte réflexe, et à quelques-unes des conditions de sa manifestation ; nous avons à considérer plus particulièrement le caractère des phénomènes ainsi produits d'une manière réflexe.

Ce ne sont pas de simples contractions musculaires

sans but précis; elles possèdent tous les traits distinc-
tifs de mouvements adaptés, et ceci à un degré tel,
qu'il s'est engagé une discussion considérable pour
savoir si l'intelligence n'est pas réellement intéressée
dans leur production. Ce sont des mouvements de
défense ou de préservation; ils sont en général tels
qu'ils tendent à soustraire la partie à l'influence de
l'irritant, ou qu'ils repoussent l'excitant lui-même.
Ainsi, la jambe étendue se fléchit ou se retire si l'on
pince un orteil, et si l'irritant est appliqué à la région anale, des mouvements appropriés des deux
jambes se produisent pour l'écarter.

Mais des adaptations spéciales à des circonstances
spéciales de nature très-remarquable peuvent être
manifestées par la moelle, ainsi qu'il ressort des expériences bien connues de Pflüger (Die sensorischen
Funktionen des Rückenmarks, 1853).

Quand on place une goutte d'acide acétique sur la
cuisse d'une grenouille décapitée, la patte du même
côté s'élève et essaye d'essuyer l'endroit irrité. Si l'on
coupe la patte, l'acide étant appliqué comme auparavant, l'animal répète les mêmes essais, mais, ne pouvant atteindre le point irrité avec son moignon, lève
l'autre patte, après quelques instants d'indécision et
d'agitation apparentes, et essaye de déplacer l'agent
irritant.

Cette expérience a été considérée par Pflüger et
d'autres comme étant la preuve d'une action psychique ou intellectuelle de la part de la moelle. Il
n'y a pas dans la physiologie des centres nerveux un

problème plus difficile que celui qni consiste à d
tinguer les phénomènes purement réflexes des phénomènes de conscience, d'intelligence, de sensation;
la difficulté ne fait que s'accroître quand nous remontons vers les ganglions encéphaliques inférieurs.

L'existence de la conscience chez les autres n'est
qu'une induction ayant notre propre expérience pour
point de départ, et nous sommes portés à mettre sur
le compte de la conscience des actions qui impliquent nécessairement une sensation distincte et une
action intelligente de notre part. Il est toutefois un
fait acquis à la science, c'est que des actes appropriés, et tels que notre intelligence nous les ferait
accomplir, peuvent être produits par notre moelle
épinière, sans conscience aucune. Ce fait seul, toutes
considérations étrangères étant écartées, nous amènerait à considérer les actes appropriés plus complexes, accomplis par la moelle des animaux qui,
bien qu'inférieurs, ont un système cérébro-spinal du
même genre que le nôtre, comme ne différant que
par le *degré* et non par *nature* des actes réflexes de
nos propres centres spinaux. Les faits décrits par
Pflüger ne semblent exiger aucune autre interprétation. Bien que l'irritation provoquée par une goutte
d'acide ne cause tout d'abord en général que des
mouvements dans le même membre, j'ai eu assez
fréquemment occasion de voir les deux membres
s'élever simultanément vers le même endroit pour
repousser la cause de l'irritation. Nous avons ici

un exemple, entre plusieurs autres, prouvant
dans la moelle une union physiologique entre les
centres de mouvements du même genre dans
les deux membres, union due soit à leurs connexions commissurales, soit à l'organisation de l'expérience antérieure (Lotze), soit à ces deux causes
réunies.

Tel étant le cas, il n'est pas difficile de comprendre que si le soulagement que procure le fait de
gratter l'endroit irrité n'est pas obtenu, par l'amputation de la patte dans l'expérience de Pflüger,
le prolongement de l'irritation amène l'autre patte
en jeu par association d'actes réflexes. Il n'est même
pas nécessaire d'amputer la patte, car après l'excitation réitérée du même point, la jambe du même côté
se fatigue, tandis que l'autre patte est portée à l'endroit excité, à chaque réapplication de l'excitant.
Goltz (Beiträge, etc., 1869) a démontré, par une série
d'expériences ingénieusement conçues, que les mouvements en apparence délibérés de la grenouille décapitée, excités par la stimulation périphérique,
changent de caractère en même temps que le siége
et la nature de l'irritation, mais qu'aucun d'eux ne
s'élève au-dessus du caractère ordinaire des actes réflexes appropriés. Il a, de plus, fourni un argument
puissant contre ceux qui attribuent à la moelle une
fonction sensitive. Voici entre autres quelques-unes
de ses expériences. Il prit deux grenouilles dont
l'une était décapitée, et l'autre intacte ; cette dernière avait les yeux crevés afin d'éviter la produc-

tion de mouvements volontaires par suite d'impression visuelles.

L'une et l'autre furent placées dans un récipient plein d'eau dont la température fut graduellement élevée. Toutes deux demeurèrent tranquilles jusqu'à ce que la température atteignît 25° centigrades. La grenouille à tête intacte commença à manifester un sentiment de malaise et, à mesure que la température s'accrut, fit des tentatives pour s'échapper, jusqu'à ce qu'enfin elle mourut de rigidité tétanique occasionnée par la chaleur à la température de 42° centigrades. Pendant tout ce temps la grenouille décapitée demeura absolument tranquille, sans manifester d'inquiétude ou de douleur.

Mais, fait digne d'être noté, tandis qu'elle était ainsi plongée dans l'eau chaude, elle produisait les mouvements réflexes, défensifs comme de coutume quand de l'acide acétique était appliqué sur la peau. A part ceci, elle fut tranquille et mourut de rigidité par excès de chaleur, à 50° centigrades. Nous avons ici la preuve, qui semble aussi concluante que possible, qu'une grenouille sans cerveau et capable d'actes réflexes est parfaitement insensible aux excitations qui à l'état normal donnent naissance aux symptômes de la douleur. Bien que les signes extérieurs de la douleur puissent ne pas révéler s'il y a conscience de la douleur, l'absence de ces signes prouve qu'il n'y a pas de sensation douloureuse éprouvée.

10. Les fonctions de la vie organique nous offrent

de même des exemples de phénomènes réflexes présentant le caractère d'appropriation et dépendant de la moelle. La contraction réflexe des muscles viscéraux est provoquée par l'irritation de leurs nerfs afférents correspondants, ainsi qu'on peut le voir dans le mécanisme de la rétention et de l'expulsion des sécrétions. Entre le mécanisme nerveux des fonctions viscérales et animales on trouve d'intimes rapports. Des mouvements réflexes des viscères peuvent être provoqués par une excitation appliquée sur certaines surfaces cutanées, et inversement l'irritation des surfaces viscérales est susceptible de se propager aux muscles de la vie animale ; ce sont là des rapports qui servent à expliquer plusieurs phénomènes de maladie : les *sympathies (synaesthesiæ, synkinesiæ)*.

11. Ce qu'on appelle l'*activité automatique* de la moelle épinière est dans une grande mesure un phénomène réflexe ayant pour caractère d'être continu. Nous avons un exemple de cette activité soi-disant automatique, dans la persistance de la *tonicité* des sphincters, quelque peu dans la tonicité des vaisseaux sanguins (Vulpian), et dans la tonicité des muscles en général. La contraction tonique des sphincters maintient la fermeture des orifices jusqu'à ce qu'ils soient forcés par des efforts musculaires volontaires ou involontaires plus violents. La tonicité des muscles consiste en une contraction ou tension permanente qui se manifeste plus particulièrement quand leurs antagonistes sont paralysés. Si les muscles extenseurs d'un membre sont paralysés,

par suite de la section de leurs nerfs par exemple,
la contraction tonique des fléchisseurs entraîne la
flexion permanente du membre. De même quand
une série de muscles agissant sur un côté d'un membre est paralysée, la contraction tonique des autres
provoque une contorsion latérale.

Cette tonicité est en grande partie due à des influences centripètes latentes arrivant continuellement de la périphérie : c'est ce que l'on peut voir
pour les sphincters, si l'on remarque qu'ils se resserrent plus fortement quand les orifices muqueux
qu'ils protègent sont excités comme s'ils tentaient
de les forcer ; ce qui le prouve aussi, c'est ce fait,
signalé par Brondgeest le premier (*Reichert's et Du
Bois-Reymond's Archiv*. 1860), que lorsque les nerfs
afférents sont sectionnés, la tonicité disparaît. Le
même principe de stimulation réflexe latente est
applicable à la tonicité des muscles animaux. Ce
fait d'action latente réflexe observée dans la moelle
épinière est d'une grande importance en ce qui concerne la signification de certains phénomènes d'expérience sur les centres encéphaliques supérieurs.

Dans certains cas, pourtant, il semblerait qu'il y
eût des manifestations d'activité fonctionnelle dépendant de l'état de la nutrition et de la circulation
dans les centres spinaux, indépendamment des sti-
mulations périphériques, et c'est à celles-ci seulement que serait applicable le terme d'*automatique.*

Les fonctions de la moelle épinière dans leurs

rapports avec la nutrition et les sécrétions ne rentrent pas dans le cadre de l'étude présente.

(Voyez une bonne analyse historique et critique des fonctions réflexes de la moelle épinière (1), par le docteur W. Stirling, *Edinb. med. Journ.*, avril et juin 1876.)

[1] *Reflex functions of the spinal cord.*

CHAPITRE III

FONCTIONS DE LA MOELLE ALLONGÉE

12. En passant de la moelle épinière à la moelle allongée, nous arrivons à un centre de coordination réflexe d'un caractère plus complexe, et plus intimement uni aux fonctions vitales essentielles.

A l'exception des quatre premières paires, tous les nerfs crâniens sont directement reliés aux centres gris de la moelle allongée, et de cette disposition anatomiqueseule nous pourrions conclure, en nous basant sur l'analogie des centres spinaux, que la moelle allongée est le centre de la coordination réflexe des actions qui se manifestent dans les régions où se distribuent ces divers nerfs, seuls, ou accompagnés d'autres cordons nerveux. C'est en effet le cas, ainsi que le prouvent surabondamment les phénomènes physiologiques et pathologiques.

Si l'on enlevait tous les centres ncéphaliques situés au-dessus de la moelle allongée, l'organisme mutilé, appartînt-il même à un animal à sang chaud, continue à respirer et à vivre, bien que privé de la faculté de produire des mouvements spontanés ou volontaires. Les actions réflexes spinales continueront à se manifester comme auparavant, et des actes réflexes seront provoqués par l'excitation de régions qui tirent de la moelle leur influx nerveux. Ainsi, les paupières se fermeront si la conjonctive est touchée, les muscles de la face se contracteront, l'oreille s'agitera et la langue remuera, si l'on irrite les nerfs sensitifs de ces diverses parties.

Mais des actes coordonnés bien plus complexes que ceux-ci peuvent être provoqués. Si un morceau d'aliment est placé sur le dos de la langue, l'action combinée des lèvres, de la langue, du palais, du pharynx, qui concourent au mécanisme de la déglutition, sera incitée avec la précision qu'elle avait auparavant. Chez un jeune animal ainsi mutilé, l'introduction du mamelon entre les lèvres provoquera les mouvements de succion et de déglutition.

Une mutilation de ce genre s'observe parfois chez l'homme dans le cas de monstres anencéphales, enfants chez lesquels les centres situés au-dessus de la moelle ne sont pas développés. Ces enfants tettent et avalent tout aussi bien qu'un enfant bien conformé, quand on leur donne le sein. La moelle allongée est le centre coordonnateur de ces associations de mouvements. La destruction de la moelle provoque leur anéantissement instantané. Les différents nerfs afférents et efférents qui sont mis en jeu dans leur mécanisme, c'est-à-dire le glosso-pharyngien, l'hypoglosse, le facial, et la cinquième paire, naissent

tous directement de la moelle allongée. Les noyaux
individuels de ces nerfs sont reliés entre eux, mais
les recherches anatomiques n'ont pas encore réussi
à expliquer comment est réglée leur action combinée
et harmonieuse.

Bien qu'il ne soit pas possible d'obtenir la preuve
expérimentale directe que la moelle allongée est le
centre coordonnateur des divers mouvements musculaires intéressés dans la production du langage articulé, ceci semble probable pour des raisons particulières. Les muscles intéressés dans l'articulation des
mots sont directement innervés par la moelle allongée, et les noyaux individuels de ces nerfs divers
sont anatomiquement reliés les uns aux autres. Dans
l'affection nommée *Paralysie de Duchenne*, paralysie
glosso-labio-laryngée, ou plus brièvement *paralysie
bulbaire*, il y a un choix remarquable de la part du
processus morbide des centres d'innervation des
muscles de l'articulation des mots; de sorte qu'il y a
paralysie graduelle et progressive de la langue, du
palais, des lèvres, des muscles laryngiens, qui rend
impossible l'articulation et, plus tard, la déglutition.
On constate que la maladie attaque les centres ou
noyaux des nerfs hypoglosses, facial, accessoire vague,
et glosso-pharyngien, qui subissent la dégénérescence progressive. Ce choix indique une corrélation
fonctionnelle autant qu'anatomique de ces différents
centres. Comment a-t-elle lieu? C'est ce que nous
ignorons. Schrœder van der Kolk pensait que les
connexions de l'hypoglosse, du facial et de la cin-

quième paire avec les corps olivaires (O, fig 4) dési-
gnaient ces ganglions comme étant les centres coordonnateurs de l'articulation.

Des recherches anatomiques plus récentes, ayant
pour sujet la structure histologique de la moelle
allongée, n'ont toutefois pas confirmé les vues de
Schrœder van der Kolk, et il semblerait d'après les
recherches de Meynert auxquelles il a été fait allusion (p. 18) que les corps olivaires ont des relations
plus particulières avec les colonnes postérieures de
la moelle allongée et les pédoncules inférieurs du
cervelet. De plus, Vulpian rapporte un cas de dégénérescence complète des corps olivaires sans qu'il y eût
altération de l'articulation des sons. Bien que l'opinion de Schrœder van der Kolk n'ait été confirmée ni
par des recherches histologiques, ni par la pathologie,
gie, nous ne sommes arrivés à aucune solution positive en ce qui concerne le mécanisme des centres
coordonnateurs de la moelle allongée.

13. La moelle allongée est en outre un centre de
la manifestation réflexe de l'expression du visage,
et de quelques autres formes de ce que l'on considère
en général comme étant l'expression des émotions.
Vulpian a montré que si un jeune rat est privé de
tous les centres encéphaliques situés au-dessus de la
moelle allongée, et si on lui pince alors les orteils, il
pourra se produire non-seulement des mouvements
réflexes des membres, mais aussi une sorte de cri
d'angoisse. Ce fait peut se reproduire plusieurs fois.
Si maintenant on détruit la moelle allongée, la

même manœuvre provoquera les mouvements réflexes des membres, mais aucun cri ne se fait entendre. Dans ce cas le cri est un phénomène purement réflexe et peut être facilement expliqué, si l'on
se rappelle que le cri n'est qu'une expiration modifiée et que la moelle allongée est le centre coordonnateur des mouvements respiratoires. La coordination des mouvements respiratoires est une des
fonctions principales de la moelle allongée. Tant que
la moelle est intacte, la fonction respiratoire continue d'une manière automatique ou réflexe, avec une
grande régularité et un rhythme parfait. Quand la
moelle est détruite, la respiration est suspendue et
la mort s'ensuit, excepté quand l'animal peut vivre
au moyen de la respiration cutanée, ainsi que cela se
passe chez la grenouille.

Le centre coordonnateur du mécanisme respiratoire
a été expérimentalement localisé par Flourens dans
le sommet en forme de V du quatrième ventricule,
ou bec du calamus scriptorius (4, fig. 5); c'est ce
point qu'il nomme *nœud vital*. Dans cette région
sont coordonnés les divers nerfs efférents et afférents
qui concourent à l'accomplissement des phénomènes
respiratoires. De ce centre partent les impulsions
destinées à l'action coordonnée des parois thoraciques, du diaphragme et des voies respiratoires. Si
la moelle est coupée au-dessus de l'origine du nerf
phrénique, les muscles thoraciques et le diaphragme
cessent d'agir comme muscles respiratoires. La contraction simple et isolée de ces muscles peut toute-

fois être provoquée par l'excitation de leurs nerfs afférents correspondants, mais ils n'agissent plus ensemble pour les besoins de la respiration.

De même la section de la moelle au-dessus du centre respiratoire interrompt les trajets efférents conduisant aux muscles des orifices respiratoires, mais laisse indemnes les mouvements diaphragmatiques et costaux.

Les impressions afférentes qui excitent les centres respiratoires à l'action rhythmée sont principalement transmises par les filets du nerf vague qui se distribuent aux poumons et aux voies respiratoires. L'état où se trouve le poumon à la fin d'une expiration engendre le stimulus des mouvements respiratoires, et l'état de distension où se trouve le poumon à la fin de l'inspiration provoque activement le mouvement expiratoire, ou bien, en entravant l'acte inspirateur, permet au thorax de revenir sur lui-même.

Le centre respiratoire est, en outre, en connexion réflexe avec les nerfs sensitifs en général, et en particulier avec ceux de la face et de la poitrine. Ainsi, une excitation subite de ces surfaces, telle qu'une douche d'eau froide, accélère l'acte respiratoire. Mais une excitation subite d'une surface cutanée quelconque exerce une influence puissante sur le centre respiratoire, en provoquant l'arrêt spasmodique des mouvements respiratoires, soit pendant l'inspiration, soit, ainsi que cela peut se rencontrer, pendant l'expiration. L'alternance rhythmée des

mouvements inspiratoires et expiratoires ne dépend
pas de l'excitation réflexe seule. Les mouvements
respiratoires peuvent continuer après la section de
tous les nerfs afférents reliés au centre. En ce cas
il y a une véritable activité automatique ayant sa
condition dans l'état du sang lui-même. La diminution de l'oxygène et l'accumulation des produits
oxydés dans le sang agissent comme un excitant
pour le centre inspiratoire, et celui-ci par réflexion
provoque les mouvements expiratoires. Quand le
sang est artificiellement suroxygéné, les mouvements
respiratoires s'arrêtent complétement, c'est l'état
nommé *apnée*. La non-aération du sang, résultant
de l'interruption de l'acte respiratoire, provoque
puissamment les mouvements d'inspiration, d'expiration, et enfin, si l'obstruction n'est pas vaincue,
provoque des convulsions générales de tout le corps,
comme dans l'asphyxie. Le mécanisme respiratoire,
bien qu'étant essentiellement réflexe, est en grande
partie soumis à l'influence de la volonté. C'est par
le contrôle volontaire que nous exerçons sur les
mouvements respiratoires que nous pouvons les combiner avec les mouvements d'articulation pour les
besoins du langage et de la production de la voix; et
de même nous pouvons, par l'occlusion de la glotte
et par la contraction forcée des muscles expirateurs,
amener le mécanisme de l'effort, pour expulser le
contenu du rectum ou de la vessie. Notre contrôle
volontaire sur les actes respiratoires est pourtant limité. Si l'inspiration est retardée au delà d'un cer-

tain point, le besoin de respirer devient si urgent
que le contrôle volontaire n'est plus capable d'en-
traver l'activité réflexe ou automatique des centres
respiratoires. Comme exemples de mouvements respiratoires modifiés, nous avons la toux et l'éternument. Une irritation des fosses nasales provoque
par réflexion une inspiration subite, l'occlusion de
la glotte, et une explosion expiratrice forcée de l'air
au travers des conduits nasaux. De même une irritation des voies laryngiennes ou bronchiques provoque
une expiration explosive soudaine, nommée toux.
Le mécanisme de la toux peut être imité volontairement, mais l'éternument est un acte purement
réflexe et ne peut être imité par l'effort volontaire.

Le chemin par lequel le centre respiratoire excite
par voie centrifuge les muscles respirateurs est
placé par Bell, et aussi par Schiff, dans les cordons
latéraux de la moelle et de la partie cervicale de
la moelle épinière, ce qui fait qu'on leur a donné le
nom de *colonnes respiratoires*. Selon Schiff, la section
des cordons cervicaux latéraux provoque en particulier la paralysie des mouvements costaux et diaphragmatiques du même côté ; mais ni Vulpian, ni
Brown-Séquard, n'ont pu établir qu'il y eût des troubles particuliers des mouvements respiratoires après
la section de ces cordons. D'après leurs recherches
il semblerait plus probable que l'union du centre
respiratoire avec les centres d'origine des nerfs respiratoires moteurs se fait par l'entremise de la substance grise de la moelle elle-même.

Le centre respiratoire conserve son activité longtemps après que l'excitabilité réflexe de la moelle a
disparu, et que tout acte volontaire ou perçu par la
conscience a cessé. C'est ce que prouve l'action de certains agents, tels que le chloroforme. Si l'on en
pousse l'action jusqu'à sa dernière limite, ils para-
lysent le cerveau et la moelle avant les centres respiratoires.

14. La moelle allongée est aussi un centre d'innervation du cœur.

Les mouvements rhythmiques du cœur sont indépendants de la moelle allongée ou des centres cérébro-spinaux en général, et ont leur condition d'existence dans les ganglions du cœur même. Par conséquent le cœur continuera à battre régulièrement
après la section complète de ses connexions cérébro-
spinales, ou, chez les animaux à sang froid, après sa
séparation d'avec le corps; mais l'action du cœur
peut être considérablement modifiée par les nerfs
qui l'unissent à la moelle.

Ces nerfs ont des fonctions opposées, les uns *ac-
célérant*, les autres *entravant* ou *arrêtant* l'action du
cœur. Les branches d'arrêt passent de la moelle au
cœur par le vagus ou pneumogastrique. L'excitation du tronc du vagus ou du centre du vagus dans
la moelle allongée provoque l'arrêt du cœur dans
l'état de diastole. Un degré plus ou moins considérable de modération est constamment exercé par la
moelle sur l'action du cœur; aussi la section du
vagus provoque l'accélération de l'activité cardiaque.

Les nerfs *accélérateurs* ou moteurs du cœur passent de la moelle allongée à la moelle épinière et atteignent le cœur par l'intermédiaire du dernier ganglion cervical et du premier dorsal du grand sympathique.

Ces deux ordres de nerfs peuvent être incités à l'action réflexe, par l'excitation de certains nerfs afférents.

Les nerfs modérateurs peuvent être excités, et le cœur peut être forcé de s'arrêter, par irritation puissante des branches sensitives de la surface en général, par l'irritation des branches sensitives du nerf de la cinquième paire dans les narines (Héring), par l'irritation des nerfs sensitifs du larynx et, en particulier, par l'irritation des nerfs intestinaux. Ainsi une tape vive sur les viscères abdominaux d'une grenouille provoque l'arrêt du cœur (Goltz). Ce fait permet d'expliquer le danger des coups sur l'épigastre, et les conséquences fatales qui suivent parfois la secousse provoquée par l'ingestion d'une quantité considérable d'eau froide, ou d'un poison irritant sur les nerfs sensitifs de l'estomac.

Les nerfs accélérateurs peuvent être excités réflexement par la stimulation, entre autres, des nerfs afférents des muscles, fait qui peut contribuer en partie à expliquer la rapidité croissante de l'action du cœur durant la contraction musculaire répétée.

15. Les vaisseaux sanguins sont aussi sous le contrôle de la moelle allongée. Le centre d'innervation des vaisseaux sanguins se nomme centre *vaso-moteur*. Les nerfs vaso-moteurs passent par la moelle

jusqu'aux vaisseaux par l'intermédiaire des ganglions et des fibres du système grand sympathique. Ces nerfs agissent continuellement et maintiennent une contraction tonique des parois artérielles ; c'est ce qu'on appelle la *tonicité artérielle*. Ainsi une section de la moelle épinière au-dessous de la moelle allongée provoque l'abolition de la tonicité artérielle et les vaisseaux sanguins se dilatent.

Le même résultat est la conséquence de la section des sympathiques, ou des nerfs qui amènent les fibres du sympathique aux vaisseaux sanguins. La position du centre vaso-moteur paraît, d'après les recherches de Ludwig et d'Owsjannikow, être dans la substance grise, de part et d'autre de la ligne médiane du plancher du quatrième ventricule, s'étendant sur une distance commençant à 4 millimètres en avant du bec du calamus scriptorius, et cessant à 1 millimètre en arrière des tubercules quadrijumeaux. La section au-dessus de ce dernier point ne provoque pas la dilatation des vaisseaux sanguins, tandis que la section postérieure au bord inférieur du centre provoque leur paralysie permanente et complète. Vulpian, cependant, a établi que non-seulement le centre vaso-moteur propre concourt à maintenir la tonicité artérielle, mais qu'il est aidé par la moelle épinière. Ce qui lui fait adopter cette conlusion, c'est ce fait, qu'après la section au-dessous du centre, vaso-moteur une autre dilatation des vaisseaux se produit quand on détruit la moelle épinière ou les racines antérieures des nerfs spinaux.

Le centre vaso-moteur est en relations avec des nerfs afférents qui en accélèrent ou en retardent l'activité, et provoquent ainsi par acte réflexe la contraction ou la dilatation des vaisseaux sanguins.

Ceux dont l'irritation excite le centre vaso-moteur et cause la contraction des vaisseaux sanguins, sont quelquefois appelés nerfs *de tension*. Ceux-ci, d'après les recherches de Miescher, remontent la moelle dans la partie postérieure des cordons latéraux. Tout nerf sensitif peut transmettre une excitation au centre vaso-moteur. L'irritation d'un nerf sensitif engendre la contraction générale des vaisseaux.

A côté de cette excitation générale, il y a néanmoins une accélération locale de la tonicité artérielle ; de sorte que les vaisseaux sanguins de la partie irritée directement se dilatent, et la peau rougit. On peut observer une accélération locale, ou dilatation des vaisseaux du même genre, dans l'estomac, quand on irrite les filets du vagus qui se distribuent à la membrane muqueuse de cet organe (Rutherford).

En outre de ces exemples d'accélération locale, l'accélération générale du centre vaso-moteur peut être provoquée par l'irritation d'une des branches du vagus qui se rend au cœur.

Ce filet porte le nom de nerf dépresseur de la circulation, parce que, si on l'excite, il provoque la cessation de la tonicité artérielle et une grande diminution de la tension sanguine. Ce nerf paraît être excité par un état de fatigue et de distension des cavités ventriculaires, et ainsi sont mis en jeu la dilatation des vaisseaux et le soulagement de la tension.

Au moyen des relations réciproques qui existent entre les centres d'innervation du cœur et des vaisseaux sanguins, les variations de la tension sanguine sont maintenues dans de certaines limites. L'état de dilatation des vaisseaux, qui provoquerait une grande diminution dans la tension sanguine et affecterait sérieusement la circulation, est compensé par l'augmentation d'activité du cœur. De même un état de contraction des vaisseaux qui amènerait une grande augmentation de pression est compensé par un ralentissement de l'action du cœur. Ainsi sont évitées et contre-balancées des variations s'écartant beaucoup de la moyenne normale.

Des relations réciproques existent aussi entre les centres vaso-moteur, respiratoire et cardiaque. Ainsi, des modifications du pouls et de la pression sanguine accompagnent les mouvements respiratoires, indépendamment de toute action mécanique des mouvements de la poitrine sur le cœur ; le pouls s'accélère durant l'inspiration et se ralentit durant l'expiration.

La moelle allongée est donc le centre coordonnateur des actes réflexes essentiels au maintien de la vie. Si tous les centres au-dessus de la moelle sont enlevés, la vie peut continuer, les mouvements respiratoires suivre leur rhythme accoutumé, le cœur continuer de battre, la circulation se maintenir ; l'animal peut avaler si l'on introduit de la nourriture dans sa bouche; il peut réagir contre des impressions faites sur ses nerfs sensitifs, retirer ses membres, ou sauter gauchement si on le pince, voire même crier comme s'il souffrait, et pourtant il ne sera qu'un mécanisme réflexe sans sensation, sans intelligence.

CHAPITRE IV

FONCTIONS DU MÉSENCÉPHALE ET DU CERVELET GÉNÉRALITÉS

16. Nous pouvons maintenant considérer ces parties de l'encéphale qui sont situées entre les hémisphères cérébraux et la moelle allongée, comprenant le pont de Varole, les *tubercules quadrijumeaux* et le *cervelet*. Nous les examinerons d'abord dans leur ensemble, et ensuite en ce qui concerne leurs fonctions particulières, autant du moins que peut se faire entre elles une distinction.

Nous avons déjà brièvement reconnu quelles sont les actions qu'un animal est capable d'accomplir, quand tous les centres situés au-dessus de la moelle allongée ont été enlevés, et nous avons essayé d'assigner à la moelle allongée et à la moelle épinière les fonctions qui leur sont propres. De la même manière, nous pouvons déterminer les fonctions de ces régions encéphaliques que nous allons étudier maintenant, par l'examen et l'analyse des formes de l'activité que manifestent les animaux chez lesquels tous les centres situés au-devant des tubercules qua-drijumeaux, ou lobes optiques, ont été enlevés.

Des multitudes d'expériences de ce genre ont été faites, et les résultats ont été sensiblement les mêmes; mais en ce qui concerne leur interprétation et leur signification, il n'y a pas d'unanimité d'opinion. C'est aux recherches de Flourens (*Recherches expérimentales sur les propriétés et les fonctions du système nerveux*, 2ᵉ édit., 1842) et de Longet (*Traité de physiologie*, 2ᵉ édit., 1866) que nous devons ce que nous savons sur les conséquences de l'ablation des hémisphères cérébraux, bien que les expérimentateurs qui sont venus ensuite y aient beaucoup ajouté; parmi ceux-ci, il convient de citer l'école française surtout, où Vulpian tient le premier rang (*Leçons sur la physiologie du système nerveux*, 1866).

Les phénomènes que manifestent les animaux privés de leurs hémisphères cérébraux varient dans une mesure considérable chez les différents genres d'animaux; différences qui dépendent surtout du degré de solidarité, comme le dit très-bien Vulpian, qui existe entre les centres individuels du système cérébro-spinal, selon que nous remontons ou descendons l'échelle animale.

17. Dans le cas de la grenouille privée de ses hémisphères cérébraux (A, fig. 11), voici les principaux phénomènes que l'on observe (à ce sujet, voyez spécialement les recherches de Goltz : *Functionen der Nervencentren des Frosches*, 1869). Privée de ses hémisphères cérébraux, la grenouille conservera son

attitude normale, et résistera à tous les efforts faits pour en rompre l'équilibre. Si on la couche sur le dos, elle se retournera de suite sur le ventre et se re-

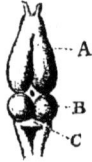

Fig. 11. — Cerveau d'une grenouille. — A, hémisphères cérébraux. — B, lobes optiques. — C, cervelet.

mettra sur ses pattes. Si on la place sur une planche, et si l'on fait basculer la planche en quelque direction que ce soit, elle produira les mouvements nécessaires pour maintenir son centre de gravité dans la base de sustentation. Si on lui pince la patte, elle s'en ira en sautillant. Si on la jette à l'eau, elle nagera

jusqu'à ce qu'elle arrive au bord du bassin, se hissera sur le bord et restera alors parfaitement tranquille. Si on lui caresse doucement le dos, elle fera entendre des coassements bruyants, et ceci d'une manière si régulière lors de chaque application de l'excitant, que l'on pourrait, ainsi que l'a indiqué Goltz, obtenir un concert de grenouilles sans cerveau, émettant leur Βρεχεχέξ κοάξ κοάξ au moment voulu, d'une manière qui eût rempli de joie le cœur d'Aristophane. En vérité, il serait difficile de dire, à plusieurs points de vue, si l'ablation des hémisphères provoque une altération quelconque dans la conduite générale de l'animal. Si on le place dans un bassin contenant de l'eau dont la température est graduellement élevée, il ne consentira pas à être tranquillement bouilli, comme la grenouille à laquelle il ne reste que la moelle allongée et la moelle épinière; il sautera hors de son bain dès que la température lui paraîtra désagréable. Si on le place au fond d'un baquet d'eau, il remontera à la surface pour respirer. Bien plus, si on place cette grenouille dans une grande éprouvette renversée au-dessus d'une cuve à eau, et contenant une colonne d'eau soutenue par la pression atmosphérique, elle montera à la surface comme auparavant, mais n'y trouvant pas l'air qu'elle cherche, elle redescendra, et sortira de l'éprouvette pour se montrer à la surface libre de la cuve.

Il y a de la méthode dans ses mouvements. Si l'on interpose un obstacle entre elle et la lumière, elle ne s'élancera pas aveuglément contre l'obstacle si on lui pince la patte; elle le franchira ou l'évitera. Elle changera son saut selon la position qu'occupe l'obstacle entre elle et la lumière. Il n'y a jusqu'ici aucune différence entre sa conduite et celle d'une grenouille qui possède toutes ses facultés. Pourtant on peut remarquer une différence très-sensible. La grenouille privée de cerveau, à moins d'être dérangée par une forme quelconque de stimulus périphérique, restera toujours tranquille dans le même endroit, et sera convertie en momie. Toute action spontanée a disparu, son expérience passée est effacée, et elle ne manifeste aucune crainte au milieu de circonstances qui, autrement, l'auraient poussée à se retirer ou à fuir devant le danger. Elle demeurera impassible si l'on étend doucement la main pour la saisir, mais reculera si l'on fait un mouvement brusque auprès de ses yeux. Entourée de nourriture

abondante, elle mourra de faim ; mais ici cesse l'a-
nalogie de sa situation avec celle de Tantale : il n'y a
aucune souffrance psychique, aucun désir, aucune
volonté pour satisfaire ses besoins physiques.

18. Les résultats que l'on a observés chez les poissons après une pareille ablation des hémisphères cérébraux (A, fig. 12) sont, *ceteris paribus*, de la nature
de ceux qui s'observent chez les gre-
nouilles. Un poisson ainsi mutilé
conserve son équilibre normal dans
l'eau, et emploie sa queue et ses nageoires pour nager, avec la précision
et la coordination accoutumées.
Toutefois il est toujours en mouvement, et il y a de la méthode dans
ses mouvements. Il ne donnera pas
de la tête contre un obstacle interposé sur sa route, mais tournera à
droite ou à gauche selon les circonstances. Laissé
à lui-même dans l'eau, il nage en ligne droite,
et sans imiter les autres poissons, qui flânent en
chemin, flairant ci, grignotant là, il poursuit
sa route, comme s'il était poussé par une impulsion irrésistible, et ne s'arrête que lorsqu'il a atteint
les parois du bassin ou qu'il est épuisé de fatigue,
soit musculaire, soit nerveuse. Il y a apparemment
une différence essentielle entre la grenouille qui
reste perpétuellement immobile, et le poisson qui
s'avance indéfiniment, mais la même explication
peut convenir aux deux (p. 41). De même que la

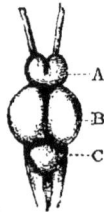

Fig. 12. — Cerveau
de la carpe. — A,
hémisphères céré-
braux. — B, lobes
optiques — C, cer-
velet.

grenouille, le poisson meurt de faim, entouré d'une abondance de nourriture qui, en d'autres circonstances, l'auraient évidemment attiré.

19. Les conséquences de l'ablation des hémisphères cérébraux chez les pigeons ont été rapportées avec grand détail par Flourens, Longet, Vulpian, etc. Un pigeon ainsi mutilé est encore capable de garder son équilibre, et de le reprendre quand il est dérangé. Si on le place sur le dos, il se remet sur ses pattes. Si on le pousse ou pince il avance, s'il met les pattes sur le bord d'une table, il battra des ailes jusqu'à ce qu'il ait rattrapé une base solide de sustentation. Si on le jette en l'air, il vole avec la précision et la coordination nécessaires. Laissé à lui-même, il semble plongé dans un profond sommeil. On le fait facilement sortir de cet état de repos en le pinçant ou le poussant doucement, alors il lève et ouvre les yeux. De temps à autre, et sans stimulus extérieur apparent, il lève les yeux, bâille, se secoue, lisse ses plumes avec son bec, avance de quelques pas, et ensuite il s'accroupit tranquillement, se tenant tantôt sur une patte, tantôt sur les deux. Si une mouche se pose sur sa tête, il la chassera en se secouant. Si l'on approche de l'ammoniaque de ses narines, il se retirera brusquement. Si l'on approche vivement le doigt de ses yeux, il clignera des paupières et reculera. Une lumière qu'on fera

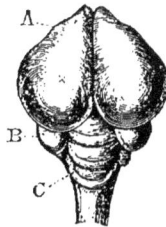

Fig. 15. — Cerveau du pigeon. — A, hémisphères cérébraux. — B, lobes optiques. — C, cervelet.

briller devant ses yeux fera contracter sa pupille
et si l'on décrit avec la lumière un cercle, l'animal tournera de même sa tête et ses yeux pour la
suivre. Il tressaillera vivement et ouvrira des yeux
tout grands si l'on fait partir un pistolet auprès de
sa tête.

Après chaque manifestation active provoquée par
l'un quelconque de ces modes de stimulation, l'animal retombe dans son état d'apathie. Il ne produit
aucun mouvement spontané. La mémoire et la volonté semblent annulées. Quand on l'irrite, il peut
faire mine de lutter du bec et des ailes, mais il ne
manifeste aucune crainte et ne fait aucun effort pour
s'enfuir. Il résiste aux tentatives que l'on fait pour
introduire de la nourriture dans son bec; mais si
cette résistance est surmontée, il avale comme d'habitude. Si on le nourrit artificiellement, il peut vivre
pendant plusieurs mois; mais laissé à lui-même, il
mourra de faim de même que la grenouille et le
poisson.

Tels sont les phénomènes principaux que l'on observe dans le cas de ces animaux, d'après les recherches faites par Flourens, Longet, Vulpian, Goltz,
Rosenthal et moi-même; mais il est à remarquer que
Voït, en se fondant sur certaines expériences qui lui
sont propres, faites sur des pigeons, a combattu
l'opinion généralement acceptée, que ces animaux
privés de leurs hémisphères cérébraux cessent de manifester toute action spontanée ou volontaire. Il dit
les avoir vus se promener et voler de leur propre gré,

et pense qu'ils ne diffèrent des autres pigeons qu'en
ce qu'ils sont incapables de se nourrir eux-mêmes.
Il y a de bonnes raisons, d'après les rapports de Voït
sur la régénération des hémisphères chez l'un de ses
pigeons, pour attribuer les phénomènes d'action
spontanée qu'il décrit à l'ablation incomplète des
hémisphères. De cette manière seulement, nous pouvons nous expliquer des récits si directement com-
battus par les observations de tant d'autres qui ont
fait des expériences analogues.

20. Si de l'examen des fonctions que peuvent accomplir les centres inférieurs chez les grenouilles,
poissons et oiseaux, indépendamment des hémisphères cérébraux, nous passons aux effets de l'ablation
des hémisphères chez les mammifères, nous sommes
en présence de phénomènes de caractère plus varié.
Nous avons vu que les grenouilles, poissons et oiseaux
privés de leurs hémisphères cérébraux continuent
à accomplir des actions qui, à plusieurs points de
vue, ne diffèrent que peu, si elles en diffèrent,
de celles que l'on rencontre chez ces mêmes animaux à l'état absolument normal. Mais les résultats sont loin d'offrir chez les mammifères le même
degré d'uniformité. Des différences marquées existent, selon l'âge des animaux sur lesquels on
opère et la classe à laquelle ils appartiennent.
Si nous tirions des conclusions d'expériences
faites sur un seul genre d'animaux, et si nous les
étendions, sans raison valable, à tous les animaux
en général, et plus particulièrement à l'homme,

nous risquerions de commettre de graves erreurs.

Le fait de négliger de telles considérations a été une source fertile en désaccords, et en contradictions entre les divers physiologistes, et entre les faits de physiologie expérimentale et ceux que fournit la recherche clinique et pathologique.

Bien que nous puissions prendre pour guide important, dans nos recherches, le fait que les centres nerveux, construits sur le même type, accomplissent les mêmes fonctions, cependant, à mesure que nous remontons l'échelle animale, les centres dont se compose le système cérébro-spinal sont de plus en plus unis et associés pour l'action; de sorte que séparer l'un d'entre eux du reste entraîne de telles perturbations fonctionnelles du tout, que ce n'est que dans de rares exemples qu'il est possible d'obtenir des preuves d'une activité indépendante fournie par ceux qui ne sont pas directement atteints. A mesure que nous avancerons, nous verrons que tel est le cas.

Parmi les mammifères, les lapins et les cochons d'Inde ont été les sujets favoris des recherches physiologiques; et parmi ceux-ci les jeunes sont les meilleurs, en raison du degré de solidarité moindre qui existe entre leurs divers ganglions encéphaliques, si on les compare à des animaux de même espèce plus âgés. L'ablation des hémisphères provoque un trouble fonctionnel moins général chez eux que chez ceux qui sont plus âgés, fait qui n'est pas d'une médiocre importance dans ses rapports avec l'évolution progressive de l'intelligence.

Quand on a enlevé à un lapin (A, fig. 14) ou à un cochon d'Inde ses hémisphères cérébraux, l'animal, d'abord entièrement abattu, manifeste après une intervalle variable les symptômes qui permettent de juger qu'il a conservé la possibilité d'accomplir des actes d'un degré de complexité fort élevé. On peut observer en premier lieu que la force musculaire des membres s'est affaibli dans une mesure considérable. La faiblesse musculaire est proportionnellement plus marquée dans les pattes de devant que dans les pattes de derrière. L'animal peut maintenir son équilibre sur ses pattes, bien que

Fig. 14. — Cerveau du lapin. — A, hémisphères cérébraux sans circonvolutions.— O, ganglions olfactifs. — C, cervelet.

d'une manière un peu chancelante, et les pattes de devant ont une tendance à traîner ou à se mettre dans des positions irrégulières. Si l'équilibre est détruit, l'animal est capable de le reprendre. Si la patte de derrière est pincée, l'animal s'élance en avant de la manière accoutumée, jusqu'à ce qu'il donne de la tête contre un obstacle quelconque, ou jusqu'à ce que l'excitation se soit épuisée.

Personne, que je sache, n'a jusqu'ici observé cette faculté qu'ont les poissons et les grenouilles, placés

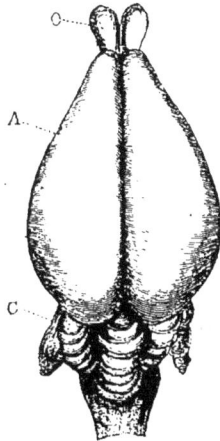

dans les mêmes conditions, d'éviter les obstacles placés sur leur chemin.

Le lapin donc continue dans sa fuite une fois commencée, d'une manière impétueuse et aveugle. Les pupilles toutefois se contractent encore quand une forte lumière est dirigée vers ses yeux, et les paupières se ferment si la conjonctive est directement menacée. Un son élevé lui fera agiter l'oreille, et le fera tressaillir. La coloquinte ou quelque autre stimulus sapide également désagréable provoquera des mouvements de langue et des muscles de la mastication, qui sous tous les points de vue ressembleront aux mouvements caractéristiques du dégoût, avec des efforts pour se débarrasser du goût nauséabond; de l'ammoniaque tenue devant les narines provoquera le recul subit de la tête, ou poussera l'animal à se frotter les narines avec la patte.

Non-seulement l'animal répond par certains mouvements quand on lui pince ou pique les orteils ou la queue; mais si on le pince un peu fortement, il fera entendre les cris prolongés et répétés d'un caractère plaintif, que tout chasseur de lièvres ou de lapins connaît bien. Vulpian attire particulièrement l'attention sur le caractère plaintif de ces cris en tant que se distinguant du cri bref que l'on peut provoquer lorsque toutes les parties au-dessus de la moelle ont été détruites. Mes propres expériences confirment entièrement la description que Vulpian en a donnée. Si l'animal est abandonné à lui-même, sans être dérangé par une forme quelconque de stimulus extérieur, il reste immobile, fixé au même endroit, et, à moins d'être nourri artificiellement, il meurt de faim, de même que la grenouille, l'oiseau et le poisson, au sein de l'abondance. Si toutefois on le nourrit, il peut vivre durant une période indéfinie.

A l'exception du degré plus considérable de la paralysie musculaire, et de la diminution dans la faculté d'accommoder les mouvements d'une manière appropriée avec les sensations en général, et plus particulièrement les sensations visuelles, les phénomènes manifestés par les rongeurs privés de leurs hémisphères diffèrent peu de ceux que nous avons décrits chez les poissons, oiseaux et grenouilles. La faculté de conserver l'équilibre est maintenue, les actes locomoteurs coordonnés, et les manifestations émotionnelles sont susceptibles d'être provoquées par les impressions faites sur les nerfs sensitifs : le fait est positif, bien que le degré puisse ne pas être le même dans tous les cas.

Chez les chats, les chiens et les animaux supérieurs, l'abattement est si considérable, et il y a de tels troubles dans la faculté motrice, que l'activité indépendante des centres inférieurs, du moins en ce qui concerne le maintien de l'équilibre et la marche coordonnée, cesse d'exister pratiquement ; pourtant le fait de la réponse émotionnelle aux impressions sensitives nous fait arriver à cette conclusion, que nous avons affaire non à l'absence complète, mais seulement à la suspension des autres formes de l'activité fonctionnelle. Cette conclusion peut être ap-

puyée d'autres faits que nous rapporterons quand
nous en serons à la considération plus détaillée des
fonctions des hémisphères.

21. Si de l'examen des faits nous passons aux théories d'après lesquelles on veut les expliquer, nous
arrivons à une *quæstio vexata* de physiologie et de
psychologie.

Un fait fondamental toutefois semble démontré
d'une manière concluante par ces expériences : c'est
qu'en l'absence des hémisphères cérébraux les centres inférieurs sont par eux-mêmes incapables de
donner naissance à des manifestations actives de
quelque nature que ce soit. Un animal à cerveau
intact déploie une spontanéité variée d'actions qui ne
sont pas, du moins immédiatement, conditionnées
par les impressions présentes dont les organes des
sens sont le siége. Quand les hémisphères sont enlevés, tous les actes de l'animal deviennent la réponse
immédiate et nécessaire à la forme et à l'intensité du
stimulus communiqué à ses nerfs afférents. Sans
cette excitation du dehors, l'animal reste sans mouvement, inerte. Il est vrai que quelques-uns des phénomènes décrits sembleraient être contraires à cette
opinion, mais ce n'est qu'une apparence, et en réalité il n'y a rien de pareil. Ainsi nous avons vu
qu'une grenouille peut de temps à autre remuer ses
membres spontanément, un oiseau peut bâiller,
secouer ses plumes, ou changer de patte ; mais ces
actes sont le résultat d'impressions venant de l'irritation cutanée, ou du malaise intérieur (impressions

endo et périphériques), ou dans d'autres cas produites par l'irritation que provoque la surface blessée par suite de l'opération.

La même loi rend un compte satisfaisant de l'immobilité de la grenouille sur terre, et de l'activité du poisson dans l'eau. Dans un cas, il n'y a pas de cause externe d'irritation, dans l'autre, le contact de l'eau avec la surface du corps agit comme un stimulus constant du mécanisme natatoire. Comme ceci est constant, le poisson continue à nager jusqu'à ce qu'il soit arrêté par quelque obstacle insurmontable, ou par la fatigue nerveuse ou musculaire. Nous n'avons qu'à jeter la grenouille à l'eau pour compléter la preuve. De même que le poisson elle nagera jusqu'à ce qu'elle ait atteint la terre ferme ou qu'elle soit épuisée. Par conséquent les phénomènes manifestés par les différentes classes d'animaux après l'ablation des hémisphères peuvent être généralisés sous forme de cette loi : que les ganglions inférieurs sont seulement des centres d'actes responsifs immédiats, se distinguant ainsi de l'activité médiate, ayant sa condition en elle-même, que possèdent seuls les hémisphères.

La question que nous devons ensuite nous poser est celle-ci : Quelle est la nature de l'impression qui est l'antécédent immédiat de cette activité responsive ? Est-ce un phénomène purement physique, ou bien a-t-il aussi un côté subjectif ? En d'autres termes ces actes sont-ils purement réflexes ou excito-moteurs, ou bien résultent-ils de la sensation pro-

prement dite? Si nous définissons la sensation la
conscience d'une impression, on verra que le problème à résoudre est celui-ci : La conscience est-elle
concomitante de l'activité des centres, et avons-nous
par conséquent affaire ici à des phénomènes véritablement psychiques? J'ai déjà, en traitant des fonctions de la moelle épinière, observé que l'existence
ou la non-existence de la conscience, dans d'autres
que nous-mêmes, est entièrement une affaire d'induction ou de témoignage. Chez les animaux inférieurs, nous ne pouvons juger que par le caractère
des phénomènes qu'ils manifestent, et par analogie
avec nos propres actes. S'il est difficile de déterminer la nature de la faculté adaptive de la moelle
épinière, la tâche est également ardue en ce qui
concerne les centres qui nous occupent maintenant.
Si nous adoptons l'opinion métaphysique, que l'âme
et la conscience forment une unité indivisible, et que
la disparition d'une grande classe de manifestations
mentales implique nécessairement celle de l'âme
considérée comme un tout, en considérant que l'indivisible ne saurait être divisé, il serait facile de
plaider que, puisque l'ablation des hémisphères supprime certaines puissances fondamentales de l'âme,
les fonctions des centres inférieurs doivent être en
dehors de la sphère de l'âme proprement dite.
Mais cette manière de considérer le sujet ne peut
s'accorder avec les faits de la physiologie, car, comme
nous le verrons en traitant des fonctions des hémisphères, des tractus entiers peuvent être entière-

ment et irrévocablement découpés sur le territoire de la conscience intellectuelle sans troubler l'intégrité de la conscience; et la volonté peut disparaître, la conscience subsistant. Ainsi nous ne sommes pas autorisés à dire que l'âme en tant qu'*une* est localisée dans une partie quelconque de l'encéphale, mais plutôt que les manifestations de l'âme comme *tout*, comme *une*, dépendent de l'action concordante de parties différentes dont on peut dans des limites variables différencier les fonctions les unes des autres. Si nous considérons simplement le caractère des réactions résultant des impressions faites sur les divers organes des sens, on verra qu'il est impossible de les distinguer de celles qui sont motivées par une conscience nette de l'impression. Ainsi, pincer fortement la queue ou la patte d'un lapin privé de cerveau provoque non-seulement des mouvements réflexes convulsifs, tels qu'il en pourrait résulter de l'activité de la moelle épinière seule, mais aussi le cri prolongé et répété, caractéristique de la douleur. La grenouille, de même, semblerait avoir une impression nette de douleur quand elle fait des efforts désespérés pour sortir de son bain chaud. Et il semblerait que ce fût une conscience des impressions de la rétine qui pousse la grenouille quand on l'incite à avancer, à sauter de côté de manière à éviter un obstacle placé sur sa route; ou qui pousse le poisson placé dans les mêmes conditions, à dévier brusquement de la voie directe qu'il eût autrement poursuivie; mais nous ne pouvons compter

sur les apparences seules. Car d'autre part il se peut
que le mésencéphale soit un centre de réaction réflexe d'une forme particulière, différent de la moelle
épinière, non pas en genre, mais seulement par le
degré de la complexité. De même que la moelle allongée est le centre de coordinations plus particulières
et plus complexes que ne l'est la moelle épinière,
de même le mésencéphale peut être le centre d'actes
réflexes spéciaux plus complexes encore, parmi lesquels peut être l'expression réflexe des émotions.
Ainsi le cri plaintif provoqué en pinçant la patte d'un
lapin peut être un phénomène purement réflexe, ne
dépendant d'aucune véritable sensation de douleur.
Et alors le saut de côté que fait la grenouille privée de
cerveau pour éviter un obstacle serait simplement là
résultante de deux impressions simultanées, l'une
sur la patte, l'autre sur la rétine. Lotze (*Gottingische
Gelehrte Anzeigen* 1855, cité par Goltz, *op. cit.*) soutient également que lors même que de pareilles réactions intelligentes en apparence, n'auraient pas leur
condition dans la constitution de ces centres
nerveux, elles peuvent être le résultat d'un lien
organique établi entre certaines impressions et certaines actions, lien établi par l'expérience passée
de l'animal dans des circonstances analogues, ce qui
était tout d'abord une action consciente devenant
par une répétition fréquente un acte réflexe de caractère secondaire. De nombreux exemples pourraïent
être rapportés de cette conversion d'une action consciente en une action secondaire réflexe. Toutefois

cet aperçu ne suffira pas pour rendre compte de tous les faits.

Au moyen d'une série d'expériences ingénieusement conçues, Goltz a montré que même quand les membres d'une grenouille étaient placés et fixés dans des positions qui n'auraient jamais pu se produire dans son expérience passée, l'animal, dépouillé de ses hémisphères, conservait la faculté d'adapter ses mouvements en concordance avec ces conditions extraordinaires et anormales. Ceci tendrait à établir que si ces centres sont simplement des centres d'actes réflexes, la réaction est celle d'une machine qui possède en quelque sorte la faculté de s'adapter elle-même.

Mais la simple faculté d'adaptation n'est pas nécessairement une preuve de l'existence de la conscience ; car, ainsi que nous l'avons vu, elle existe jusqu'à un certain point dans la moelle épinière, et si elle n'est pas considérée comme une preuve d'action consciente de la part de la moelle, on ne peut pas non plus la prendre comme telle ici, car il se peut que l'adaptation plus complexe manifestée par le mésencéphale soit simplement le résultat de relations afférentes et efférentes plus complexes et plus particulières. Avec cette supposition nous pourrions toujours expliquer les différences que l'on observe dans la conduite de deux grenouilles, dont l'une conserve son mésencéphale et son cervelet, l'autre, sa moelle épinière seulement, quand on les place ensemble dans un bassin contenant de l'eau dont la température est graduellement élevée. Le mécanisme du saut possédé par l'une d'elles peut être mis en action sous l'influence d'un stimulus qui ne suffit pas à exciter une réaction convulsive dans la moelle de l'autre. Qu'il puisse en être ainsi est rendu plus probable par un autre fait important observé par Goltz, savoir, que les mouvements réflexes des membres d'une grenouille décapitée peuvent être excités de la manière ordinaire (irritation chimique par exemple), pendant que continue à s'élever la température qui provoque déjà l'autre à s'efforcer de s'enfuir. Nous ne pouvons donc pas regarder les phénomènes d'adaptation comme une preuve indiscutable de l'existence de la conscience. Carpenter, qui de même que Longet considère le mésencéphale comme le sensorium commune ou siége de la sensation et appelle la réaction de ces centres la *réaction sensorio-motrice*, met en avant comme preuve de l'existence de la conscience les actes évidemment conscients des animaux invertébrés qui n'ont pas de vrais hémisphères cérébraux, mais seulement une série de ganglions analogues aux ganglions mésencéphaliques des vertébrés.

Ce serait là un argument puissant si les cas étaient comparables à d'autres points de vue. Mais il est matériellement affaibli par ce fait que les animaux invertébrés sont capables d'actions d'une *nature entièrement différente* de celles qu'accomp iss nt les vertébrés privés d'hémisphères cérébraux.

Ces animaux manifestent une spontanéité variée

d'action dans des conditions extérieures qui, autant qu'on en peut juger, sont les mêmes; ils cherchent leur nourriture, sont susceptibles d'éducation et apprennent à adapter leurs actions de manière à rechercher ce qui est agréable, et à éviter ce qui est désagréable, facultés qui disparaissent entièrement lors de l'ablation des hémisphères cérébraux chez les vertébrés.

De ces faits je conclurais que les ganglions des invertébrés ne sont pas absolument identiques aux ganglions mésencéphaliques des vertébrés; car s'ils l'étaient, nous pourrions nous attendre à ce que non-seulement la sensation, mais aussi les autres facultés psychiques fussent manifestées, bien qu'à un degré moindre, par des vertébrés privés de leurs hémisphères cérébraux. Mais ce n'est pas une différence de degré seulement que l'on observe, mais aussi une différence de nature. Il est donc probable que dans les ganglions des invertébrés il y a des cellules nerveuses qui accomplissent, si élémentairement que ce soit, les fonctions des hémisphères cérébraux des vertébrés. Le fait d'une relation entre la conscience et l'activité du mésencéphale demeure donc indécis, du moins en ce qui concerne les expériences faites sur les animaux inférieurs. Il est plus facile de déterminer les conditions de la conscience en nous-mêmes. La seule preuve que nous ayons de la conscience d'une impression consiste, excepté pour le moment immédiat où l'impression est présente, dans le fait que nous nous la rappelons. Sans quelque degré de persistance dans la mémoire, la sensation n'a pratiquement aucune portée psychologique; sans la mémoire, qui sert de base de comparaison entre le passé et le présent, il ne peut y avoir de perception, ni d'action intelligente et rationnelle fondée sur les impressions reçues par nos organes des sens. Il est dans l'habitude de considérer les hémisphères comme étant le siége de la mémoire et de la perception, mais il reste cette question : Les hémisphères sont-ils nécessaires pour la sensation ou la conscience des impressions du moment?

Nous ne pouvons évidemment obtenir aucune réponse à cette question, quand les fonctions des hémisphères sont à tel point troublées qu'elles ne permettent pas l'expression, par mots ou par gestes, d'états subjectifs, si tant est qu'il en existe. Mais nous avons des expériences de maladies qui pratiquement séparent les hémisphères de leurs connexions mésencéphaliques, laissant la pensée et la parole intactes ; de sorte que nous pouvons obtenir un témoignage direct en ce qui concerne la conscience des impressions. Une expérience de ce genre est accomplie par une lésion du pédoncule cérébral ou de la partie postérieure de l'expansion pédonculaire (voy. 68), phénomène que l'on rencontre assez fréquemment dans l'expérience clinique. Quand ceci a lieu, l'individu n'a absolument aucune conscience d'impressions tactiles faites sur le côté opposé de son corps, *quel'e que soit l'attention avec laquelle il s'efforce de les percevoir.* Dans le mésencéphale seul,

par conséquent, les impressions sensorielles ne sont
pas en corrélation avec les modifications de conscience ; d'où il faut conclure que la sensation est
une fonction des centres supérieurs. Les résultats
d'expériences faites sur des singes, et que nous rapporterons plus loin, concordent absolument avec les
résultats qu'entraîne la maladie chez l'homme. Nous
avons des raisons pour croire, d'après l'analogie
existant entre le mésencéphale humain et celui des
vertébrés inférieurs, que les fonctions sont du même
ordre, et ne diffèrent que dans le degré d'indépendance, et, par conséquent, je refuserais le nom
sensation, en tant que signifiant la *conscience d'une
impression*, à la réceptivité des centres mésencéphaliques. Mais comment désigner cette correspondance
auto-adaptatrice aux impressions sensitives ? Flourens, à l'avis duquel je me range, pensait que la sensation proprement dite était abolie par l'ablation des
hémisphères cérébaux. Vulpian qualifie le terme *sensation*, assigné au mésencéphale par Longet et Carpentier, par l'adjectif *crue* ou *obscure*, en l'opposant
à la sensation *distincte* ou *perception*, comme il la
nomme, des hémisphères cérébraux. Goltz, sans
trancher la question d'une manière positive dans un
sens ou dans l'autre, attribue au mésencéphale une
faculté adaptative (Anpassungsvermögen) et appelle les
réactions de ces centres des *mouvements responsifs*
(Antwortsbewegungen), termes que j'ai adoptés et
souvent employés. Huxley voudrait appeler une modification sensitive qui n'a pas de corrélation avec

la conscience une *neurosis*, et celle qui y joint un aspect subjectif, une *psychosis*, termes que l'on pourrait employer n'était le désavantage que présenterait l'emploi du mot *neurosis*, qui signifie en médecine une altération nerveuse fonctionnelle. Si nous évitons entièrement le mot sensation, et si nous nous servons arbitrairement du mot *æsthesis* pour exprimer une simple impression physique faite sur les centres d'un organe des sens particulier, et du terme *noesis* (νόησις) pour exprimer une impression consciente, nous pouvons éviter quelques-unes des difficultés provoquées par les ambiguïtés qu'impliquent les termes usuels. La réaction des centres mésencéphaliques et cérébelleux pourrait être nommée *æsthético-kinétique*, et être ainsi distinguée de l'action excito-motrice ou *kentro-kinétique* de la moelle épinière d'une part; d'autre part, de l'action *noéticokinétique* des hémisphères cérébraux (voy. chap. xii).

Ayant jusqu'ici considéré le caractère général des fonctions du mésencéphale et du cervelet séparés des hémisphères cérébraux, nous avons maintenant à nous occuper plus particulièrement des formes individuelles de l'activité fonctionnelle, dans le but de déterminer, si c'est possible, le mécanisme et la localisation dans un centre de chacune d'entre elles.

Nous pouvons classer les manifestations fonctionnelles décrites jusqu'ici, sous trois chefs :

1° Fonction d'équilibre ou maintien de l'équilibre physique ;

2° Coordination de la locomotion ;

3° Expression des émotions.

La première et la seconde de ces fonctions sont si intimement unies, que la considération de l'une implique plus ou moins celle de l'autre.

I

MAINTIEN DE L'ÉQUILIBRE

22. Les expériences de Goltz, faites sur des grenouilles et des oiseaux, et dont nous avons déjà parlé ici, démontrent clairement que le maintien de l'équilibre est une fonction des centres mésencéphaliques cérébelleux. On a vu qu'un animal privé de ses hémisphères cérébraux est non-seulement capable de maintenir son équilibre si celui-ci est troublé, mais de le reprendre quand il a été détruit. Il peut pencher la tête et le corps de manière à garder le centre de gravité dans la base de sustentation, quand cette base est modifiée. Une diversité, une complexité considérable de mouvements musculaires tous adaptés à cet usage, sont mises en jeu selon les conditions dans lesquelles peut se placer l'animal. Une grenouille placée sur un plan incliné est pour ainsi dire irrésistiblement poussée à grimper pour éviter de tomber en arrière. Un pigeon qui par hasard fait un faux pas sur le bord d'une table et met une patte dans le vide, est irrésistiblement contraint de battre des ailes et de se soutenir jusqu'à ce qu'il

regagne la terre ferme. Les mammifères privés de leurs hémisphères cérébraux conservent la même faculté, bien qu'à un degré moindre ; les différents genres d'animaux varient considérablement à ce point de vue.

Le maintien de l'équilibre est un exemple d'æsthético-kinésis, et implique le travail conjoint de trois facteurs différents : 1° un système de nerfs afférents; 2° un centre coordonnateur ; 3° des tractus efférents réunis au système musculaire intéressé dans l'action. La faculté du maintien de l'équilibre est détruite par les lésions du système afférent seul, ou par des lésions du centre encéphalique seul, ou par des lésions des tractus efférents seuls, ou enfin par la lésion simultanée de tous trois. Il y aura dans les troubles de cette fonction des degrés et des formes variables selon la nature, l'étendue et le siége de la lésion. A plusieurs points de vue le maintien de l'équilibre ressemble à la tonicité des muscles. Les lésions des nerfs afférents, des ganglions centraux, des nerfs moteurs, détruisent la tonicité des muscles ; et selon que ceci a lieu dans les deux groupes des muscles antagonistes, ou seulement dans l'un seul d'entre eux, nous avons la flaccidité musculaire complète, ou la distorsion de flexion ou de latéralité. Ainsi, en ce qui concerne l'équilibre, des lésions analogues peuvent en provoquer la destruction complète, ou des formes diverses de distorsion telles que le balancement, le trébuchement, la rotation, et d'autres analogues.

L'appareil afférent est complexe ; mais il consiste principalement en trois grands systèmes qui, réunis, forment cette synæsthesis d'où dépendent le maintien de l'équilibre et la coordination. L'équilibre est rompu par la lésion de l'un, de deux, ou de tous ces systèmes. Ce sont : 1° les organes récepteurs et transmetteurs des impressions tactiles ; 2° les organes récepteurs et transmetteurs des impressions visuelles ; 3° les canaux semi-circulaires de l'oreille interne avec leurs nerfs afférents.

INFLUENCES DES IMPRESSIONS TACTILES

23. Que celles-ci constituent un facteur intégrant dans le consensus général, c'est ce que l'expérience directe et les faits pathologiques démontrent clairement.

Nous avons déjà vu qu'une grenouille privée de ses hémisphères cérébraux, mais gardant intacts son cervelet et les lobes optiques, conserve la faculté de maintenir son équilibre et d'adapter ses mouvements à ce but dans diverses conditions. Si maintenant on enlève la peau des membres postérieurs, l'animal perd de suite cette faculté, et tombe comme un morceau de bois quand on fait basculer la base de sustentation. L'ablation de la peau a détruit les organes récepteurs de ces impressions sensitives qui sont nécessaires pour exciter le centre coordonnateur à produire les combinaisons d'actes musculaires appropriés, nécessaires à l'équilibre.

Les nerfs sensitifs de la surface mise à nu ne sont pas par eux-mêmes capables de transmettre le stimulus convenable au centre coordonnateur. Ceci est un fait en harmonie avec la loi énoncée par Volkmann et confirmée par tous les observateurs qui l'ont suivi, à savoir que les actes réflexes sont plus susceptibles d'être provoqués par des impressions faites sur les extrémités cutanées des nerfs afférents, que par les stimulus appliqués sur toute autre partie de leur trajet. L'évidence pathologique de l'influence des impressions tactiles sur l'activité fonctionnelle des centres d'équilibre et de coordination est fournie par les phénomènes de la maladie nommée ataxie locomotrice. Dans cette maladie, le malade se plaint d'engourdissement dans les membres inférieurs, principalement à la plante du pied, avec une sensibilité diminuée ou entièrement abolie pour les impressions tactiles, de sorte qu'il lui semble qu'il est debout sur du velours moelleux ou dans l'air. D'autres formes de la sensibilité peuvent néanmoins rester intactes, telles que la sensibilité aux stimulus douloureux ou aux impressions de température. Un fer froid placé contre ses pieds provoque une sensation de *froid*, mais non d'une *chose froide*. Le malade ainsi éprouvé conserve sa faculté motrice volontaire, et peut agiter ses jambes librement et volontairement tant qu'il est étendu au repos ; mais dès qu'il essaye de se tenir debout ou de marcher, il pose mal son pied et chancelle ou s'affaisse. Cette impossibilité de maintenir l'équilibre se manifeste le mieux quand le malade s'efforce de se tenir debout, les pieds parallèles, les talons et les orteils à côté les uns des autres. Il balance et oscille d'une manière inquiétante et tombe si on ne le supporte pas.

La rupture de l'équilibre et de la coordination augmente beaucoup si le malade ferme les yeux, ou essaye de marcher dans l'obscurité. Dans de pareilles circonstances, d'ailleurs, il est impossible de se tenir debout ou de marcher.

Nous avons ici un exemple de trouble du consensus général, que compensent en partie l'adaptation volontaire, et les autres facteurs afférents tels que les impressions visuelles et acoustiques (du labyrinthe). L'exclusion des impressions visuelles, quand les yeux sont fermés ou que le malade marche dans l'obscurité, complète la perturbation des fonctions. Cette affection signalée en premier lieu par feu le docteur Todd, mais que Duchenne a le premier nettement distinguée, dépend, ainsi qu'on l'a constaté, de la dégénérescence (sclerose) des cordons postérieurs de la moelle épinière et des racines postérieures des nerfs spinaux. Nous n'avons pas à discuter ici pour savoir si le processus morbide interrompt le trajet des impressions tactiles (Schiff, Sanders-Ezn), ou si l'absence de coordination est due à la maladie des systèmes commissuraux des fibres qui unissent et coordonnent les divers segments de la moelle et leurs racines postérieures (Todd, Ludwig, Woroschiloff).

Le fait capital que nous rencontrons ici, est que la

perte de la faculté d'équilibre et de progression coordonnée s'accroît en même temps que la diminution
de la sensibilité à certaines formes d'impressions cutanées. Celles-ci sont plus particulièrement les impressions de contact, et il semblerait que le contact
des plantes de pieds avec le sol fût en grande partie
la cause provocante de la combinaison coordonnée
des actions musculaires intéressées dans le maintien
d'une attitude droite et d'une marche assurée. Les
conditions sont les mêmes que dans le cas de la grenouille dont on a écorché les extrémités postérieures.
Les impressions peuvent encore être transmises de
la surface mise à nu, mais elles ne sont pas d'un caractère approprié pour appeler en jeu l'activité fonctionnelle réglée des centres encéphaliques que nous
considérons en ce moment.

Le fait que l'équilibre et la locomotion coordonnée
sont possibles en l'absence complète des hémisphères,
et par conséquent de sensation véritable, indique
que ces fonctions ne nécessitent pas l'intervention
de la conscience. Toutefois, les hémisphères étant
présents, les mêmes impressions qui excitent la faculté adaptative du mésencéphale et du cervelet, en
poursuivant leurs cours, provoquent des modifications de conscience si l'attention est dirigée vers
elles. Mais elles avancent tout aussi bien, sinon
mieux, quand la conscience est occupée de quelque
autre objet. La corrélation possible de la conscience
toutefois, quand les hémisphères sont sains, ainsi
que cela se produit dans l'ataxie locomotrice, com-

plique la question en ce qui concerne l'action indépendante du mésencéphale, et ce n'est que par
l'analogie avec les animaux inférieurs que nous pouvons exclure la conscience en tant que facteur essentiel. Mais tandis que la conscience n'a pas besoin
d'être excitée à l'état normal, il est certain que les
conditions anormales telles qu'on les observe dans
l'ataxie locomotrice se manifestent à la conscience à
un degré sensible, par le vertige, etc., et c'est à ce
fait que sont en grande mesure dus les efforts faits
pour compenser le désordre d'un mécanisme auto-
adaptateur, par des efforts volontaires tendant à
l'adaptation. Ceux-ci peuvent, dans une mesure considérable, arriver à surmonter des perturbations ar-
rivées à un degré tel qu'elles rendraient un animal
privé de ses hémisphères entièrement incapable de
quoi que ce fût.

Quelques savants pensent que la cause particulière
des phénomènes observés dans l'ataxie locomotrice
est la perte de ce qu'on appelle le sens musculaire.
On entend par ce terme la conscience de l'état de contraction et de force des muscles. D'après cette opinion, c'est à la perte de ce sens qu'est due l'incoordination de l'ataxie locomotrice.

Si les cas d'une grenouille ataxique et d'un malade
ataxique étaient absolument comparables, nous pourrions tout aussitôt nous emparer de cette théorie.
puisque c'est simplement l'abolition de la réceptivité des impressions cutanées qui provoque la perte
d'équilibre dans le premier cas. Mais nous ne pou-

vons affirmer sans recherches préalables qu'il y ait
une similitude exacte. Si la *perte du sens musculaire*
signifiait la *perte de la conscience des actes musculaires,*
pour des raisons déjà données et qui font complète-
ment exclure la conscience des organes situés au-dessous des hémisphères, je rejetterais cette hypothèse
en tant qu'explication de l'ataxie. Mais il est possible
que les muscles, de même que les organes de sens
spéciaux, soient le siége de l'origine d'impressions
afférentes qui sont transmises avec les autres aux centres mésencéphaliques ou cérébelleux. La question se
pose en ces termes : Avons-nous des raisons suffisan-
tes pour affirmer l'existence d'impressions musculaires spéciales de ce genre ? Il est indubitablement vrai,
ainsi que l'a établi E. Weber, que nous sommes capables de discerner entre des poids, au delà des limites de simples sensations de pression sur la peau,
par le degré de contraction musculaire nécessaire
pour les élever ou les supporter. Mais nous avons ici
affaire à un résultat complexe ; car en outre des impressions spéciales ayant leur origine dans les muscles, nous avons les impressions provoquées par le
contact de la peau et par la pression, le déplacement
musculaire, la tension des ligaments, et, si le poids
est considérable, par l'effort général de l'organisme.
On admet généralement que ces impressions entrent
pour beaucoup dans la composition de ce que l'on appelle le sens musculaire. Schrœder van der Kolk a
établi que lorsqu'un nerf mixte envoie des branches
motrices à un muscle, il envoie des filets sensitifs à la

peau sus-jacente. Cette distribution des nerfs rendrait compte de l'origine d'impressions résultant du déplacement du muscle durant la contraction. Les articulations, ligaments et périoste, reçoivent aussi des nerfs sensitifs et des corpuscules de Pacini (Rauber), organes spécialement disposés pour recevoir la stimulation par pression mécanique. Par conséquent il se peut que nous ayons en eux l'origine d'impressions ultérieures provoquées par l'effort que l'on produit pour supporter un poids. Mais, à part celles-ci, avons-nous une preuve quelconque d'une sensibilité inhérente aux muscles, qui puisse contribuer au résultat général? La question a été longuement discutée, et plusieurs physiologistes ont entièrement nié la présence de nerfs sensitifs dans les muscles, mais pour des raisons très-insuffisantes. Les muscles sont relativement insensibles à certaines formes d'irritation qui agissent puissamment sur les surfaces cutanées, telles que la section, l'irritation mécanique ou chimique; mais ils sont évidemment sensibles à d'autres formes. Les muscles sont le siége de la sensation de fatigue, qui est en apparence due à l'accumulation des produits de désassimilation provoquée par leur activité. De plus, ainsi que l'a montré Duchenne, les muscles sont évidemment sensibles à l'électrisation, qui provoque un mouvement vibratoire particulier absolument indépendant des impressions cutanées, car on peut le sentir dans des muscles privés de leur tégument cutané.

En outre de ces formes de la sensibilité, les muscles sont le siége des sensations douloureuses si aiguës, de la crampe. La sensation de crampe a été attribuée à la simple compression des nerfs sensitifs qui les traversent, et non à une névrose de leurs propres nerfs sensitifs. Ce n'est pas ici une explication satisfaisante des faits. Vulpian montre que des contractions, tout aussi puissantes à tous les points de vue que le sont celles qui caractérisent la crampe, peuvent être provoquées sans qu'il s'y joigne la sensation douloureuse de la crampe, que l'on devrait pourtant ressentir si elle était véritablement due à une pression mécanique exercée sur les nerfs sensitifs adjacents ou transcurrents. Ces faits montrent qu'il est probable que les muscles reçoivent des nerfs sensitifs spéciaux, et que c'est à une névrose de ces nerfs que sont dues la douleur et la contraction tétanique qui caractérisent la crampe. Les recherches récentes de Sachs ont établi qu'en réalité les muscles reçoivent des nerfs sensitifs (*Centralblatt für die med. Wissensch.*, 1875). Ils proviennent des racines postérieures des nerfs spinaux et ont un cours et une distribution distincte de celle des nerfs moteurs. Rauber (*Centralblatt für die med. Wissensch.*, 1867) a aussi démontré que des corpuscules de Pacini se rencontrent dans les faisceaux des muscles, et que si l'on coupe les nerfs auxquels se rattachent ceux-ci, il s'ensuit un état ressemblant à l'ataxie. Les nerfs sensitifs des muscles sont-ils par eux-mêmes capables de transmettre les impressions engendrées par la contraction musculaire? Nous ne saurions résoudre cette question d'une façon absolue; mais le mouvement vibratoire particulier provoqué par l'électrisation semble plaider puissamment en faveur du fait qu'ils constituent tout au moins une partie du résultat complexe.

En règle générale, la diminution de la sensibilité tactile coïncide avec une altération du sens musculaire, mais il y a certainement des cas où la diminution de sensibilité tactile ne marche pas *pari passu* avec celle du sens musculaire. Ces particularités dans le transport d'impressions de classes différentes ne sont pas encore expliquées d'une manière absolument satisfaisante; mais, d'autre part, il n'y a pas d'exemples pathologiques d'abolition du sens musculaire sans une diminution plus ou moins considérable de la sensibilité tactile. Les faits de pathologie et d'expérience tendent dans la direction opposée. Quand les racines postérieures des nerfs spinaux sont sectionnées, comme dans les expériences de Cl. Bernard, les phénomènes qui se produisent sont ceux qui coïncideraient avec l'abolition du sens musculaire. Dans les cas pathologiques où la sensibilité tactile est entièrement abolie, le sens musculaire l'est aussi. Il en résulte un état analogue à la paralysie motrice, bien que la faculté de mouvement ne soit pas détruite en réalité; car les membres peuvent être remués sous la surveillance de l'œil, bien que toute sensation de mouvement soit absolument annulée. C'est là un état qui n'est pas

rare dans ce qu'on appelle l'hémianesthésie cérébrale (voy. 68), et c'est un fait bien connu, que
l'une des branches de la cinquième paire était à une
certaine époque considérée comme étant une branche motrice, alors qu'en réalité l'immobilité résultant de sa section n'était due qu'à la paralysie sensitive.

De plus, l'anatomie pathologique démontre que
dans les cas d'ataxie locomotrice, quand le sens
musculaire a disparu, les racines antérieures des
nerfs spinaux, que Brown-Séquard tend à considérer
comme accomplissant cette fonction, sont absolument dépourvues de lésion appréciable. Ces données
semblent s'unir pour établir que c'est au moyen des
racines postérieures et des tractus afférents que les
impressions provoquées par l'action musculaire sont
transmises.

Avons-nous conscience d'efforts musculaires sans
qu'il y ait le fait d'action musculaire, ainsi que le
prétend Bain? C'est là une question que nous étudie-
rons dans le chapitre suivant (chap. ix, 75).

Nous n'avons pas de bonnes raisons pour attribuer
l'incoordination de l'ataxie locomotrice à la perte du
sens musculaire en particulier, car l'ataxie existe
fréquemment sans qu'il y ait diminution marquée
de cette faculté (Leyden, *Muskelsinn und Ataxie,
Virchow's Archiv, XLVII*). D'autre part, on ne peut pas
dire non plus que l'ataxie dépende de la perte de la
sensibilité cutanée en général. Dans l'ataxie locomotrice, les différences de température peuvent être

perçues, et une douleur peut être ressentie lors de l'application d'excitants mécaniques d'un certain degré d'intensité. Ainsi il semblerait que ce ne fût pas une forme quelconque d'impressions tactiles qui est l'excitant efficient des centres coordonnateurs d'équilibre et de locomotion, mais une forme particulière d'impression cutanée engendrée par le contact.

Dans ces cas, de nature hystérique en général, où il peut y avoir perte de la sensibilité cutanée sans ataxie, la vraie cause de la perte de sensation ou de perception sensorielle dépend d'une affection organique ou fonctionnelle des centres encéphaliques supérieurs, situés au-dessus de ceux qui sont intéressés dans la coordination des mouvements indépendamment de l'activité consciente. Une lésion des tractus afférents au-dessous du mésencéphale doit interrompre le trajet des impressions nécessaires à l'excitation de l'action normale des centres coordonnateurs mésencéphaliques, aussi bien que provoquer l'anesthésie; mais une lésion au-dessus des centres mésencéphaliques et cérébelleux pourrait produire l'anesthésie sans l'ataxie, d'autant plus que ces centres seraient encore en relation normale avec ces tractus afférents qui constituent une partie essentielle du mécanisme.

De même que des formes particulières d'actes réflexes sont excitées par des stimulus particuliers dans le cas de la grenouille décapitée, de même il semblerait que les centres mésencéphaliques et cérébelleux eussent besoin d'une espèce particulière d'impressions tactiles pour les provoquer à produire les actes appropriés.

Soit que nous affirmions avec Brown-Séquard que les différentes formes d'impressions tactiles sont transmises par des nerfs différents, soit qu'avec Vulpian nous pensions que les diverses formes d'impression dépendent de la nature des stimulus appliqués aux extrémités périphériques des nerfs afférents ordinaires, nous pouvons également admettre la possibilité de lésions agissant sur la transmission d'un ordre d'impressions, en laissant les autres relativement indemnes. Que les lésions que l'on rencontre dans l'ataxie locomotrice affectent principalement la transmission des impressions de contact, l'histoire clinique de cette maladie le prouve abondamment; et que les cordons postérieurs de la moelle épinière soient dans une certaine mesure intéressés dans la transmission de pareilles impressions, les expériences de Schiff et de Sanders-Ezn le confirment aussi. Il est très-difficile de trancher cette question chez les animaux inférieurs, car bien que la réaction à certaines formes d'impressions tactiles puisse continuer à être manifestée par des animaux chez lesquels les cordons postérieurs de la moelle ont été sectionnés, ceci n'infirme en rien l'opinion qui attribue aux cordons postérieurs des fonctions spéciales en relation avec la transmission des impressions de cette nature, qui provoquent le jeu des centres coordonnateurs de l'équilibre de la locomotion.

Passant en revue les phénomènes observés chez la grenouille écorchée, aussi bien que dans les cas d'ataxie locomotrice, nous voyons donc que les impressions tactiles constituent un facteur intégrant dans la combinaison synæsthétique d'où dépend la coordination nécessaire de l'équilibre et de la locomotion.

INFLUENCE DES IMPRESSIONS VISUELLES

24. L'équilibre et la coordination des mouvements ne dépendent pas nécessairement de ces impressions, car les impressions tactiles et acoustiques suffisent par elles-mêmes à maintenir l'activité fonctionnelle des centres encéphaliques. Toutefois, elles exercent une influence considérable, et elles peuvent dans une certaine mesure compenser la perte des impressions tactiles. Nous avons vu que dans l'ataxie locomotrice l'équilibre et la coordination ne sont pas absolument impossibles, malgré l'absence d'impressions tactiles, tant que continuent les impressions visuelles. Quand celles-ci sont exclues par l'occlusion des yeux, ou par l'absence de lumière, le mécanisme des centres encéphaliques est totalement bouleversé. Dans les efforts faits pour arriver à une compensation, on ne peut douter que les efforts volontaires n'entrent pour beaucoup; mais dans ce cas les centres de sensation et de volition sont amenés en jeu. Mais les efforts conscients, excepté du moins sous la direction et l'influence des impressions vi-

suelles actuelles, sont incapables de compenser par
eux-mêmes la perte des impressions tactiles. Nous
voyons ici la nécessité d'impressions visuelles immédiates, opposées aux impressions médiates, ou aux
enregistrements cérébraux d'impressions médiates,
pour que les centres coordonnateurs soient excités
comme il le faut ; c'est là un fait qui établit la nature surtout æsthético-kinétique des phénomènes.
Quelques faits d'expérience peuvent être rapportés
ici, qui tendent à établir que le trouble direct de la
fonction d'équilibration peut résulter de perturbations apportées à l'organe visuel, malgré l'existence
normale d'impressions tactiles et auditives. Longet a
découvert que la destruction brusque d'un œil chez
un pigeon incite l'animal à tourner pendant quelque
temps autour d'un axe vertical. Vulpian et d'autres
ont rapidement expliqué ce fait en l'attribuant à la
terreur de l'obscurité d'un côté, et au désir que manifeste l'animal d'y voir des deux côtés ; de là sa rotation volontaire. Ceci ne me semble pas une explication exacte des phénomènes. Il est, je crois, plus
probable que la rotation est une distorsion unilatérale résultant du brusque trouble survenu dans une
impression visuelle habituellement double, une perturbation fonctionnelle qui toutefois cesse bientôt.
Ce trouble fonctionnel des centres coordonnateurs
s'élève dans la conscience sous forme de vertige,
celui-ci n'étant que le côté subjectif d'un désordre
organique d'un mécanisme auto-adaptateur, ou
æsthético-kinétique. Le vertige de la conscience

peut toutefois secondairement amener des efforts
volontaires à résister, soit pour compenser la tendance à la distorsion par une autre action musculaire antagoniste, soit pour empêcher tout à fait la
tendance réflexe. C'est à l'une ou l'autre de ces diverses causes que l'on doit attribuer la cessation du
trouble primitif de l'équilibre, consécutif aux perturbations apportées aux conditions normales de la
vision.

L'influence des impressions visuelles sur la faculté
d'équilibration est démontrée d'une manière plus
convaincante encore, dans les troubles de l'équilibre
consécutifs à la perversion de ces impressions résultant de la paralysie d'une extrémité purement périphérique de certains muscles de l'œil. L'étourdissement qui accompagne le nystagmus, ou oscillation
spasmodique des globes oculaires, peut être ou ne
pas être d'origine périphérique; mais quand le droit
externe est paralysé par une maladie de la sixième
paire, ou dans les cas de paralysie oculo-motrice, par
une maladie de la troisième paire, un des symptômes
caractéristiques est l'étourdissement, ou le tourbil-
lonnement qui envahit le malade lorsqu'il essaye de
marcher d'un pas assuré dans une direction donnée,
l'œil sain étant fermé. Les conditions anormales des
organes de la vision provoquent le désordre dans la
coordination, accompagné de la sensation subjective
du vertige.

Bien que l'équilibre et la coordination de la locomotion soient possibles indépendamment des im-

pressions visuelles, ils ne sont pas manifestés et exécutés avec le même degré de précision et de sûreté, fait dont nous avons un exemple dans le caractère incertain et indécis des adaptations motrices, même des plus accoutumées, et automatiques, lorsque les yeux sont fermés ou que la lumière est absolument exclue.

INFLUENCE DES IMPRESSIONS DU LABYRINTHE

25. Celles-ci sont les plus importantes de toutes les impressions qui concourent au maintien de l'équilibre. Le fait a été pour la première fois mis en lumière par les expériences remarquables que Flourens a faites sur les canaux semi-circulaires des pigeons.

L'oreille interne ou labyrinthe est contenue dans la portion pierreuse du temporal, et consiste en une cavité centrale appelée *vestibule* qui communique en avant avec le limaçon, et en arrière avec les canaux demi-circulaires; par sa partie externe il communique avec la caisse du tympan ou tambour de l'oreille (fig. 15, A). Les canaux semi-circulaires constituent trois canaux osseux qui communiquent avec le vestibule par cinq ouvertures, deux des extrémités se confondant en une seule (fig. 15, B, 7). Les canaux décrivent chacun les deux tiers d'une circonférence, et à l'une de leurs extrémités présentent chacun une dilatation appelée *ampoule*. Les canaux sont nommés d'après leur position et les rapports qu'ils affectent

entre eux : canal *supérieur vertical* (fig. 15, A, 4),
le *postérieur vertical* (fig. 15, A, 2) et l'*horizontal*
(fig. 15, A, 3). A l'intérieur de ces canaux osseux
sont des canaux membraneux (fig. 15, B) de même
forme que les tubes osseux, mais de diamètre moindre, et qui sont séparés des parois osseuses par un
liquide appelé *périlymphe*. Chaque canal présente
une dilatation ou ampoule située dans la dilatation
correspondante du canal osseux, et tous communiquent avec un sinus commun placé dans le vestibule,
et appelé *utricule* (fig. 15, A, 5). Ces canaux mem-

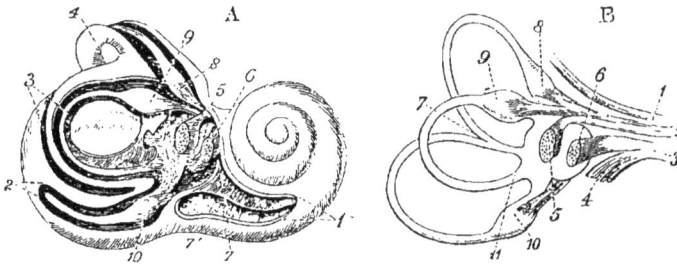

Fig. 15. -- Intérieur du labyrinthe droit avec ses canaux membraneux et ses
nerfs (Breschet). — A, la paroi extérieure du labyrinthe osseux est enlevée
de manière à laisser voir les parties membraneuses qui y sont contenues.
— 1, origine du canal spiral du limaçon. — 2, canal semi-circulaire
postérieur, ouvert à moitié. — 3, canal externe ou horizontal. — 4, canal
supérieur. — 5, utricule. — 6, sacculus. — 7, lamina spiralis. — 7', scala
tympani. — 8, ampoule du canal membraneux supérieur. — 9, ampoule
du canal horizontal. — 10, ampoule du canal semi-circulaire postérieur.
— B, labyrinthe membraneux et nerfs séparés. — 1, nerf facial dans le
méat auditif interne. — 2, filet antérieur du nerf auditif donnant des
branches à 5, 8 et 9, utricule, et ampoules des canaux supérieur et horizontal. — 3, Filet postérieur du nerf auditif donnant des branches au
sacculus (6), à l'ampoule postérieure (10) et à la cochlée (4).— 7, extrémité
commune des canaux supérieur et horizontal. — 11, extrémité postérieure
du canal horizontal.

braneux contiennent un liquide appelé endolymphe.
Dans les dilatations ampullaires des canaux mem-

braneux se distribuent respectivement trois branches du filet vestibulaire du nerf auditif (fig. 15, B).

Cet appareil compliqué, outre qu'il est encastré dans l'os, est de petites dimensions ; il est difficile à atteindre, mais on peut néanmoins le découvrir pour les expériences exactes, surtout si l'on suit le plan ingénieux adopté par Vulpian, consistant à nourrir les animaux avec de la garance, ce qui fait ressortir les canaux en rouge vif sur le tissu osseux circonvoisin plus blanc.

Quand on divise les canaux membraneux, il se produit des perturbations remarquables dans l'équilibre ; leur caractère varie selon le siége de la lésion. Quand les canaux horizontaux sont sectionnés, de rapides mouvements de tête, de gauche à droite dans le même plan, se produisent, accompagnés d'oscillation des globes oculaires, et l'animal tend à tournoyer autour d'un axe vertical.

Si l'on divise les canaux verticaux inférieurs ou postérieurs, la tête s'agite rapidement d'avant en arrière, et l'animal tend à faire une culbute en arrière, la tête par-dessus les pieds.

Si l'on divise les canaux supérieurs verticaux, la tête se meut rapidement d'avant en arrière, et l'animal tend à exécuter une culbute en avant, les pieds par-dessus la tête. Des sections combinées des divers canaux provoquent les contorsions les plus bizarres de la tête et du corps. Des résultats analogues observés pour la première fois sur des pigeons par Flourens, et confirmés par Vulpian et d'autres, se rencontrent parmi les conséquences de lésions des canaux semi-circulaires chez les mammifères, ainsi que l'a établi Flourens; et nous avons certains faits pathologiques (maladie de Ménière) qui établissent que des faits semblables se produisent chez l'homme.

Des pigeons chez lesquels les canaux semi-circulaires ont été blessés peuvent être conservés en vie durant un temps illimité, ainsi que l'ont montré Flourens et Goltz (*Pflüger's Archiv für Physiologie*, 1870). Quand les canaux semi-circulaires d'un côté seulement ont été blessés, les animaux recouvrent plus tard la faculté de garder leur attitude normale. Toutefois, s'ils sont blessés des deux côtés, ils ne recouvrent jamais la faculté de se tenir droits et fermes. Ils prennent les attitudes les plus étranges.

Goltz décrit un pigeon ainsi opéré, qui tint toujours sa tête l'occiput sur la gorge, le sommet de la tête étant dirigé en bas, l'œil droit regardant à gauche, et le gauche à droite; la tête se balançant presque sans interruption dans cette position, à la manière d'un pendule. L'agitation de la tête diminue si on laisse l'animal en repos, mais si on le dérange, ou s'il essaye spontanément de marcher, l'agitation redouble. Des accès fréquents de vertige, pour ainsi dire, s'emparent de lui; il trébuche et s'affaisse. Il lui est impossible de voler. Si l'animal est jeté en l'air, il bat inutilement des ailes et tombe comme une pierre. Il est absolument incapable d'approprier ses mouvements pour maintenir son équilibre, si sa base de sustentation est secouée ou déplacée. Il peut

manger et boire, mais très-difficilement, à cause de
la position anormale et de l'agitation de sa tête et
de son corps.

Comment devons-nous expliquer ces étranges phénomènes? La première supposition qui se présente
naturellement est que ces phénomènes sont d'une
manière ou d'une autre la conséquence des troubles apportés au sens de l'ouïe, puisque les lésions
affectent le mécanisme de l'oreille. Toutefois ce n'est
pas là le cas, car Flourens a montré que les animaux
chez lesquels les canaux semi-circulaires ont été
blessés conservent le sens de l'ouïe, du moins en ce
qui concerne les vibrations sonores aériennes. Quand
la cochlée seule était détruite, l'animal cessait d'entendre, mais ne perdait pas la faculté d'équilibration. D'autre part, on ne saurait non plus dire que
les troubles de l'équilibre dépendent nécessairement
d'affections des impressions conscientes, de quelque
sorte qu'elles soient, car Flourens a vu que les
mêmes résultats accompagnaient les lésions faites
aux canaux semi-circulaires de pigeons auxquels il
avait quelque temps auparavant enlevé les hémisphères cérébraux. Vulpian, Brown-Séquard et d'autres
attribuent les phénomènes dont nous parlons à des
troubles moteurs réflexes provoqués par l'irritation
consécutive aux lésions physiques. Ceci peut suffire
à expliquer quelques-uns des premiers effets de la
lésion; mais ce n'est pas là tout, car, ainsi que le
remarque Goltz, les phénomènes continuent longtemps après que les blessures sont entièrement gué-

ries. Il nous faut donc chercher une explication plus
satisfaisante. Ce fait, que la section du nerf auditif à
l'intérieur du crâne provoque des troubles notables
dans l'équilibration, prouve que les troubles proviennent de la perturbation ou de la perversion de certaines impressions qui agissent sur quelque organe
central de coordination (Brown-Séquard). Goltz a
aussi très-bien établi ce fait sur des grenouilles.
Quand le nerf auditif a été sectionné des deux côtés
chez la grenouille, l'animal perd la faculté de maintenir son équilibre, quand on le soumet au balancement déjà décrit. Si on irrite sa jambe, il saute
comme auparavant, mais au lieu de retomber sur ses
pattes il tombe sur le dos, ou de quelque autre manière irrégulière, et roule sur lui-même maintes
fois avant de regagner sa position normale. Ces effets
pourraient être attribués à la lésion de quelque organe cérébral produite en essayant de sectionner les
nerfs auditifs à l'intérieur du crâne. Mais cette opinion est écartée par ce fait, que lorsque la portion
du crâne qui contient l'oreille interne est détachée
du reste sans que l'on touche à l'intérieur du crâne,
les résultats sont les mêmes. La bizarre position de
la tête chez les pigeons, dont les canaux semi-circulaires ont été détruits, n'est pas due à une distorsion provoquée par une contraction musculaire
puissante, car lorsque la tête est remise en sa position normale, ce qui se fait facilement, sans qu'il y
ait de résistance de la part de l'animal, celui-ci
prend une allure tout à fait ferme, et peut demeurer

ainsi avec quelque aide ; si on lui plonge le bec dans l'eau ou dans la nourriture, il continue à manger et à boire pendant quelque temps, d'une manière normale, et ne reprend son ancienne position que lorsqu'on lui écarte la tête.

L'explication proposée par Goltz, et appuyée sur les faits, est celle-ci : les canaux semi-circulaires constituent un organe qui est le lieu d'origine d'impressions nécessaires au maintien de l'équilibre de a tête et aussi du corps.

Sans ces impressions du labyrinthe, les impressions optiques et tactiles sont par elles-mêmes incapables d'exciter l'activité harmonieuse des centres d'équilibration.

La nature exacte et le mécanisme des impressions du labyrinthe en général, et de chaque canal semi-circulaire en particulier, ont été depuis peu le sujet de recherches attentives, pour Goltz entre autres (*op. cit.*), pour Mach (*Sitzb. der K. Acad. der Wissens*, 1873), Breuer (*Med. jahrbucher*, Heft I, 1874), et Crum-Brown (*Journal of anatomy and physiology*, mai 1874).

Les impressions semblent dépendre essentiellement du degré et de la variété relative de la pression exercée par l'endolymphe sur les dilatations ampullaires des canaux membraneux sur lesquels se ramifient les nerfs vestibulaires. Dans la position fixe de la tête, il y a un équilibre statique. A chaque variation de position de la tête, la tension exercée sur les ampoules change, celle-ci étant, d'après la loi des liquides, plus considérable dans les ampoules les plus déclives. Ainsi, si la tête est inclinée à droite, la pression du liquide des canaux horizontaux sera altérée, le liquide coulant *de* l'ampoule droite, et par conséquent diminuant la pression, *à* l'ampoule gauche, de manière à ce que dans celle-ci la pression augmente proportionnellement. L'inclinaison de la tête à droite provoque donc une augmentation de pression dans le canal horizontal gauche, et *vice versâ*. Au moyen de ces variations symétriques en plus et en moins, les centres de coordination sont excités à agir d'une manière appropriée, et l'équilibre est maintenu. Quand les conditions sont modifiées par les lésions des canaux, des troubles dans l'équilibre en sont le résultat fatal, et ceux-ci varieront selon le siége de la lésion et l'ordre d'impressions qu'elle trouble. C'est grâce aux variations de la tension des ampoules des deux côtés que, selon Crum-Brown, nous pouvons nous rendre compte de l'axe, de la rapidité et de la direction de la rotation de la tête et du corps, indépendamment des impressions visuelles et tactiles. Si l'on place une personne sur une plaque tournante, les yeux fermés, elle pourra encore déterminer le sens et l'amplitude de l'angle dont on a fait tourner son corps. Après que la rotation a duré quelque temps, le sentiment de la rapidité de la rotation, et bientôt même le sentiment de la rotation disparaî entièrement. Si on cesse de tourner, la personne croit tourner en sens opposé, si elle ouvre les yeux, le désaccord entre ses impressions visuelles, tacti-

les et labyrinthiques provoque en elle le sentiment
subjectif du vertige. Ces phénomènes sont expliqués
par ce fait, que la rotation, dans un plan perpendi-
laire à l'un quelconque des canaux, fait que l'endolymphe, grâce à son inertie, presse en sens inverse
sur les nerfs ampullaires. Ceci cesse peu à peu, quand
les mouvements du liquide et des canaux osseux ont
été rendus égaux, et la rotation cesse alors d'être per-
çue. Toutefois, quand la rotation cesse, le liquide
continue à avancer, et ainsi se produit l'impression
de rotation en sens inverse. Ce phénomène disparaît
également au bout de quelque temps, à cause des
frottements, et tout rentre dans l'ordre.

Le mécanisme de ces impressions est ainsi décrit
par Crum-Brown : « Chaque canal est muni d'une
ampoule à une extrémité seulement et il y a ainsi une
différence physique entre la rotation avec l'ampoule
première et celle avec l'ampoule dernière ; nous
pouvons facilement concevoir l'action comme étant
telle que l'une seulement de ces rotations pourra
impressionner l'extrémité nerveuse (mettons que ce
soit avec l'ampoule première, auquel cas, naturellement, il y a un courant de l'ampoule dans le canal).
D'après cette supposition, un canal peut être im-
pressionné par la rotation *autour d'un axe dans une
direction seulement* et transmettre cette sensation ;
pour qu'il y ait perception complète de rotation en
n'importe quelle direction et autour de n'importe
quel axe, il faut qu'il y ait *six* canaux semi-circulaires, par trois paires, chaque paire ayant ses deux

canaux parallèles (ou dans le même plan), et ayant
leurs ampoules tournées dans des directions opposées. Chaque paire serait ainsi sensible à toute rotation autour d'une ligne faisant un angle droit avec
son ou ses plans, un canal étant sensible à la rotation en une direction, l'autre à la rotation en sens
opposé. » (*Journal of Anatomy and Physiology*, 1874,
p. 330.) Ces conditions sont remplies grâce à ce
fait, que les deux canaux horizontaux sont sur le
même plan, et que le canal vertical supérieur
d'un côté est sur le même plan que le vertical postérieur du côté opposé, et *vice versâ*. Ainsi, « dans
chaque cas il y a un canal, l'extérieur horizontal,
dont le plan fait un angle droit avec le plan médian,
et deux autres canaux (supérieur et postérieur) faisant un même angle avec le plan médian. » Cette
disposition présente les conditions nécessaires à une
symétrie bilatérale des deux oreilles, avec trois axes,
dont chacun a deux canaux dirigés en sens opposé
avec lesquels il fait un angle droit. Ce mécanisme
présente un appareil auto-adaptateur pour la nais_
sance et la transmission des impressions qui, au
moyen des centres coordonnateurs encéphaliques,
provoque les mouvements corporels nécessaires pour
maintenir l'équilibre dans chaque position de la
tête. Le mécanisme n'implique pas nécessairement
l'activité de la conscience, car, ainsi que nous
l'avons vu, les hémisphères cérébraux ne sont pas
indispensables à la fonction de l'équilibration. Toutefois, avec les hémisphères cérébraux, toute perver-

sion des impressions du labyrinthe, tout désaccord
entre elles et les autres facteurs afférents d'où dépend aussi l'équilibre, excite non-seulement l'incoordination physique, mais la sensation subjective
que nous appelons vertige. Le sentiment de vertige
peut encore provoquer des complications dans le
mécanisme qui, autrement, est purement réflexe ou
æsthético-kinétique, en appelant en jeu des actions
volontaires modératrices ou compensatrices.

L'influence des impressions du labyrinthe sur
l'équilibration est manifeste en pathologie humaine,
lorsqu'on examine ce qui se passe dans la maladie de Ménière, maladie ainsi nommée parce que
Ménière l'a décrite le premier. Cette affection est
caractérisée par des accès soudains de vertige et de
malaise, précédés ou accompagnés de bourdonne-
ments ou de douleurs d'oreille. On a trouvé que ces
symptômes dépendent d'une affection des canaux semi-circulaires, et les résultats d'expériences prati-
quées sur les animaux établissent que les phénomènes sont identiques. En outre de la similitude dans
les mouvements de vertige, les deux cas se ressemblent encore par la présence du malaise, car Czermak
(*Comptes rendus*, 1860) a découvert que les lésions
des canaux semi-circulaires des pigeons provoque
généralement des nausées, en même temps que les
autres effets déjà notés. (Voir plus loin 45.)

26. Nous avons jusqu'ici considéré l'influence des
impressions tactiles, visuelles et labyrinthiques sur
les fonctions d'équilibre et de coordination, et l'on

a vu que l'influence de chacune d'elles est susceptible
d'une démonstration expérimentale. Bien qu'elles
soient en apparence les facteurs principaux de la sy-
næsthésie générale, la participation possible au résultat général d'autres facteurs afférents n'est pas
absolument exclue. Toutefois je ne sache pas qu'il y
ait des faits, soit pathologiques, soit physiologiques,
capables de montrer que les impressions olfactives ou
gustatives ont une influence directe sur les centres
de coordination. Mais il me semble qu'il y a de
bonnes raisons pour en attribuer aux impressions
viscérales. L'on sait que les chats et d'autres animaux de l'espèce féline, ayant tous à un degré notable la faculté d'équilibre, ont dans leur mésentère
un nombre relativement plus considérable de corpuscules de Pacini, qui ont pour fonction particulière de transmettre aux centres sensitifs ou afférents
les excitations produites par pression. Ils constituent,
selon toute probabilité, la source d'impressions résultant de l'état des viscères, et au moyen desquelles
le degré d'action musculaire est réglé dans les mouvements rapides de translation dont ces animaux
sont capables. Je ne connais aucune expérience physiologique portant directement sur ce sujet; et ce
n'est pas une question qui semble pouvoir être élu-
cidée par les recherches expérimentales, à cause des
nombreuses complications qui surviendraient.

Les considérations qui vont suivre sont donc d'un
caractère plus hypothétique, en tant qu'elles manifestent l'influence des impressions viscérales sur les

centres encéphaliques d'équilibration. Le trouble de
l'équilibre est très souvent accompagné par un sentiment pénible d'abattement, accompagné de malaise
et de nausées. Comme nous l'avons dit, le vomissement accompagne souvent les perturbations résultant
de la lésion des canaux semi-circulaires des pigeons.
On le rencontre fréquemment aussi dans les accès
soudains de la maladie de Ménière. De plus, le vomissement est un symptôme très-fréquent d'affections
du cervelet, le centre principal d'équilibration. Il
ne semble donc pas impossible que les viscères soient
en relation avec les centres d'équilibration, et qu'ils
agissent réciproquement l'un sur l'autre. Cette opinion est appuyée par les phénomènes que l'on rencontre dans une forme pénible de la dyspepsie, caractérisée par des accès soudains d'étourdissement,
décrits par Trousseau sous le nom de *vertigo a sto-
macho læso*, et due selon toute probabilité à des impressions anormales des filets d'origine des nerfs viscéraux. L'excitation viscérale, qu'elle produise le
vertige ou non, provoque d'habitude les nausées et
le vomissement et, de même, des perturbations du
mécanisme de l'équilibration, provenant, soit d'une
maladie des centres, soit d'une irritation réflexe pro-
pagée aux centres, telles qu'elles résulteraient de
lésions des canaux semi-circulaires, peuvent se manifester, du côté moteur, sous forme de trébuchement
et de tournoiement, du côté viscéral, sous forme de
vomissements et de ce qui les accompagne. Nous
avons dans les phénomènes du mal de mer un exem-

ple de la relation qui unit les viscères aux centres d'équilibration. Les nausées et le mal peuvent être en partie l'expression viscérale du trouble de l'équilibre ; mais comme il peut survenir durant la position étendue ou assise, et quand les yeux sont fermés, le mal et le vertige peuvent, selon moi, être attribués avec plus de vraisemblance surtout à une perversion des conditions normales de poids des viscères, résultant de l'abaissement et de l'élévation successifs et irréguliers de la base de sustentation. Un état analogue au mal de mer peut être produit chez les animaux par un simple trouble mécanique de l'estomac et des intestins.

Ces considérations tendent à établir une relation entre les viscères et les centres d'équilibration, indépendamment des relations expérimentalement démontrées dans le cas d'impressions tactiles, visuelles et labyrinthiques. Toutefois le sujet demande à être plus profondément fouillé.

II

COORDINATION DE LA LOCOMOTION

27. Les animaux privés de leurs hémisphères cérébraux sont non-seulement capables de conserver leur équilibre, mais aussi de continuer leur locomotion. Les poissons s'équilibrent au moyen de leurs nageoires, et au moyen de chocs latéraux alternatifs

de leur queue; ils nagent en avant avec la précision accoutumée; les grenouilles sautent sur terre, ou nagent quand on les jette à l'eau ; les oiseaux, si on les pousse, avancent en marchant, ou volent si on les lance en l'air; les lapins sautent selon leur mode caractéristique de progression, quand on les excite extérieurement d'une manière appropriée.

Pour des raisons citées plus haut (24), il est impossible chez les animaux supérieurs de prouver expérimentalement que la faculté de produire des mouvements coordonnés de locomotion subsiste dans les centres situés au-dessous des hémisphères, mais nous pouvons arriver à la même conclusion d'une autre manière. C'est un fait d'observation quotidienne que la fonction de locomotion, une fois mise en jeu, continue avec une régularité et une précision parfaites, sans attention, et en apparence sans conscience, tandis que les hémisphères cérébraux sont fonctionnellement séparés et occupés d'un autre côté. De l'analogie qui existe entre les centres mésencéphaliques et cérébelleux de l'homme et des vertébrés inférieurs, nous concluons à l'analogie de fonction, et ce que nous avons reconnu être vrai chez les animaux inférieurs doit être considéré comme étant plus ou moins vrai chez l'homme. Il se peut, mais nous n'avons pas les moyens de déterminer avec exactitude, que cette fonction soit chez les animaux inférieurs primitivement ou héréditairement inhérente à la constitution de leurs centres nerveux, et que chez les animaux plus élevés elle consiste plutôt, ainsi que l'exprime le docteur Carpentier, en une action secondaire réflexe ou automatique, c'est-à-dire le résultat d'expériences passées et d'actes conscients. De quelque manière que nous l'envisagions, le résultat est le même, à savoir que, développée primitivement ou secondairement, la coordination des mouvements de locomotion est une fonction des centres encéphaliques inférieurs.

Il est manifestement impossible de tracer une ligne nette et inflexible entre les fonctions d'équilibration et celles de la coordination locomotrice, car sans l'équilibration la locomotion devient impraticable, et les mêmes facteurs afférents sont intéressés dans les deux fonctions.

En discutant la fonction d'équilibration, j'ai souvent parlé des deux ensemble ; mais théoriquement il est possible de différencier les deux fonctions l'une de l'autre. Nous pouvons concevoir un animal doué de la faculté de maintenir son équilibre corporel, et possédant les appareils musculaires appropriés à ce but *in loco*, mais incapable de changer de position. Par conséquent, bien que nous ne puissions peut-être pas les séparer en pratique, ou localiser les deux fonctions dans des centres encéphaliques nettement distincts, il est plus facile de les considérer isolément.

Le mécanisme de la locomotion coordonnée, de même que le mécanisme de l'équilibration, comprend : 1° un système afférent nerveux ; 2° un centre coordonnateur encéphalique ; 3° un système efférent

ou moteur qui met en relation le centre avec les
muscles du tronc et les membres.

L'impulsion afférente, celle qui pousse le centre à
agir, dans le premier cas, peut être variable. Chez
l'animal privé de ses hémisphères elle ne peut venir
que du dehors; elle est en général une forme quelconque d'excitation tactile. L'appareil central de la
locomotion une fois mis en mouvement continue à
fonctionner d'une manière rhythmée. La durée de
cette activité coïncide avec le degré d'intensité ou de
continuité du stimulus primitif, et avec la vitalité de
l'appareil nervo-musculaire.

Le poisson dans l'eau est soumis à l'excitation
continuelle de sa surface cutanée par le contact de
l'eau, et par conséquent il continue de nager jusqu'à ce qu'il soit arrêté par quelque obstacle ou par
la fatigue. Les coups réguliers que frappe sa queue
sembleraient en grande partie provoqués l'un par
l'autre. De même la grenouille, lorsqu'elle est dans
l'eau, est excitée à nager par la même sorte d'excitation qui agit sur le corps du poisson. Les mouvements de saut sur terre sont entretenus dans une
succession rhythmée par les impressions successives
de contact avec la terre après chaque saut. Le pigeon
produit les mouvements bilatéraux des ailes ; les quadrupèdes sautent ou marchent; dans le dernier cas,
par l'action diagonalement coordonnée des membres antérieurs et postérieurs, tandis que l'homme
avance surtout au moyen de balancements penduli-
formes alternes des extrémités inférieures, la succes-

sion rhythmique étant entretenue par les impressions alternantes du contact avec le sol que la plante du pied éprouve après chaque pas. Bien que chez l'homme les membres supérieurs ne soient pas regardés comme des organes moteurs, l'on peut néanmoins observer que leurs mouvements sont coordonnés avec ceux des extrémités inférieures de la même manière diagonale que chez les quadrupèdes, la main droite balançant avec la jambe gauche, et *vice versâ*. Les extrémités supérieures sont pareillement coordonnées avec les autres mouvements corporels dans les appropriations nécessaires au maintien de l'équilibre.

La nécessité d'impressions tactiles rhythmées dans la coordination de la locomotion est manifeste dans l'ataxie locomotrice, maladie dans laquelle, par suite de la perte ou de la diminution de la sensibilité tactile, il y a aussi difficulté à maintenir l'équilibre. Les deux fonctions sont conjointement affectées par la lésion du facteur afférent qui leur est commun. La coordination de la locomotion est aussi dirigée par l'œil, et dans une certaine mesure les impressions visuelles compensent la perte ou la diminution des impressions tactiles. De là la nécessité de la vision pour la locomotion de l'ataxique. Excepté pour les besoins de la locomotion, la faculté motrice de l'ataxique est intacte, ainsi que le montre le contrôle volontaire complet exercé sur les membres dans la position couchée.

III

EXPRESSION DES ÉMOTIONS

28. La troisième classe des fonctions qu'accomplissent encore les animaux privés de leurs hémisphères cérébraux est celle de certaines formes de manifestations émotionnelles que l'on appelle en général instinctives ou réflexes.

Celles-ci sont manifestées par l'homme et les animaux dans des conditions absolument normales. L'expression suit l'impression sensitive si immédiatement et sans délibération consciente, que l'æsthésie et son expression extérieure se manifestent à la conscience en un seul et même moment. Nous pouvons feindre l'émotion par un effort volontaire, et nous pouvons jusqu'à un certain point provoquer l'expression des émotions, mais dans la plupart des cas l'æsthésie se manifeste au dehors malgré nos efforts pour l'empêcher. Le centre de ces formes de l'expression des émotions est donc évidemment au-dessous de la région d'activité consciente et d'idéation, il doit communiquer directement avec les nerfs afférents qui transmettent les impressions de formes diverses, et d'intensité variable ; il doit aussi avoir des rapports avec les régions des sensations conscientes.

Les formes de l'expression des émotions avec lesquelles nous sommes familiarisés, en tant que résultant de stimulation périphérique sensitive chez les animaux soumis à l'expérimentation physiologique, sont principalement les cris de genre différent, qui, d'après notre propre expérience, et par analogie, nous semblent caractéristiques des sensations de plaisir ou de douleur ; de plus, quelques mouvements corporels, analogues à ceux qui se manifestent sous l'influence de l'inquiétude ou de la peur.

Ceux-ci peuvent-être provoqués chez des animaux privés de leurs hémisphères cérébraux. J'ai déjà fait allusion (17) à ce fait remarquable prouvé par Goltz, que l'on peut faire coasser les grenouilles d'une manière prompte et uniforme, en leur caressant doucement le dos. L'émission du son est provoquée par la stimulation des nerfs cutanés de la région dorsale. Si ces nerfs sont coupés, ou si la peau est enlevée, les phénomènes ne peuvent être plus longtemps provoqués ; et le coassement cesse, pour reparaître si en même temps une impression est faite sur un autre nerf sensitif. Les grenouilles expriment leur plaisir et leur satisfaction en coassant, et nous considérons le chœur batracien que l'on peut entendre par une tiède soirée d'été, comme signifiant « que tout va bien chez les habitants du marais. » Le chœur cesse si l'on jette une pierre dans l'eau (Goltz). Sous l'influence de la stimulation réflexe, l'appareil qui sert à l'animal à exprimer les plaisirs dont il a conscience est mis en action ; d'autres impressions modèrent cette action.

Voit a rapporté que les pigeons privés de leurs

hémisphères peuvent encore exprimer des sentiments sexuels en roucoulant, mais il y a des raisons
pour croire que Voit n'avait pas en réalité enlevé
en entier tout ce qui est au-dessus du mésencéphale.
Les conditions de l'expérimentation physiologique
sont plus susceptibles de provoquer l'expression extérieure d'états de conscience pénibles. On a déjà fait
allusion à ce fait, que chez les lapins privés de leurs
hémisphères l'irritation prolongée des nerfs cutanés,
tels que ceux de la patte, de l'oreille et de la queue,
provoque des cris plaintifs prolongés, répétés, ressemblant à tous les égards à ceux que l'animal pous-
serait en éprouvant une sensation nette de douleur. Mais la simple expression extérieure de la douleur ne prouve pas qu'il y correspond des états de
conscience douloureux. Ayant déjà trouvé des raisons pour exclure le mésencéphale de la sphère de la
conscience, nous devons considérer ces manifestations comme n'étant que l'activité réflexement provoquée d'un centre expressif des émotions, sur
lequel peuvent aussi agir les régions supérieures de
la véritable sensation consciente. Les phénomènes
observés chez les animaux privés de leurs hémisphères sont à tous égards analogues à ceux que l'on
observe chez des êtres humains sous l'influence du
chloroforme. Le chloroforme commence par annuler
l'excitabilité des hémisphères, condition qui coïncide avec l'abolition de la conscience, mais les centres mésencéphaliques conservent leur excitabilité
longtemps après que ce point a été atteint. Il suit de

là que des impressions faites sur des nerfs, qui dans des conditions normales provoqueraient des cris ou des gémissements, et une sensation douloureuse, ne provoquent, à ce degré d'anesthésie, que les gémissements et les cris. Ceux-ci toutefois ne sont pas plus symptomatiques de douleur consciente, que, selon l'expression du docteur Crichton Brown, les sons produits en frappant les notes d'un piano ne le sont de plaisir ou de douleur de la part de l'instrument. En d'autres termes, l'esthésie passe en kinésis, de même que l'abaissement de la note passe en vibration de la corde.

Indépendamment des cris, des mouvements corporels, des attitudes caractéristiques de l'émotion peuvent être expérimentalement provoquées chez les animaux privés de leurs hémisphères ; pour prouver ce fait, il faut choisir un animal jouissant à l'état normal d'une grande excitabilité individuelle. La citation suivante des leçons de Vulpian expose ce fait (*op. cit.*, p. 548). « Le rat est un animal admirablement propre aux expériences de ce genre. Il est très-timide, très-impressionnable ; il se sauve au moindre attouchement ; le moindre son le fait tressaillir. Un sifflement, ou un souffle brusque, tel que le feulement colère du chat, provoque en lui une vive émotion. Voici devant vous un rat auquel j'ai retiré ses hémisphères cérébraux. Vous le voyez rester parfaitement tranquille. Je siffle maintenant, vous voyez qu'il a tressailli soudain. Chaque fois que je répète le même son, le même effet se reproduit. Ceux d'entre vous qui auront étudié l'expression des émotions chez le rat reconnaîtront l'identité complète qui existe entre celles-ci et les manifestations émotionnelles accoutumées de cet animal. »

Ces expériences et d'autres encore, qui seront rapportées dans le chapitre suivant, servent à montrer que l'expression des émotions peut être provoquée chez des animaux privés de conscience par l'ablation de leurs hémisphères cérébraux.

Jusqu'ici l'attention a été portée principalement sur la nature générale et le caractère des réactions des centres mésencéphaliques et cérébelleux, et sur les manières dont ces réactions sont provoquées. Dans le chapitre suivant, nous essayerons d'expliquer le mécanisme des centres individuellement mis en jeu dans ces formes de l'activité fonctionnelle.

CHAPITRE V

FONCTIONS DES LOBES OPTIQUES OU TUBERCULES QUADRIJUMEAUX

29. Les lobes optiques des grenouilles (fig. 11 B), des poissons (fig. 12 B) et des oiseaux (fig. 13 B) sont anatomiquement analogues aux tubercules quadrijumeaux des mammifères (fig. 5; 4, 5).

L'origine superficielle des tractus optiques dans les lobes optiques chez les oiseaux, poissons et grenouilles; dans les tubercules antérieurs des tubercules quadrijumeaux dans les classes inférieures de mammifères, et la connexion analogue, bien que moins apparente, des tractus optiques avec les tubercules quadrijumeaux chez le singe et l'homme, par l'intermédiaire des corps genouillés et de leurs bras, indiqueraient presque, même en l'absence de toute preuve expérimentale, que ces ganglions ont d'importants rapports avec la vision. Mais il ne s'ensuivrait aucunement que ces ganglions fussent les centres de la vision, quand bien même l'on trouverait que leur destruction produit la cécité. La destruction des lobes optiques briserait naturellement la continuité des tractus optiques et séparerait ainsi les yeux des centres de perception. On a déjà établi dans un chapitre précédent (21), que ces ganglions ne sont pas les centres de conscience des impressions visuelles, ou *sens* de la vue ; plus tard nous donnerons la démonstration expérimentale de ce fait (65). Ceci est du reste confirmé par les recherches anatomiques de Gratiolet et de Meynert, recherches qui les ont conduits à cette conclusion : que les tractus optiques entrent aussi en relation avec les couches optiques, et avec des fibres irradiées qui se rendent aux régions latérales et postérieures des hémisphères cérébraux.

Les faits anatomiques et les faits d'expérimentation physiologique concourent à appuyer l'opinion que les tubercules quadrijumeaux, bien que n'étant pas les centres de la vision consciente, sont les centres de coordination des impressions rétiniennes avec des réactions motrices spéciales.

Flourens le premier démontra expérimentalement que les lobes optiques sont les centres de coordination entre les impressions rétiniennes et les mouvements de l'iris. Quand les lobes optiques des deux côtés étaient détruits, la vision était complétement abolie, et les pupilles cessaient de se contracter quand la lumière était projetée sur la rétine. Ceci prouve qu'il y a dans les lobes optiques une connexion organique entre le nerf optique et le moteur commun qui innerve le muscle circulaire ou sphincter de l'iris. Cette communication a son substratum anatomique dans ce fait que le noyau central du nerf moteur oculaire commun (ou de la troisième paire) est situé dans les tubercules quadrijumeaux au-dessous de l'aqueduc de Sylvius, canal qui pour ainsi dire forme un tunnel entre ces ganglions.

Quand un lobe optique est détruit, il en résulte la cécité de l'œil opposé. En ce qui concerne l'action des pupilles, on observe que la contraction bilatérale peut être provoquée par un seul nerf optique. L'action de la pupille est toutefois plus marquée dans l'œil dont la rétine est directement excitée par la lumière.

Nous avons ici la démonstration d'une loi impor-tante, dont nous avons vu d'autres exemples dans les centres spinaux, et qui, ainsi que l'a montré le doc-teur Broadbent, sert à expliquer bien des faits de pa-ralysie cérébrale, à savoir, que les mouvements qui sont, à l'état normal, associés, sont bilatéralement coordonnés dans chaque centre. Les pupilles sont ordinairement associées pour l'action; par consé-quent, grâce à la coordination bilatérale dans chaque lobe, la destruction d'un tractus optique ne provoque pas la paralysie complète de la pupille opposée. La cécité de l'œil opposé, qui résulte de la destruction d'un côté des tubercules quadrijumeaux ou d'un lobe optique, s'explique par l'entre-croisement des trac-tus optiques dans le chiasma ou commissure optique. Chez les poissons, l'entre-croisement se montre sans dissection préliminaire, car l'un des nerfs passe simplement au-dessous de l'autre. Chez les grenouilles, oiseaux et mammifères inférieurs, les tractus s'entre-croisent l'un l'autre, mais anatomiquement et physiologiquement il a été prouvé que l'entre-croisement est complet. Quand un lobe optique est détruit chez une grenouille ou chez un oiseau, la cécité ne se produit que dans l'œil opposé, et son tractus optique et sa rétine s'atrophient. Quand un œil est enlevé, il en résulte l'atrophie du lobe et du tractus optique opposés. Quand le tubercule antérieur des tubercules quadrijumeaux est détruit d'un côté sur un lapin, la cécité n'existe que pour l'œil opposé, et l'atrophie du nerf optique de cet œil survient par la suite (Mandelstamm). Ainsi, si l'on détruit un œil, il en résulte l'atrophie du tubercule opposé.

Chez l'homme, on enseigne qu'il n'y a pas entre-croisement complet des tractus optiques dans le chiasma, mais que chaque nerf innerve des parties correspondantes des deux rétines, par exemple le tractus optique droit innervant la moitié externe de l'œil droit et la moitié interne de l'œil gauche, et *vice versâ* pour le gauche. Bien plus, dans l'angle antérieur du chiasma il y aurait des fibres passant directement d'une rétine à l'autre, et dans l'angle postérieur se trouveraient des fibres unissant les centres entre eux.

Cette disposition des nerfs optiques a été prise pour base d'une explication du fait de la vision simple avec deux yeux. Toutefois cette théorie, bien que donnant en apparence une explication simple du

fait, a été récemment attaquée. Biesiadecki, Mandelstamm et Michel déclarent avoir démontré par des recherches histologiques qu'un entre-croisement complet des tractus optiques se produit dans le chiasma
chez l'homme, aussi bien que chez les autres animaux. Mandelstamm (*Centralblatt für de med. Wis-
senchaff.*, 1875, et *Archiv f. Ophthalmologie*, de von
Graefe, 1874) a de plus montré comment des cas
d'hémiopie, par suite de lésion ou de maladie des
tractus optiques et du chiasma, peuvent s'expliquer
sans avoir recours à la doctrine généralement admise. Les recherches cliniques de Charcot, dont
nous parlerons plus tard (65, fig. 45), tendent toutefois à confirmer l'opinion généralement adoptée
qui nie l'entre-croisement complet chez l'homme.

Il est toutefois évident, même en ne s'appuyant
que sur des raisons anatomiques, sans expériences
physiologiques, que cette coordination des impressions rétiniennes avec l'action irido-motrice des tubercules quadrijumeaux est loin d'épuiser les fonctions accomplies par ces ganglions.

Les tubercules quadrijumeaux ou lobes optiques ne
présentent pas de relation constante avec le développement des yeux. Ils atteignent un développement
considérable chez des animaux dont les yeux et tractus optiques sont rudimentaires ou presque absents.
Parmi les animaux de cette espèce, Longet cite divers genres de taupes et de musaraignes parmi les
mammifères ; les proteus et cecilia parmi les amphi-
bies ; l'apterichthys cæcus, le myxine ou *hag* parmi

les poissons. Chez l'homme, les tubercules quadrijumeaux sont relativement moindres que chez les
vertébrés inférieurs.

30. Serres (*Anatomie comparée du système nerveux*, 1827) fit remarquer le premier que les lésions
qui détruisent les tubercules quadrijumeaux non-
seulement causent la perte de la vue, mais provoquent aussi des désordres de l'équilibre et de la coordination locomotrice. Ces résultats furent rapidement expliqués par Longet et par d'autres comme
dépendant en réalité de lésions des pédoncules cérébraux sous-jacents. Plus récemment, Cayrade (*Sur
la localisation des mouvements réflexes*, in *Journal de
l'anatomie et de la physiologie*, 1868) a montré que
les grenouilles auxquelles il enlève les lobes optiques, tout en conservant « la coordination des mouvements partiels en mouvements généraux », avaient
entièrement perdu l'harmonie et l'équilibration des
mouvements d'ensemble, tels que ceux du saut, de
la natation, etc. L'opinion de Serres est appuyée par
ces expériences. Des expériences analogues faites par
Goltz l'ont conduit à conclure que les lobes optiques
chez les grenouilles sont particulièrement mêlés à la
fonction d'équilibration.

Goltz a trouvé que les grenouilles privées de leurs
deux hémisphères cérébraux et de leurs lobes optiques pouvaient encore sauter quand on les excitait,
mais leurs mouvements étaient « *plump und unbe-
holfen* ». Quand on les tournait sur leur dos, elles
cherchaient à reprendre leur position habituelle.

mais les pattes étaient placées irrégulièrement et le corps était supporté plus par la surface abdominale que par les membres. Toutefois la faculté d'équilibration soumise à la vérification par le balancement dont nous avons déjà parlé était entièrement perdue, car une grenouille ainsi mutilée tombait comme un sac de farine quand la base de sustentation était déplacée.

On pourrait supposer que la perte de l'équilibre est dans ce cas le résultat de la cécité provoquée par la destruction des lobes optiques, mais il n'en est pas ainsi ; en effet, la grenouille privée de ses hémisphères cérébraux et de ses yeux est encore capable de garder son équilibre comme auparavant. Si les lobes optiques seuls sont détruits, l'équilibre est impossible, même si tous les autres centres encéphaliques sont conservés.

Ces expériences tendent à établir que les lobes optiques chez les grenouilles constituent une partie essentielle du mécanisme central au moyen duquel l'appareil musculaire intéressé au maintien de l'équilibre se trouve coordonné.

Dans une série d'expériences analogues que j'ai faites sur des poissons, j'ai trouvé que la lésion superficielle des lobes optiques produisait un désordre manifeste dans les mouvements, l'animal nageant sur un côté, puis sur l'autre, ou roulant autour de son axe antéro-postérieur, mais n'étant jamais capable de nager dans la position ordinaire. L'ablation complète des lobes optiques provoquait l'anéantisse-

ment complet des facultés d'équilibration et de locomotion. Ces phénomènes étaient également observés
chez des poissons avec ou sans hémisphères cérébraux. La présence ou l'absence des hémisphères ne
modifie pas le résultat général. Le seul mouvement
que l'on pouvait observer après l'ablation complète
des lobes optiques était un coup de queue provoqué
par l'excitation cutanée, mais pas d'efforts vers la
progression coordonnée.

Les lésions des lobes optiques des pigeons provoquent aussi des désordres de la locomotion et de
l'équilibre, en outre de la perte de vue (*Experiments
on the brains of pigeons*, Mc. Kendrick. Trans. Roy.
Soc. Edin. 1873).

J'ai aussi trouvé que chez les lapins la désorganisation des tubercules quadrijumeaux provoque la
cécité avec dilatation et immobilité des pupilles,
en même temps qu'un trouble très-marqué dans l'é-
quilibre et la locomotion. Tout en étant capables
d'exécuter des mouvements coordonnés des quatre
membres, après une excitation réflexe, ou quand
on les suspendait par la queue, ils étaient incapables de se tenir debout ou de marcher, mais roulaient de côté et d'autre. L'équilibre et la locomotion étaient totalement annulés chez un lapin dont
j'avais enlevé le cerveau par une section antérieure
aux pédoncules supérieurs du cervelet. Les mouvements réflexes des membres étaient promptement
excités par l'irritation cutanée, mais tous les efforts faits par l'animal pour se lever, ou pour fuir

l'irritation, étaient absolument sans résultat. On laissa vivre l'animal durant vingt-quatre heures, mais les phénomènes ne changèrent pas, ce qui prouve qu'ils n'étaient pas le simple résultat de la commotion consécutive à l'opération ; la circulation et la respiration fonctionnaient tout à fait régulièrement.

La lésion des tubercules quadrijumeaux chez un singe produisit des symptômes en grande partie semblables à ceux-ci.

Dans le but de désorganiser ces ganglions chez un singe, je passai horizontalement un cautère en fil de fer, horizontalement à travers l'extrémité antérieure de la scissure occipitale inférieure gauche (fig. 26, O²), de manière à traverser les nates ou tubercules antérieurs des tubercules quadrijumeaux. Le résultat de cette opération, ainsi que le prouva l'autopsie faite quinze heures plus tard (l'animal ayant été tué par le chloroforme), fut que les nates avaient été labourées et désorganisées par le cautère. Il y avait un léger épanchement et un peu de ramollissement de la face postérieure des deux couches optiques, mais la commissure postérieure n'était pas détruite, les testes, les pédoncules cérébraux et les tractus optiques étaient intacts. Le lobe postérieur de l'hémisphère gauche était perforé et ramolli sur le trajet du cautère, et le fil avait passé au travers des ganglions et s'était enfoncé d'une ligne ou deux dans le point correspondant de la face interne de l'hémisphère droit. Nous verrons plus tard (71) que ces lésions de l'hémisphère n'ont rien à faire avec le production des phénomènes observés dans le cas actuel. Si l'on pouvait établir quelque différence, c'est que le tubercule gauche était plus atteint que le droit.

Le résultat de cette lésion fut que l'animal devint entièrement aveugle, fait qui fut établi quelque douze heures après l'opération, par l'incapacité où se trouvait l'animal de distinguer la position qu'occupait une écuelle de lait qu'il désirait atteindre, et qu'il but avec avidité quand elle fut approchée de ses lèvres. Les pupilles étaient dilatées et immobiles, la gauche un peu plus que la droite. Pendant quelques heures, l'animal tint ses yeux fermés et ne les ouvrait qu'en partie lorsqu'on les secouait, mais il n'y avait pas de vraie ptosis (blépharoptose), et avant la mort les yeux s'ouvraient librement. A l'exception de la vue, tous les sens fonctionnaient. Les mouvements volontaires des membres continuaient, et l'animal pouvait saisir avec autant de fermeté qu'auparavant, tant avec les mains qu'avec les pieds.

Les principaux symptômes visibles étaient ceux qui avaient trait à l'équilibre et à la locomotion. L'animal restait dans une attitude accroupie, la tête baissée, reposant sur les mains et les pieds qui étaient dans des positions étranges et anormales. Dans cette attitude il était assis sans solidité, balançant d'avant en arrière. Quand il voulait bouger, il tournait généralement de gauche à droite, et avait une tendance fréquente à tomber en arrière, tendance qu'il contre-balançait par des efforts soudains en avant, et par de fermes coups de queue sur le sol.

Ces diverses expériences montrent que des troubles marqués de l'équilibre et de la coordination locomotrice résultent des lésions qui détruisent les tubercules quadrijumeaux ou lobes optiques.

31. Nous avons dit que les animaux privés de tous les centres encéphaliques situés au-dessus des lobes optiques étaient encore capables d'exprimer les émotions, surtout en ce qui concerne l'articulation de cris ou de sons, indiquant à l'état normal des états de plaisir ou de douleur.

C'est ce qui ressortait particulièrement des expériences de Goltz sur les grenouilles. Si l'on caresse doucement le dos d'une grenouille privée de ses hémisphères cérébraux, elle coasse d'une manière régulière. Goltz trouva que le coassement cessait tout à fait quand les lobes optiques étaient détruits. Il en a conclu que ces organes constituent l'organe central de cet acte responsif. Chez le lapin, ainsi que Vulpian l'a rapporté, des cris plaintifs fréquemment répétés peuvent être provoqués par une stimulation douloureuse de nerfs cutanés tels que ceux de la patte, de la queue. Mes recherches confirment ces assertions. Toutefois des cris peuvent encore être provoqués chez des lapins dont les tubercules quadrijumeaux ont été détruits. Vulpian établit une distinction entre le cri qui est provoqué par l'excitation réflexe du centre respiratoire, et qui n'est qu'une expiration modifiée, et le cri particulier qui est poussé lorsque les tubercules quadrijumeaux et le pont de Varole sont encore conservés.

J'ai fait plusieurs expériences dans le but de déterminer si les tubercules quadrijumeaux, séparés du pont, étaient particulièrement en jeu dans ce résultat. Après la destruction des tubercules quadrijumeaux, surtout des tubercules antérieurs, j'ai vu l'excitation cutanée provoquer les mêmes cris qu'auparavant. Après l'ablation complète des tubercules quadrijumeaux au moyen d'une section passant transversalement au travers du bord postérieur des testes, bien que pendant deux ou trois heures après l'opération aucun cri ne pût être provoqué par une excitation cutanée capable d'exciter des mouvements réflexes des membres, des cris purent plus tard être provoqués sous l'influence d'une irritation plus intense. Il me fut impossible de distinguer avec clarté les cris émis dans ce cas, de ceux que fit entendre un lapin dont les tubercules quadrijumeaux étaient intacts; mais il me sembla qu'ils n'étaient pas répétés de la même manière particulière qu'auparavant.

Les effets les plus saillants des lésions qui détruisent les lobes optiques ou tubercules quadrijumeaux chez les divers animaux sur lesquels on a fait des expériences semblent être la cécité, la paralysie des réactions irido-motrices et celle de quelques réactions oculo-motrices ; des désordres de l'équilibre et de la locomotion ; et chez les grenouilles, et en apparence chez quelques autres animaux, la disparition de certaines formes de l'expression des émotions.

32. Nous pouvons ensuite nous demander si quelque lumière ne peut être jetée sur ces phénomènes par la méthode d'irritation ou d'excitation de ces ganglions.

Les lobes optiques ou tubercules quadrijumeaux, différents en ceci des hémisphères cérébraux, sont susceptibles d'irritation sous l'influence de divers stimulants, mécaniques, chimiques, ou électriques.

Flourens a découvert que l'irritation mécanique était sans influence sur les centres situés au-dessus des tubercules quadrijumeaux. Les couches superficielles, selon lui, ne sont pas susceptibles d'irritation mécanique; mais la piqûre des couches profondes provoque des mouvements convulsifs et la contraction des pupilles. Il attribuait les actes convulsifs plus à l'irritation des pédoncules cérébraux sous-jacents qu'à l'irritation des centres ganglionnaires mêmes. La contraction des pupilles s'expliquerait par l'irritation du noyau du moteur oculaire commun qui s'étend au-dessous de l'aqueduc de Sylvius.

Mes propres expériences sur les lapins montrent toutefois que lorsque ces centres ne sont pas épuisés par l'hémorrhagie ou par la commotion, ni paralysés par les narcotiques, l'irritation mécanique des tubercules antérieurs, par ponction faite avec une aiguille, donne naissance à des signes manifestes d'irritation. Une légère piqûre superficielle pousse l'animal à bondir et à se sauver, secouant la tête comme s'il était en un état d'agitation subite et d'inquiétude. Ces phénomènes disparaissent rapidement, et l'animal ne présente pas de symptômes ultérieurs; la lésion faite aux tubercules ne saurait être nettement reconnue, tant est légère celle qui suffit à provoquer ces manifestations.

Les lobes optiques sembleraient être sensibles à l'irritation chimique, à s'en tenir aux expériences déjà citées de Setschenow (8).

Les tubercules quadrijumeaux sont très-sensibles à l'excitation électrique. Les phénomènes varient selon que les électrodes aboutissent aux nates ou aux testes.

L'irritation de la surface des nates, ou tubercules antérieurs, chez les singes, m'a donné les résultats suivants :

L'irritation unilatérale provoque une large dilatation de la pupille opposée, suivie presque immédiatement de la dilatation de la pupille du même côté. Les yeux sont grands ouverts et les sourcils élevés. Les yeux sont dirigés en haut et du côté opposé. Si le tubercule gauche est irrité, les yeux se dirigent en haut, à droite. La tête se meut dans la direction des yeux, les oreilles sont fortement abaissées. Si l'irritation continue, la queue se lève, les jambes s'étendent, les mâchoires se resserrent, les angles de la bouche étant tirés en arrière à leur maximum. Les membres supérieurs se rapprochent du thorax et sont tirés en arrière, fléchis au coude. Plus tard, la sti-

mulation continuant, il survient un état d'opisthotonos complet. L'irritation des testes, ou tubercules
postérieurs, produit les mêmes effets; mais, en outre, il se produit des cris de caractère variable,
ressemblant à un court aboiement quand le moindre contact des électrodes a lieu, et parcourant toutes les variétés de la vocalisation, si l'irritation continue. Les effets moteurs se montrent d'abord du
côté opposé du corps, mais plus tard l'irritation
affecte les deux côtés.

Chez les chats et les chiens, les résultats de l'irritation étaient semblables à tous les égards. La
même dilatation des pupilles, d'abord de l'œil opposé, la même direction de la tête et des yeux, la
rétraction des oreilles, la constriction des dents, la
rétraction des angles de la bouche et plus tard l'o-
pisthotonos général se manifestent. L'irritation des
testes provoque en outre les cris de l'animal. J'ai
observé les mêmes effets en ce qui concerne les nates
et testes sur un chacal sauvage soumis à l'expérimentation.

L'émission des cris de toute sorte est si promptement provoquée par l'irritation des testes, que lorsque j'expérimentais dans ce voisinage, un aboiement
soudain ou un cri de l'animal étaient pour moi
l'indication que les électrodes était en contact avec
les testes, et que le courant y passait.

Les expériences faites avec les pigeons démontrent
l'existence d'une relation analogue entre l'irritation
des lobes optiques et les mouvements musculaires

du corps et des membres. L'irritation du lobe optique d'un côté fait dilater d'une manière extraordinaire la pupille du côté opposé. La tête est rejetée en arrière et du côté opposé, l'aile opposée est levée et étendue, ou bat; les pattes, surtout celles du côté opposé, sont ramenées contre l'abdomen ou parfois étendues. Une irritation plus considérable fait étendre ét battre les deux ailes. Chez les grenouilles, l'irritation d'un lobe optique fit rejeter la tête en arrière et du côté opposé, et fit étendre brusquement les jambes, surtout celle du côté opposé. L'irritation simultanée des deux lobes faisait rejeter la tête en arrière, les jambes étendues, et les membres antérieurs rapprochés du tronc et s'étreignant avec rigidité. Les pupilles n'étaient pas sensiblement affectées par une irritation légère, mais après une irritation prolongée provoquant un opisthotonos général elles étaient largement dilatées. De temps à autre se faisait entendre une espèce de coassement.

Chez les poissons l'irritation d'un lobe optique faisait battre brusquement la queue du même côté, et elle restait ainsi recourbée, tandis que les nageoires dorsales et anales étaient étendues et dirigées du même côté que la queue, les nageoires pectorales étant étendues horizontalement. Je n'ai observé aucune action sur les pupilles, mais généralement, lors de l'application de l'excitant, l'œil du même côté faisait saillie en avant. Chez les poissons, il faut noter que l'action est directe, c'est-à-dire du même côté et sans l'entre-croisement accoutumé.

Il n'est pas facile d'expliquer la signification exacte de ces résultats des expériences faites sur les tubercules quadrijumeaux, ni de montrer les rapports des méthodes complémentaires consistant à détruire ou à exciter ces ganglions. Toutefois il est assez évident qu'ils ont d'autres fonctions plus étendues que la simple coordination des impressions rétiniennes et des actes irido-moteurs. La destruction des tubercules quadrijumeaux anéantit la manifestation des fonctions qui ne sont pas matériellement atteintes par l'ablation des hémisphères cérébraux, savoir l'équilibration, la locomotion, et dans une certaine mesure l'expression des émotions. Nous avons donc des raisons pour croire que les tubercules quadrijumeaux constituent une partie essentielle du mécanisme central qui rend possibles ces fonctions. Il y a une relation évidente entre le développement de ces ganglions et le degré d'indépendance avec lequel continuent à se manifester quelques-unes de ces fonctions après l'ablation des hémisphères. Chez les poissons, grenouilles, oiseaux et rongeurs, les tubercules quadrijumeaux comparés aux hémisphères cérébraux sont relativement volumineux, et chez ces animaux en particulier nous voyons que l'ablation des hémisphères a moins d'effet sur l'équilibration et la locomotion coordonnée que chez les animaux munis d'hémisphères plus développés. La conservation apparente du pouvoir de progression en avant chez les grenouilles après l'ablation des lobes optiques me semble avoir plutôt le caractère d'un simple changement

de position dû à des mouvements réflexes soudains
des membres, après une excitation réflexe puissante. Dans plusieurs expériences que j'ai faites j'ai
vu que lorsque les lobes optiques ont été entièrement enlevés chez des grenouilles, les animaux cessent de produire des efforts vraiment coordonnés
pour avancer, et sont incapables de garder leur attitude normale.

Je n'essaye pas de différencier les ganglions optiques des tractus sous-jacents, car je ne pense pas
qu'il soit possible de déterminer expérimentalement
quelles sont les fonctions des ganglions mésencéphaliques et du cervelet, quand leurs rapports et
relations avec leurs pédoncules et le pont de Varole
ont cessé d'exister.

Bien que les effets de l'irritation des lobes optiques aient une importante portée clinique et
diagnostique, il est difficile de déterminer avec
exactitude leurs rapports avec le mécanisme de la
coordination centrale des mouvements corporels qui
entrent en jeu dans l'équilibration et la locomotion.
Des mouvements très-complexes de la.tête, du tronc,
des membres et des muscles de la face résultent de
l'irritation électrique de la surface de ces ganglions.
L'explication de ces phénomènes est un sujet sur
lequel il peut y avoir des divergences d'opinion. On
peut dire que les effets sont dus en réalité à ce que
les courants sont conduits aux tractus moteurs ou
centres sous-jacents. Toutefois d'autres faits sont
contraires à cette théorie. L'intensité du courant

qui suffit à provoquer ces mouvements est très-faible, à peine perceptible, lorsqu'on l'applique au bout de la langue. De plus, certaines formes d'irritation dans lesquelles la propagation du courant ne peut jouer aucun rôle produisent les mêmes effets. C'est ce que l'on voit particulièrement dans l'irritation vitale des processus inflammatoires affectant ces organes. J'ai eu l'occasion d'observer avec beaucoup de soin l'effet irritant de l'inflammation chez un lapin dont j'avais essayé de détruire les lobes optiques par le cautère. Après l'opération il n'y eut pas de résultats apparents; mais vingt-quatre heures après, l'animal commença à éprouver des accès de trismus et d'opisthotonos, pareils à ceux que provoque l'irritation électrique des tubercules quadrijumeaux. On trouva après la mort que le cautère n'avait pas touché les tubercules quadrijumeaux, mais avait provoqué une adhérence inflammatoire de l'extrémité postérieure de l'hémisphère à la surface des nates qui étaient fortement congestionnées, mais ne présentaient pas de lésions organiques.

Il me semble que les phénomènes de l'irritation électrique des tubercules quadrijumeaux sont principalement réflexes et dépendent de la propagation de l'irritation des centres sensitifs aux centres et tractus moteurs. Flourens regardait les lobes optiques comme étant essentiellement analogues par leur constitution à la moelle épinière, opinion qui semble justifiée par des considérations anatomiques et physiologiques. Les tractus optiques qui prennent leur

origine dans ces ganglions peuvent être considérés
comme les homologues des racines postérieures d'un
nerf spinal. Bien que les relations sensitives de ces
ganglions ne soient pas toutes distinctes, d'autres
tractus sensitifs spéciaux, outre ceux des yeux, sont
mis en relation avec les centres moteurs dans ces
ganglions. L'une des racines de la cinquième paire
a été suivie par Meynert jusqu'à une couche de
grandes cellules qui entourent le canal central ou
aqueduc de Sylvius.

Il n'est pas possible, au moyen de la stimulation
directe d'un centre coordonnateur, d'exciter l'activité de ce centre dans le sens où elle s'exerce normalement. Bien que la moelle allongée soit le
centre coordonnateur des mouvements respiratoires,
il est impossible d'exciter les mouvements respiratoires d'une manière normale en excitant directement la moelle même. Par conséquent, quand même,
ainsi que l'établissent les résultats de la destruction
des tubercules quadrijumeaux, ces ganglions seraient
les centres coordonnateurs des actes musculaires intéressés dans la station et la locomotion, nous nous
attendrions à peine à ce qu'ils pussent être excités
autrement que d'une manière convulsive par l'irritation appliquée aux centres mêmes.

Les mouvements du tronc et des membres qui se
produisent sous l'influence de l'irritation des tubercules quadrijumeaux sont ceux qui concourent au
maintien de l'attitude normale et à la progression.
L'irritation des lobes optiques, chez les grenouilles,

provoque des mouvements de la tête, du tronc et des membres ; chez les poissons, des mouvements de la queue et des nageoires ; chez les oiseaux, des ailes ; et chez les mammifères, des mouvements complexes du tronc et des extrémités.

35. L'irritation passagère des lobes optiques provoque une réaction qui ressemble beaucoup au mouvement réflexe brusque de recul que nous voyons provoqué lorsqu'un objet extérieur est approché subitement des yeux. Nous avons ici des impressions optiques coordonnées avec l'action musculaire, dont le résultat est l'écartement de la tête et des yeux de l'objet approché.

Le trismus et la contraction des muscles de la face, de même que l'opisthotonos général résultant de la stimulation puissante des tubercules quadrijumeaux chez les mammifères, peuvent être considérés comme la manifestation physique de l'excitation douloureuse en général. Ces phénomènes sont du caractère de ceux qui sont provoqués par l'irradiation de l'irritation sensitive au travers des centres spinaux, tels qu'on les observe dans le tétanos idiopathique ou traumatique. Le grincement de dents avec rétraction des commissures de la bouche, qui est une manifestation si commune de l'excitation douloureuse des nerfs sensitifs, peut s'expliquer par la relation anatomique d'une des racines sensitives de la cinquième paire avec les tubercules quadrijumeaux.

La dilatation des pupilles qui est si promptement provoquée par l'irritation des tubercules quadriju-

meaux est probablement de même nature, c'est-à-dire
une indication ou expression d'irritation sensitive.
On sait en effet que l'irritation brusque ou douloureuse des nerfs sensitifs est accompagnée de la dilatation des pupilles. Cette réaction se produit par l'intermédiaire des nerfs sympathiques qui agissent sur
les fibres dilatatrices de l'iris; car Knoll (Eckhard's
« Beiträge », 1869) a découvert que l'irritation des
tubercules quadrijumeaux ne provoque aucune dilatation quand les sympathiques cervicaux ont été sectionnés. Ces résultats concordent avec la théorie de
la coordination, dans les tubercules quadrijumeaux,
des impressions sensitives avec le mécanisme de
l'expression des émotions.

Un autre effet caractéristique de l'irritation des
tubercules quadrijumeaux postérieurs est la production de cris dont le caractère est variable; tantôt
c'est un cri bref et aigu que détermine l'application passagère des électrodes, d'autres fois ce sont
des cris élevés et prolongés, accompagnés des mouvements corporels déjà signalés, quand l'irritation
dure plus longtemps. Les testes n'existent pas à l'état
d'organes distincts chez les vertébrés inférieurs,
bien que leurs homologues puissent être découverts
dans la structure des lobes optiques. Ces résultats
de l'irritation, joints aux faits déjà décrits dans les
expériences de Goltz, qui se rapportent à l'excitation
réflexe du coassement chez les grenouilles, et dans
les expériences de Vulpian, en ce qui concerne les
cris de douleur provoqués par l'irritation doulou-

reuse des nerfs sensitifs chez les lapins privés de leurs hémisphères cérébraux, tous ces faits, dis-je, sembleraient indiquer que les tubercules quadrijumeaux, et surtout les tubercules postérieurs, sont des centres de réaction responsive entre la stimulation des nerfs sensitifs et le mécanisme laryngien et respiratoire intéressé dans la vocalisation. On a montré toutefois que les cris peuvent encore être provoqués, même lorsque les tubercules quadrijumeaux sont entièrement enlevés. Ces cris peuvent être expliqués par la constitution de la moelle allongée et par ses relations avec le mécanisme respiratoire; ils diffèrent beaucoup, par leur caractère, des cris émotionnels qui sont émis par l'intermédiaire des tubercules quadrijumeaux.

Les précédentes considérations sur la relation qui existe entre les phénomènes d'irritation et la destruction des tubercules quadrijumeaux, bien que n'étant soi-disant qu'hypothétiques, tendent à appuyer cette opinion que ces ganglions sont les centres particulièrement intéressés dans l'expression réflexe des sentiments ou émotions. Cette hypothèse est rendue encore plus probable par l'influence récemment démontrée que les tubercules quadrijumeaux, ou plutôt les couches profondes de ces tubercules, exercent sur les fonctions de circulation et de respiration, dont les modifications entrent pour une grande part dans la manifestation des sentiments ou émotions. Danilewsky (Pflüger's « Archiv für Physiologie », tome XI, 1875) a publié les résultats d'une expérience qui ont en grande partie précédé ceux d'une expérience analogue que j'ai poursuivie pendant quelque temps avec le docteur Lauder Brunton, concernant l'influence de l'irritation électrique du cerveau et de ses ganglions sur la circulation et la respiration. Danilewsky a découvert (et en ceci nos expériences s'accordent entièrement) que l'irritation électrique de l'intérieur des tubercules quadrijumeaux provoque une grande augmentation de la pression sanguine, avec ralentissement du cœur et amplification du pouls. Le rhythme respiratoire est aussi altéré dans une mesure notable ; l'irritation provoque une inspiration profonde suivie d'efforts respiratoires prolongés et puissants. Danilewsky trouve que des modifications analogues de la circulation et de la respiration peuvent être provoquées par l'irritation du noyau lenticulaire, ou de cette partie du corps strié qui est en rapports plus immédiats avec l'expansion du pédoncule cérébral, et aussi, dans une certaine mesure, par l'irritation de la substance grise de l'hémisphère qui s'étend au-dessus de cette région. On ne peut toutefois savoir si les effets produits dans ce cas sont réellement dus à l'irritation locale ; et il est important de noter que l'ablation des hémisphères ne provoque pas d'altération appréciable de la pression sanguine ou du rhythme respiratoire, et que les effets de l'irritation des parties profondes des tubercules quadrijumeaux peuvent se produire quand les hémisphères sont détruits.

Ces changements dans la circulation et la respiration, provoqués par l'irritation de l'intérieur des tubercules quadrijumeaux, sont exactement du même ordre que ceux que l'on observe lors de l'irritation subite ou intense des nerfs sensitifs.

Outre ces faits, Valentin et Budge ont rapporté que l'irritation des tubercules quadrijumeaux exerce une influence directe sur les viscères en provoquant des contractions de l'estomac, de l'intestin, de la vessie. Ces effets, s'ils étaient bien prouvés, seraient une autre preuve de la relation entre les tubercules quadrijumeaux et la manifestation réflexe des émotions car on sait bien que dans certaines formes d'émotion la contraction des intestins et de la vessie peut se produire, ainsi que le prouve l'expulsion soudainé de leur contenu. Les singes, en particulier, expriment leur terreur de cette manière.

CHAPITRE VI

FONCTIONS DU CERVELET

34. Les fonctions du cervelet sont le sujet d'une des questions les plus obscures et les plus controversées de la physiologie cérébrale. Les idées purement spéculatives étant mises de côté, nous voyons que même les faits positifs de maladie ont été appelés à supporter des conclusions diamétralement opposées. Ceci peut paraître étrange, mais on ne s'en étonnera que peu quand on considérera quelles sont les causes de l'incertitude où l'on est relativement à la nature des données fournies par la maladie. Il ne suffit pas de noter tant de cas de maladies du cervelet, et de tirer des conclusions relativement aux fonctions de cet organe, ou aux relations qui existent entre les faits pathologiques et les symptômes manifestés durant la vie. Les effets de la maladie doivent varier selon que la lésion excite ou détruit les fonctions de l'organe dans lequel elle se manifeste primitivement, selon que sa marche est rapide ou lente, et, chose plus importante peut-être que ces conditions,

selon que la lésion est directe et limitée au cervelet,
ou qu'elle affecte indirectement l'activité fonctionnelle des autres centres et organes sous-jacents nerveux subjacents. Ces conditions ont été trop souvent
méconnues, et on a réuni des cas qui se ressemblent
peu, ou même qui diffèrent autant qu'il est possible.

Bien que les faits et les conclusions de la physiologie expérimentale ne soient pas dépourvus de divergences, cette méthode appliquée à la recherche
des fonctions du cervelet a toutefois fourni des données plus sûres que n'importe quelle autre.

Les recherches de Flourens constituent le point
de départ des premières notions clairement définies
relativement aux fonctions de cet organe, fondées sur
des méthodes d'induction solides.

Dans les précédents chapitres nous avons considéré la nature et le caractère des fonctions accomplies par les animaux entièrement privés de leurs hémisphères cérébraux.

Nous étions arrivés à cette conclusion : que ces
manifestations fonctionnelles, si complexes qu'elles
fussent, ne fournissaient aucun fait propre à appuyer la supposition qu'elles impliquaient l'intelligence ou la volition. Le cervelet, par conséquent,
serait exclu de la sphère de l'âme proprement dite, en
tant que signifiant le domaine de l'activité consciente,
conclusion qui dès le début ne permet la localisation
dans le cervelet d'aucune fonction mentale quelle
qu'elle soit, sensation, volonté, émotion ou intelligence.

Les recherches expérimentales désignent clairement le cervelet comme constituant une partie essentielle du mécanisme central grâce auquel les impressions extérieures sont immédiatement coordonnées
avec certains actes responsifs; elles ne fournissent
aucune preuve pour appuyer l'existence, sous quelque
forme que ce soit, d'activité spontanée, volontaire,
caractéristique des animaux pourvus d'hémisphères
cérébraux. Les animaux qui conservent leur cervelet
et leurs ganglions mésencéphaliques ne réagissent
que contre les impressions sensitives immédiates,
mais autrement demeurent dans une inaction complète, ne manifestant ni désir, ni sentiment, ni volonté jusqu'à ce que vienne la mort, à moins que la
nutrition ne soit artificiellement entretenue.

On a vu que les facultés d'équilibration, de progression coordonnée, d'expression instinctive des
émotions, sont indépendantes de l'activité des hémisphères cérébraux; cela se voit aussi bien chez les
animaux privés de leurs hémisphères cérébraux que
chez ceux qui n'ont subi aucune mutilation.

Les lésions du cervelet causent des troubles très-
remarquables en ce qui concerne l'équilibre et la
locomotion, que les hémisphères soient intacts ou non.
Flourens décrit ainsi les résultats des lésions du cervelet chez les pigeons : « J'enlevai le cervelet d'un pigeon par tranches successives. Pendant l'ablation des
premières couches, je n'observai que de la faiblesse
et de l'absence d'harmonie dans les mouvements.
Après l'ablation des couches moyennes, l'animal ma-

nifesta une agitation générale sans véritables convulsions. Il faisait des mouvements brusques et irréguliers, et continuait à voir et à entendre. Lorsque les
dernières couches furent enlevées, l'animal perdit
entièrement la faculté de se tenir droit, de voler, de
sauter ou de marcher, faculté qui avait été peu à peu
attaquée par la mutilation précédente. Mis sur le
dos, il fut incapable de se relever. Au lieu de rester
tranquille et immobile comme les pigeons privés de
leurs hémisphères, il était dans un état continuel
d'agitation et de mouvement, mais ne pouvait produire aucun mouvement déterminé. Il pouvait voir
un coup menaçant, tâchait de s'échapper, mais sans
succès. Il produisait divers vains efforts pour se re-
mettre debout quand on l'étendait sur le dos, mais
ne pouvait y arriver. La sensation, la volition et l'intelligence demeuraient, la possibilité de produire les
mouvements d'ensemble aussi ; mais la faculté de
coordonner ces mouvements en actes réguliers et
déterminés de progression avait entièrement disparu » (op. cit., p. 57). De nombreuses expériences
du même genre faites sur des pigeons ont donné
des résultats à tous les égards identiques à ceux-ci,
les lésions du cervelet provoquant dans chaque cas
la perte de la coordination, occupant tous les degrés
depuis l'oscillation et le balancement de l'ivresse
légère, jusqu'au désordre absolu des mouvements,
selon l'étendue de la lésion. Dans aucun cas il ne
sembla qu'il y eût quelque trouble de la sensation ou
de l'intelligence.

Flourens prouva aussi que les mêmes résultats essentiels suivaient les lésions du cervelet chez plusieurs autres oiseaux, aussi bien que dans de nombreuses espèces de mammifères. Chez les mammifères aussi bien que chez les oiseaux, une lésion superficielle provoquait le manque d'harmonie dans les
mouvements, désordre qui augmentait en raison directe de l'étendue de la lésion, pendant que la destruction du cervelet en entier entraînait la perte de
toute faculté de progression.

Flourens conclut de ces expériences qu'il existe
dans le cervelet « une propriété qui consiste à *coordonner* les mouvements *voulus* par certaines parties
du système nerveux, *excités* par d'autres. »

Les faits décrits par Flourens et l'explication qu'il
en donne sont deux choses qui devraient être séparées et non confondues, ainsi que l'ont fait beaucoup
de ceux qui ont écrit sur ce sujet. Si nous ne prenons
que les données expérimentales sans la théorie que
Flourens a édifiée en les prenant pour point d'appui, nous les voyons pour la plupart confirmées par
les expérimentateurs qui après lui ont étudié sur
les oiseaux et mammifères. On peut considérer
comme absolument établi que les lésions du cervelet
chez ces animaux provoquent des désordres du mouvement analogues à ceux de l'ivresse à des degrés
différents.

Pour ce qui concerne la durée de ces effets, cela
dépend de l'étendue de la lésion. Flourens décou-
vrit que l'animal pouvait guérir de lésions super-

ficielles ou même d'incisions profondes dans la substance du cervelet, qu'il recouvrait la stabilité et la coordination parfaite des mouvements. L'ablation complète du cervelet chez les oiseaux engendrait toutefois des désordres permanents dans l'équilibre.

Mais pour la durée, les expériences de Dalton, Wagner et Weir-Mitchell, ne concordent pas tout à fait avec celles de Flourens. Weir-Mitchell rapporte que quelques pigeons auxquels il avait enlevé la majeure partie du cervelet, et annulé de fait l'activité fonctionnelle de l'organe entier, guérirent plus tard (quelques mois après), au point de ne plus offrir que de la faiblesse et de l'incapacité pour un effort musculaire prolongé, sans vraie incoordination ni incertitude dans l'équilibre. Ces résultats négatifs peuvent-ils s'expliquer sans se mettre en opposition avec ce fait indéniable, que les lésions du cervelet provoquent de notables désordres de l'équilibre? Voilà ce que nous examinerons plus loin. Cette guérison apparente n'est prouvée expérimentalement que dans le cas où des pigeons survivent à des lésions étendues de l'encéphale. Pour ce qui regarde les mammifères, nous n'avons pas de données expérimentales de ce genre, puisqu'il est impossible de les conserver longtemps en vie, après des opérations aussi graves que la destruction du cervelet. C'est au point de vue de cette question que les résultats de la maladie du cervelet chez l'homme méritent d'être particulièrement étudiés.

Mais si nous en venons maintenant aux cas de maladie du cervelet chez l'homme, nous rencontrons plusieurs faits qu'il est difficile de concilier soit avec les faits révélés par les expériences sur les animaux, soit avec l'hypothèse de Flourens. L'on rapporte certains cas où la maladie du cervelet a existé durant la vie, sans exercer d'influence notable sur la coordination. Toutefois, beaucoup de ceux-ci ont été des cas de lésions superficielles ou relativement légères du cervelet, et de pareils cas ne sont pas opposés aux affirmations de Flourens, qui soutient que les animaux peuvent guérir de lésions superficielles de cet organe. La différence qu'il y a entre la lésion souvent lentement progressive de la maladie, et la lésion brutale de l'expérimentation physiologique, servirait aussi à expliquer plusieurs difficultés qui se présentent dans l'interprétation des autres cas.

Andral (*Clinique médicale*) a réuni quatre-vingt-treize cas de maladie du cervelet, et conclut qu'en dernière analyse il n'y a qu'un seul d'entre eux qui appuie entièrement cette théorie de Flourens : le cervelet est l'organe de la coordination des mouvements.

Mais Andral a classé dans la même série les cas les plus différents dans lesquels il est impossible de différencier les lésions directes des lésions indirectes, et même les auteurs qui n'acceptent pas l'interprétation de Flourens sur les fonctions du cervelet considèrent les données d'Andral comme étant très-peu sûres, et ses conclusions comme étant loin d'être fondées. Mais toutefois, même si nous éliminons tous les cas de maladie du cervelet où il y a perturbation manifeste des fonctions des autres centres encéphaliques, causée nécessairement par la nature même de la maladie, il reste encore un certain nombre de cas authentiques, et rapportés avec soin, qui, bien que n'étant pas en contradiction avec les données de Flourens, ne peuvent s'accorder avec sa théorie (du moins sa théorie sans modification aucune), d'après laquelle le cervelet serait l'organe de la coordination des mouvements de locomotion. L'on pourrait citer plusieurs cas de ce genre ; mais je n'en prends qu'un ou deux. Il en est un auquel on s'est souvent reporté, lors de discussions relatives aux fonctions du cervelet, c'est celui qu'a rapporté Combette (*Revue méd.*, 1831). Cet observateur rapporte les symptômes observés chez une jeune fille chez laquelle le cervelet manquait en entier. Cette malade pouvait se tenir debout et marcher, jusqu'à une époque précédant de peu sa mort, et le seul symptôme caractéristique observé était « *qu'elle se laissait souvent tomber* ».

Un autre cas, rapporté par Bouillaud, et auquel Longet et Vulpian font allusion, est celui de Guérin, dont on trouva à l'autopsie le cervelet presque entièrement détruit par la maladie. Ce malade conservait encore la faculté de coordonner ses mouvements et pouvait marcher, mais on le voyait trébucher et osciller quand il marchait.

En parlant de ce dernier cas, Vulpian fait cette remarque : « Nous avons ici un cas dans lequel le cervelet était détruit, et pourtant le malade pouvait marcher, bien que d'une manière peu assurée. Mais si cette hypothèse (de Flourens) était fondée, il n'aurait pas dû pouvoir faire un pas ou se tenir debout, car la combinaison des contractions musculaires nécessaires à la locomotion ou au maintien de l'attitude droite aurait dû être absolument impossible (Vulpian, *op. cit.*, p. 633).

En admettant, ainsi qu'il nous semble nécessaire, la force de cette critique, le fait important demeure, qui concorde absolument avec les expériences de Flourens; chez l'homme comme chez les animaux, les lésions du cervelet provoquent des troubles de la stabilité et de la locomotion manifestés plus particulièrement par une démarche titubante et incertaine, que Hughling-Jackson décrit comme étant l' « *attitude d'un homme légèrement ivre* ».

Pour ce qui regarde les vertèbrés inférieurs, grenouilles et poissons, qui ont été soumis aux expériences, il y a quelque désaccord parmi les expérimentateurs relativement aux effets de l'ablation du cervelet.

Vulpian et Philipeaux ont découvert que la destruction du cervelet chez les poissons n'entraînait aucun désordre de la locomotion, à moins que les connexions profondes fussent lésées, auquel cas les phénomènes étaient analogues à ceux que l'on observait dans le cas des mammifères. D'après mes propres expériences sur les poissons, je trouve que la destruction du cervelet ne trouble en rien les mouvements natatoires, ou leur coordination régulière, mais j'ai invariablement vu qu'après cette lésion les animaux nageaient sur un côté ou sur un autre, ou sur leur dos, mais jamais en gardant leur attitude normale ou leur équilibre. Dans de tels cas, je me suis assuré que les lésions étaient bornées au cervelet, et que les résultats n'étaient pas dus à des lésions des tractus sous-jacents.

Chez les grenouilles, Vulpian et Philipeaux rapportent aussi que l'ablation du cervelet ne provoque pas de désordres notables de la locomotion.

Il est plus difficile de rapporter un effet notable quelconque à la destruction du cervelet rudimentaire de ces animaux ; et certainement cette destruction n'attaque pas la faculté de la progression coordonnée, car les grenouilles qui ne conservent que leurs lobes optiques gardent leur attitude normale, et sautent quand on les irrite.

Toutefois, Goltz a remarqué, de même que dans les expériences faites par Flourens sur d'autres animaux, que les mouvements sont incertains et mal assurés. Goltz attribue aussi au cervelet quelques-unes des fonctions qui dépendent surtout des lobes optiques, à savoir : la locomotion coordonnée. Il trouve que si, seul des centres encéphaliques, le cervelet est laissé en place, une grenouille peut encore sauter lorsqu'on l'irrite. Devons-nous considérer les fonctions du cervelet et des lobes optiques comme étant plus intimement liées dans le cas de la grenouille que chez les autres animaux? C'est ce que nous ne saurions dire avec exactitude, mais c'est très-probable, si les faits rapportés par Goltz sont exacts. Toutefois une distinc-

tion exacte est plus difficile dans le cas de la grenouille que chez les autres animaux, et la coordination de mouvements d'ensemble dans leurs centres
spinaux est à tel point plus considérable, que la progression en avant peut n'être qu'une réaction réflexe
spinale.

Il n'est pas facile de s'assurer si les autres animaux
conservent réellement la faculté de locomotion quand
le cervelet seul demeure en place ; mais j'ai vu que lorsque chez les poissons le cerveau et les lobes optiques
étaient enlevés, la faculté de la locomotion était anéan-
tie, et que l'irritation cutanée n'engendrait plus que
des actes réflexes de la queue ou des nageoires. Il en
résulta un changement de position, mais aucun acte
natatoire vraiment coordonné ne fut provoqué. Ces
faits joints aux faits pathologiques chez l'homme tendent à établir que le cervelet n'est pas particulièrement intéressé dans la coordination de la locomotion,
fonction que pour de bonnes raisons nous localisons
dans les lobes optiques.

Les expériences qui précèdent établissent, avec un
degré d'uniformité remarquable dans tous les genres
d'animaux, que les lésions mécaniques du cervelet
provoquent tout d'abord, sinon d'une manière permanente, des désordres de l'équilibre tels, que la station
et la locomotion deviennent difficiles et parfois impossibles. Ce n'est pas que les muscles soient paralysés, ou que les mouvements coordonnés de locomotion soient devenus impossibles, car l'animal
conserve la faculté de s'agiter volontairement, et les

combinaisons coordonnées de contractions musculaires engagées dans la locomotion peuvent être voulues ou excitées comme auparavant, mais elles ne
sont plus coordonnées avec la position du corps dans
l'espace, et par suite l'animal dans ses efforts pour
marcher trébuche, vacille, ou patauge sans pouvoir
arriver à rien.

35. Plusieurs théories ont été mises en avant pour
expliquer le mécanisme de ces perturbations remarquables de l'équilibre. Brown-Séquard remarque
avec justesse que nous devons en tous cas nous pré-
munir contre le danger consistant à confondre les
effets de la lésion d'un organe avec les effets susceptibles de se montrer par suite de perturbation mécanique ou d'irritation de parties voisines ou sous-jacentes pendant l'acte opératoire nécessaire. Sans
perdre cette idée de vue, Brown-Séquard arrive à
cette conclusion : que les désordres du mouvement
consécutifs aux lésions mécaniques du cervelet sont
en réalité provoqués par l'irritation des organes voisins. Tandis qu'il faut admettre que les lésions des
régions voisines et sous-jacentes peuvent causer des
troubles dans les mouvements (fait qui concorde
parfaitement avec les expériences faites sur les tubercules quadrijumeaux et le pont de Varole), la théorie
d'après laquelle les lésions du cervelet n'agiraient
qu'indirectement de cette façon ne s'accorde nulle-
ment avec les faits positifs d'expériences bien dirigées
des autres observateurs, et faites suivant des méthodes différentes. Vulpian trouve que les lésions du

cervelet produisent des désordres dans l'équilibre, lorsque les opérations sont faites avec toutes les pré cautions possibles pour éviter les troubles des organes voisins, et mes propres expériences s'accordent entièrement avec celles de Vulpian. Weir-Mitchell trouve aussi que la congélation du cervelet par un jet d'éther pulvérisé engendre des troubles analogues à ceux qui résultent d'une destruction mécanique, méthode qui évite entièrement toute lésion indirecte des organes voisins. La destruction du cervelet par des substances chimiques, et par le cautère, fait naître des désordres de l'équilibre, faits qui tendent à faire rejeter la théorie proposée par Brown-Séquard.

Mais tandis que Vulpian et Weir-Mitchell trouvent que les lésions limitées au cervelet suffisent pour provoquer des désordres de l'équilibre, je ne puis croire que l'on ait une garantie entière en n'attribuant les résultats qu'aux lésions irritantes de cet organe. Vulpian pense que ce fait que les désordres de l'équilibre sont plus prononcés lorsque les lésions affectent les parties profondes du cervelet, parties qui sont susceptibles d'irritation mécanique, tend à établir que les désordres sont dus principalement, sinon entièrement, à l'irritation des pédoncules cérébelleux. Weir-Mitchell pense que la congestion qui suit le refroidissement de la surface du cervelet agit comme un irritant vital. Mais dans ce dernier cas nous avons évidemment affaire à une congestion paralytique ou passive, condition qui ne coïncide pas avec l'irritation active, si nous avons à juger des effets du refroidissement sur les autres tissus et organes. Des expériences faites par d'autres méthodes et sur d'autres parties de l'encéphale nous permettent de trouver, sans grande difficulté, quand c'est à des lésions d'irritation et quand c'est à des lésions de destruction que nous avons affaire.

La conséquence de l'ablation mécanique de la surface des hémisphères, qui, de même que l'écorce du cervelet, est insensible à l'irritation mécanique, n'est pas l'irritation, ainsi que nous le démontrerons plus tard, mais la suppression de l'activité fonctionnelle de cette partie, et nous n'avons pas plus de raisons pour considérer les lésions mécaniques comme une cause d'irritation, dans un cas plutôt que dans l'autre. Mais outre les lésions mécaniques, les lésions causées par d'autres méthodes, telles que par les agents chimiques et par le cautère, entraînent la perte de fonction de la partie lésée, et non l'irritation. Et de plus, si l'on considère que les désordres de l'équilibre continuent longtemps après l'acte opératoire immédiat, et longtemps après que toute trace de l'irritation active a disparu, nous ne pouvons, en présence de ces faits, attribuer les troubles aux seules lésions irritantes du cervelet.

J'essayerai de démontrer que les lésions irritantes et les lésions destructives sont toutes deux susceptibles de provoquer des désordres de l'équilibre, mais que les effets sont absolument contraires.

Toutefois, sans essayer maintenant de différencier les résultats de l'irritation de ceux de l'anéantissement de la fonction, nous pouvons considérer comme un fait suffisamment établi que les lésions du cervelet, en tant que telles, peuvent provoquer des troubles de l'équilibre sans lésion indirecte des organes voisins.

56. Nous n'avons considéré jusqu'ici que le fait général que les lésions du cervelet entraînent des désordres de l'équilibre, sans essayer de déterminer si l'équilibre est détruit dans un sens plutôt que dans un autre, selon la situation de la lésion. Toutefois ceci mérite une attention particulière, car ce fait sert à jeter une lumière considérable sur le mécanisme de l'équilibre, et sur la véritable cause des désordres qui suivent les lésions du cervelet.

De très-grandes difficultés se rencontrent dans la détermination expérimentale de la question, à cause de la position du cervelet, et à cause du danger qu'il y a à léser d'autres organes importants, lésions qui entraînent des complications qu'il est difficile d'analyser et de rapporter à leur véritable cause. De là une source fertile de désaccord dans les résultats obtenus par les différents expérimentateurs.

Quand le cervelet est divisé exactement sur la ligne médiane, dans le sens antéro-postérieur, on voit que les troubles de l'équilibre, s'.l y en a, sont de peu d'importance, et il n'y a pas trace de cette tendance au vacillement ou à la rotation qui caractérise les lésions indéterminées de cet organe. L'on voit aussi que lorsqu'on provoque des lésions aussi symétriques que possible, des deux côtés, les désordres de l'équilibre sont relativement légers. Toutefois, quand les lésions sont faites sans symétrie, ou d'un côté seulement, les désordres de l'équilibre sont plus manifestes et l'équilibre est détruit dans des sens différents selon le siége de la lésion.

Quand la partie antérieure du lobe moyen du cervelet (fig. 16, 3) est lésée, l'animal tend à tomber en avant, et dans ses efforts pour marcher il trébuche, ou tombe sur sa face (Flourens, Renzi). Quand la partie postérieure du lobe moyen du cervelet (fig. 16, 2) est blessée, la tête est tirée en arrière, et il y a une tendance continuelle à tomber en arrière lorsque l'animal essaye de marcher. Je me suis assuré de ce fait par des expériences attentives sur un singe.

L'occipital était enlevé au-dessus du *pressoir d'Hérophile* et la tente du cervelet fut ouverte avec précautions, de manière à éviter la déchirure des sinus veineux. Avec un fil de fer rouge, la partie postérieure du lobe moyen (declive monticuli, fig. 16, 2) fut percée et exactement déchirée sur la ligne médiane, la lésion, ainsi que le révéla l'autopsie, étant absolument limitée à la région indiquée. Immédiatement après l'opération, la tête de l'animal fut tirée en arrière par la contraction tonique. Ceci ne dura que quelques secondes, et l'animal, en revenant de sa stupeur narcotique, tomba sur le dos en essayant de se dresser debout. Il pouvait rester assis tranquillement en se tenant à quelque support, mais s'il le lâchait, il tendait constamment à tomber sur son dos, ce qui lui arrivait souvent. Quand il essayait de courir, il tendait à

tomber ou à trébucher en arrière. Cette tendance rétrograde dura toute la journée de l'opération et presque entièrement le jour suivant, où on le chloroforma
jusqu'à ce que mort s'ensuivît, pour examiner la lésion. Ainsi que nous venons de le dire, on trouva toute
la substance grise de la partie postérieure du lobe
médian détruite. Il n'existait aucune autre lésion
dans le cervelet ou autre part.

Ces expériences trouvent une confirmation importante dans ce fait clinique, que la rétraction de la tête
et la tendance à tomber en arrière est un symptôme
très-fréquent des maladies du lobe moyen du cervelet.
Bien qu'il soit toujours très-difficile de localiser l'é-
tendue de l'influence des conditions morbides, le fait
que la rétraction de la tête accompagne si fréquemment les maladies de cette partie du cervelet a une
grande signification en ce qui concerne ses rapports
avec les résultats dus à la physiologie expérimentale,
et avec d'autres phénomènes que nous décrirons ultérieurement.

Pour ce qui touche aux effets des lésions des lobes
latéraux du cervelet, il y a quelque différence d'opinion relativement à la direction dans laquelle se manifestent les désordres de l'équilibre. Magendie a
découvert que la division du pédoncule médian faisait tourner l'animal autour de son axe, avec une
rapidité incroyable, du côté où le pédoncule était
coupé. Par exemple, l'animal tournait de droite à
gauche si c'était le pédoncule gauche qu'on avait
coupé. Les animaux ainsi opérés et placés dans leur

cage avec de la paille tournaient incessamment et finissaient par s'empaqueter dans la paille, comme une bouteille prête à être expédiée. Cette expérience a été répétée par d'autres physiologistes et confirmée par Schiff, Vulpian, etc., bien que Longet et Lussana décrivent la rotation comme s'opérant vers le côté intact.

L'évidence est toutefois en faveur de ce fait que la rotation se fait le plus habituellement du côté lésé. Quand la rotation est sur le point de se produire, on observe généralement une torsion très-remarquable, ou déviation spirale de la tête et du tronc, qui semble porter l'animal d'une manière irrésistible autour de son axe longitudinal. Ainsi, lors de la division du pédoncule gauche, la tête se tord en arrière et à droite ; le côté gauche de la face est dirigé en bas, la face dorsale de la colonne se dirige à gauche et en bas, de sorte que le thorax et les pattes de devant sont dirigés en haut, dans l'air. Cette manœuvre a pour résultat de faire rouler l'animal de droite à gauche, sur son axe. Cette rotation s'accompagne d'une déviation remarquable des yeux, que Magendie a le premier observée. L'œil du côté de la lésion regarde en bas et en dedans, tandis que l'œil du côté sain regarde en haut et en arrière. Cette direction en haut et en arrière de l'œil droit coïncide avec la torsion du cou en arrière et à droite, qui, jointe à la torsion déjà décrite de la colonne, se termine par la rotation du corps entier à gauche.

Ceci toutefois se produit chez un animal soutenu par quatre pattes, à axe vertébral parallèle au sol comme chez le lapin. Le même animal, pivotant sur ses membres postérieurs, tournerait autour de son axe vertical, et vu de face semblerait tourner de gauche droite. Par conséquent nous nous attendrions à ce que chez l'homme, dont l'axe est vertical, la même lésion qui fait tourner l'animal à gauche fît tourner l'homme de gauche à droite en apparence. Si l'homme était placé à terre dans la position du quadrupède, la même impulsion qui engendre la rotation autour d'un axe vertical de gauche à droite ferait rouler le corps à gauche. Cette différence apparente dans des cas en réalité identiques peut, lorsqu'on observe avec attention les conditions, servir à expliquer quelques-unes des différences que l'on rencontre dans la relation de la direction où se trouve dérangé l'équilibre, lorsque ce trouble est le résultat de lésions du pédoncule cérébelleux moyen.

J'ai parlé de la blessure du pédoncule moyen comme si elle représentait la même lésion que la lésion directe du lobe latéral lui-même, et c'est là le cas en réalité. A ce propos se rencontrent aussi quelques divergences d'opinion relativement à la direction dans laquelle l'équilibre est troublé, mais le plus souvent, d'après les recherches récentes de Hitzig (*Untersuchungen über das Gehirn*, p. 268), recherches avec lesquelles les miennes concordent, la rotation se fait du côté où est la blessure, quand une lésion étendue est faite au lobe latéral gauche. Dans les expériences de Hitzig les animaux roulaient du côté de la lésion, aussi rapidement et aussi longtemps que dans les expériences de Magendie sur la section du pédoncule moyen.

Toutefois les résultats dépendent beaucoup de l'étendue et de la situation de la lésion dans le lobe latéral. Si la lésion affecte la totalité du lobe, il y a tendance à tourner du côté malade, c'est-à-dire du côté sain, si l'axe est vertical. Si toutefois la lésion est limitée, le trouble de l'équilibre peut ne pas être suffisant pour provoquer la rotation, et l'animal peut tomber du côté opposé. Ainsi, je découvris le lobe latéral gauche du cervelet d'un singe, et au moyen du cautère je détruisis la surface du lobule postéro- supérieur (fig. 16, 4), sur la profondeur d'un quart de pouce ; la lésion, ainsi que l'établit une autopsie attentive, étant entièrement limitée à cette région. Tout d'abord le trouble de l'équilibre fut très-considérable, l'animal avait une tendance à tomber en arrière et à droite, mais ce mouvement était quelquefois si violent, que, combiné avec la rotation spinale, il faisait rouler l'animal sur son côté gauche. Après un examen attentif de l'animal durant vingt-quatre heures, je reconnus que la tendance à tomber en arrière et à droite continuait quand l'animal essayait de changer de place. Cette expérience, faite avec attention, montre qu'avec une lésion limitée du lobe latéral gauche en un certain point il y a tendance à tomber du côté opposé.

L'on a noté qu'en même temps que ces troubles

de l'équilibres consécutif à des lésions du cervelet
il se produisait des déviations temporaires ou permanentes des yeux, du nystagmus ou oscillation
des globes. Nous nous occuperons des rapports de
ces phénomènes avec les autres troubles moteurs,
lorsque nous aurons décrit les résultat obtenus par
l'irritation électrique du cervelet.

37. Dans un article que j'ai publié dans « West Riding Asylum Reports » (vol. III, 1873), j'ai décrit cer
tains phénomènes remarquables ayant des rapports
particuliers avec les mouvements oculaires qui se produisent lors de l'irritation de diverses parties du cervelet des lapins, par la méthode électrique que j'avais
employée dans la recherche des fonctions des hémisphères cérébraux. (Pour les détails et critiques de
cette méthode, voy. chap. vii.) Depuis lors j'ai fait de
nombreuses expériences du même genre sur le cervelet d'animaux différents, particulièrement des
singes. J'avais trouvé l'expérimentation sur le cervelet des lapins entourée de nombreuses difficultés.
Celles-ci ont augmenté plus qu'elles n'ont diminué
dans les recherches ultérieures, et j'ai souvent dés-
espéré de pouvoir obtenir des résultats satisfaisants.
J'ai tenté la mise à découvert du cervelet chez plusieurs animaux, mais la mortalité a été grande, et
je l'ai réussie chez un nombre relativement faible.
Bien que des recherches plus étendues soient encore
à désirer, les expériences que j'ai faites sur les chats,
chiens et singes, confirment entièrement mes expériences sur les lapins, en ce qui concerne l'influence

de l'irritation du cervelet sur les mouvements de l'œil. Elles montrent la relation qu'il y a entre ces mouvements et les adaptations corporelles d'équilibre auxquelles elles sont associées, ainsi que je l'ai montré.

ÉLECTRISATION DU CERVELET DES SINGES

Le cervelet du singe est à tel point débordé par les hémisphères cérébraux, qu'il est impossible de le découvrir entièrement pour l'expérimentation. Les résultats suivants ont été obtenus par des expériences plus ou moins réussies faites sur douze singes, bien que l'on n'ait pu faire sur quelques-uns d'entre eux que des explorations partielles. Les parties les plus accessibles sont le processus vermiformis, la face postérieure et supérieure des lobes latéraux, bien que parfois l'on puisse atteindre d'autres régions, ainsi que le fera voir cette description.

1 Pyramide du lobe moyen (*Pyramis vermis*), (fig. 16).

Les deux yeux tournent à gauche ou à droite, dans un plan horizontal, selon que les électrodes sont appliquées à gauche ou à droite de cette partie, dans toute son étendue.

2 Processus vermiforme supérieur (extrémité postérieure), monticules déclives (fig. 16,2). *Les deux yeux regardent directement en bas* quand les électrodes sont appliquées directement sur le milieu de cette proéminence;

a monticules déclives (côté gauche) (fig. 16 *a*). *Les deux yeux regardent en bas et à gauche.*

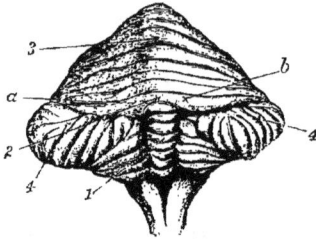

Fig. 16. — Cervelet du singe vu par en haut et en arrière. — 1, pyramide du lobe moyen. — 2, monticules déclives ou extrémité postérieure du processus vermiforme supérieur. — 3, monticulus cerebelli ou extrémité antérieure du processus vermiforme supérieur. — 4, lobule postéro-supérieur, ou semi-lunaire du lobe latéral du cervelet. (Pour plus de détail sur les chiffres, voir le texte.)

b monticules déclives (côté droit) (fig. 16 *b*). *Les deux yeux regardent en bas et à droite.*

3 Processus vermiforme supérieur. Extrémité antérieure (*monticulus cerebelli*) (fig. 16,3).

a ligne médiane. *Les deux yeux regardent directement en haut.*

b côté gauche. *Les deux yeux regardent diagonalement en haut et à gauche* (pas de rotation).

c côté droit. *Les deux yeux regardent diagonalement en haut et à droite* (pas de rotation).

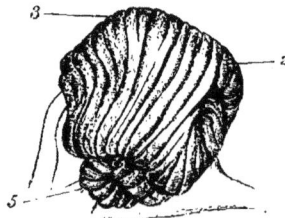

Fig. 17. — Cervelet du singe vu du côté gauche. — 2, monticules déclives. — 3, monticulus cerebelli. — 5, flocculus.

4 Lobe latéral. Lobule semilunaire (fig. 16, 4).

Côté gauche. *Les deux yeux regardent en haut et tournent à gauche.*

Côté droit. *Les deux yeux regardent en haut et tournent à droite.*

Ces résultats ont été obtenus par de nombreuses expériences sur cette région, et présentent un remar-

quable degré d'uniformité, aucune distinction ultérieure apparente de centres spéciaux dans la partie
postérieure du lobe latéral ne se faisant remarquer.

Flocculus (fig. 17, 5).

Ce n'est qu'en deux occasions que j'ai pu placer
les électrodes avec succès et sans complications sur
cette partie.

*Les deux yeux tournent sur leurs axes antéro-posté-
rieurs.*

Les méridiens verticaux restaient parallèles, l'extrémité supérieure se mouvant tantôt dans le sens,
tantôt dans le sens inverse des aiguilles d'une montre, selon que les électrodes étaient portées sur diverses parties du flocculus, mais la position exacte
des électrodes dans chaque cas ne pouvait être exactement déterminée.

58. Outre ces mouvements des yeux, il se produisait aussi quelques mouvements de la tête et des
membres.

Dans quelques-unes de mes expériences où la tête
était maintenue dans une position fixe, de manière
à pouvoir facilement surveiller les yeux —méthode
que j'avais adoptée dans mes expériences sur les lapins, — on ne pouvait noter que les mouvements des
yeux et des membres, quand il y en avait; mais, si
la tête était laissée libre, les mouvements de la tête
coïncidaient souvent avec ceux des yeux.

Ainsi, on irritait la partie antérieure du lobe médian (*monticulus*); si les yeux regardaient en haut,
la tête était rejetée en arrière. De temps à autre on

observait une tendance à étendre les jambes, et quelques mouvements spasmodiques des bras, dont on ne pouvait définir d'une manière satisfaisante l'étendue et le caractère.

L'on peut dire que l'extension en arrière de la tête et des membres était en réalité due à ce que le courant était transmis aux tubercules quadrijumeaux qui, irrités, produisent ce résultat d'une manière très-marquée, mais il n'en est pas ainsi ; ce qui le prouve, c'est ce fait que l'irritation transmise ou appliquée directement aux testes excite invariablement un aboiement soudain ou un gémissement. J'ai parfois observé ce fait, lorsqu'en irritant la partie antérieure du cervelet, je m'étais trop approché des testes. Ce cri soudain est une bonne preuve de la localisation ou de la non-localisation de l'irritation dans le cervelet même. Ainsi, en l'absence de cette manifestation, l'on conclura que l'extension de la tête, les yeux regardant en haut, est un résultat distinct de l'irritation de la partie antérieure du lobe médian du cervelet lui-même, toute transmission de courant étant mise de côté.

L'abaissement des yeux qui résulte de l'irritation de la partie postérieure, ou déclivité, du processus vermiforme supérieur, est associé à un mouvement en avant ou en bas de la tête. Le mouvement en haut et en dehors (à droite ou à gauche) des yeux, résultant de l'irritation des lobes postéro-supérieurs, est accompagné d'un mouvement en arrière et en haut de la tête, à droite ou à gauche, selon que l'on a excité le côté droit ou le côté gauche du cervelet.

A ces mouvements de la tête et des yeux sont généralement associés quelques mouvements des
membres, du même côté du corps ; par exemple à
gauche quand on irrite la moitié gauche du cervelet ;
mais leur nature ou leur étendue exacte est très-
difficile à connaître à cause de leur caractère brusque
et spasmodique.

En même temps que se produisent ces effets, on
observe une contraction des pupilles, lorsqu'on irrite
le cervelet. La contraction est plus particulièrement
marquée du même côté, et j'ai vu la pupille d'un
côté (celle qui correspond à la moitié du cervelet
qu'on a mise à découvert) rester contractée après que
l'irritation électrique eut cessé depuis quelque temps.

Je n'ai jamais observé de vomissements ni de signes de l'irritation des organes génitaux chez un
seul des animaux soumis à mes expériences, bien
que j'aie particulièrement dirigé mon attention sur
ce point.

Il faut aussi noter, en ce qui concerne l'irritation
électrique du cervelet, que parfois l'excitation est
absolument sans effet au commencement, et qu'après
un certain laps de temps les phénomènes surviennent avec une grande précision. Je n'ai pu m'assurer, en ce qui concerne ces variations, si elles dépendent du degré d'anesthésie, ou de la commotion, ou si elles en sont indépendantes. Quelle que
soit la cause, l'excitabilité du cervelet est sujette à
des variations qui rendent difficiles les recherches,

et qui peuvent facilement conduire à des résultats
en apparence contradictoires, si l'on ne fait pas assez
attention. Souvent, après l'application des électrodes,
il survient du nystagmus qui dure quelque temps;
de sorte que, si l'on n'attend le temps nécessaire pour
que cette irritation disparaisse, les résultats de l'application des électrodes en un autre point se mêlent
à tel point à ceux de l'irritation précédente, que l'a-
nalyse devient impossible. Les résultats rapportés
plus haut sont ceux que j'ai obtenus après des expériences attentives et réitérées sur différents animaux,
en observant attentivement les précautions que j'ai
indiquées comme nécessaires.

ÉLECTRISATION DU CERVELET DES LAPINS

39. Les résultats suivants ont été déjà exposés en
détail dans les « West Riding Asylum Reports »,
vol. III, 1875.

Le cervelet du lapin est divisé en un certain nombre de lobules plus distincts les uns des autres
que chez les singes et autres animaux supérieurs.
Je n'essaye pas ici de faire une nomenclature homologue, je ne fais que décrire les effets dans
leurs rapports avec la position des électrodes telle
qu'elle est indiquée dans les figures ci-jointes (fig.
18, 19).

Lobe médian.

Partie supérieure (1). *Les deux yeux regardent à
droite sur un plan horizontal.*

Partie moyenne (2). } Les deux yeux regardent à
Partie inférieure (5). }
gauche dans un plan horizontal.

D'après ces résultats, il semblerait que les diverses divisions du lobe médian diffèrent par leur action en ce qui concerne les mouvements latéraux des yeux. Il n'y a toutefois aucune distinction dans la partie correspondante du cerveau du singe, le mouvement à gauche ou à droite dépendant de ce que l'on a appliqué les électrodes à gauche ou à droite. Je n'ai pas vérifié de nouveau ces résultats sur le lapin, et par conséquent il n'est pas improbable que ces différences soient en partie, sinon entièrement dues à la position des électrodes par rapport à la ligne médiane, fait dont l'importance a été plus particulièrement démontrée par les expériences suivantes. Toutefois, le fait essentiel est le plan dans lequel se meuvent les yeux.

Lobe latéral, côté gauche.

Lobule supérieur (4). *Rotation en haut et en dedans de l'œil gauche; rotation en bas et en dehors de l'œil droit.*

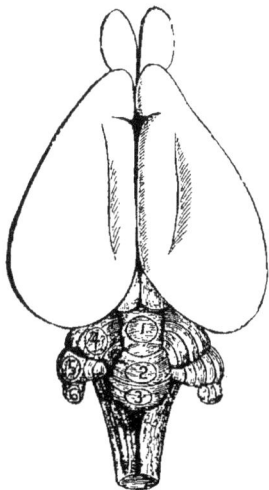

F. 18. — Surface supérieure du cerveau et du cervelet du Lapin. — L'explication des chiffres se trouve dans le texte.

Lobule moyen (5). *Rotation en haut et en dehors de l'œil gauche; rotation en bas et en dedans de l'œil droit.*

Lobule inférieur (6). *Les deux yeux tournent à droite sur leur axe antéro-postérieur.*

Lobule inféro-antérieur. En apparence, rotation inverse de celle décrite au (6) (une seule observation).

8. Partie antérieure du cervelet (position non exactement déterminée; une seule observation). *Les deux yeux regardent en haut,* puis oscillent de haut en bas.

Outre ces mouvements des yeux, on notait une saillie en avant des globes oculaires et une augmentation de la convexité de la cornée, avec quelque dilatation des narines.

Une autre expérience récente, sans effort pour arriver à une localisation exacte, a confirmé le fait des mouvements de l'œil, et a montré aussi qu'il se produisait des mouvements des membres du même côté que l'irritation. On pouvait aussi observer durant la stimulation une certaine agitation des oreilles.

Le fait général des mouvements des yeux, membres, narines et oreilles, a été noté dans quelques expériences sur le cervelet des rats. On n'a toutefois pas fait d'expériences de localisation sur ces animaux.

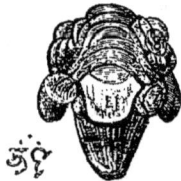

Fig. 19. — Face antérieure du cervelet du Lapin. — E est sur la surface de section du pont de Varole. — L'explication des chiffres se trouve dans le texte.

J'ai aussi fait des expériences sur le cervelet du chat et du chien; plusieurs sans effet, mais quelques-unes avec assez de succès en ce qui concerne l'étendue de l'exploration et l'exactitude des résultats.

40. Lobe moyen.

1. Pyramide (fig. 20, 1.)

a. Côté gauche. *Les deux yeux regardent à gauche.*

b. Côté droit. *Les deux yeux regardent à droite.*

Processus vermiforme supérieur.

2. Extrémité postérieure (déclive) (fig. 20, 2).

a. Milieu. *Les deux yeux regardent en bas.*

b. Côté gauche. *Les deux yeux regardent en bas et à gauche.*

c. Côté droit. *Les deux yeux regardent en bas et à droite.*

3. *Lobe latéral.*

4. Lobule postéro-supérieur (droit) (fig. 20, 4). *Les deux yeux regardent en haut et à droite, tournant sur leurs axes.*

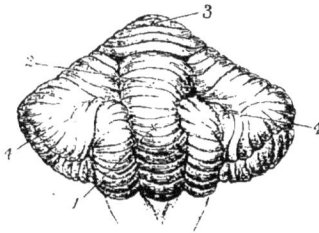

Fig. 20. — Cervelet du chien vu par derrière et en haut. — 1, pyramide du lobe médian. — 2, extrémité postérieure du processus vermiforme supérieur. — 4, lobule postéro-supérieur du lobe latéral du cervelet.

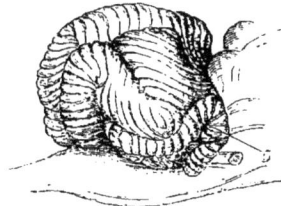

Fig. 21. — Côté droit du cervelet du Chien. — 5, flocculus.

Ce mouvement résulte de l'irritation appliquée aux divers points de ce lobe.

5. Flocculus (droit) (fig. 21, 5).

Rotation des globes oculaires sur leurs axes antéro-postérieurs parfois à droite, parfois à gauche, selon que les électrodes étaient appliquées sur divers points de cette région ; mais la position ne pouvait être exactement déterminée.

Chez le chien j'ai aussi observé des mouvements des membres, narines et oreilles, durant l'irritation du cervelet. La tête étant fixée, les mouvements qui auraient pu être provoqués, s'il y en avait, étaient rendus impossibles.

Des expériences sur le cervelet du chat conduisaient aux mêmes résultats essentiels, lors de la stimulation des régions correspondantes, ainsi que le montreront les faits suivants.

ÉLECTRISATION DU CERVELET CHEZ LES CHATS

Lobe moyen.

1. Pyramide (ici recourbée en forme d'S) (fig. 22, 1 *a*, 1 *b*).

a. Courbe droite. *Les deux yeux regardent à droite.*

b. Courbe gauche. *Les deux yeux regardent à gauche.*

2. Processus vermiforme supérieur.

Extrémité postérieure (déclive) (fig. 22, 2).

a. Milieu. *Les deux yeux regardent en bas.*

b. Côté gauche. *Les deux yeux regardent en bas et à gauche.*

c. Côté droit. *Les deux yeux regardent en bas et à droite.*

Lobe latéral (fig. 22, 4).

3. Lobule postérieur et supérieur, points différents.

Gauche. Les deux yeux regardent en haut et à gauche.

Droite. Les deux yeux regardent en haut et à droite.

Outre ces mouvements des globes oculaires, on observa que, lors de l'irritation du côté gauche du cervelet, la pupille gauche se contracta et les membres gauches s'agitèrent. Des mouvements de la tête, s'il y en avait, ne furent pas remarqués.

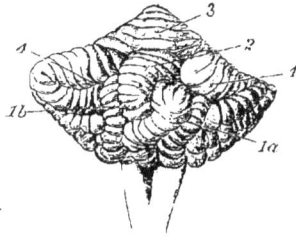

Fig. 22. — Cervelet du Chat. Surface postéro-supérieure. — 1, pyramide en forme d'S du lobe moyen. — 2, déclive. — 3, extrémité antérieure du lobe moyen (monticulus).—4, Lobule postéro-supérieur.

Chez le chat et le chien, il est difficile d'atteindre le cervelet, et à cause de la proximité de sinus veineux volumineux des hémorrhagies abondantes et souvent mortelles suivent les efforts tentés pour arriver à découvrir complétement cet organe ; c'est pourquoi je n'ai encore pu arriver à des conclusions certaines en ce qui concerne l'irritation d'autres régions.

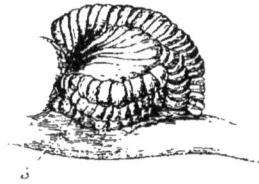

Fig. 25. — Côté gauche du cervelet du Chat. — 5, région flocculaire.

Ces résultats, bien qu'incomplets, servent plus particulièrement à indiquer l'homologie de fonction qu'il y a entre le cervelet du chat et du chien, et celui du singe et du lapin, qui ont été plus complétement et plus souvent étudiés.

Pour établir des comparaisons, quelques expériences ont été faites sur le cervelet du pigeon et de poissons (carpe).

ÉLECTRISATION DU CERVELET DU PIGEON

41. L'irritation du cervelet chez les pigeons ne provoque pas de mouvements des globes oculaires ; mais selon que les électrodes sont appliquées à droite ou à gauche, la tête est tirée en arrière et du même côté, et souvent l'aile du même côté bat et la patte se rétracte.

ÉLECTRISATION DU CERVELET DU POISSON (CARPE)

L'irritation du côté droit fait saillir en avant l'œil du même côté ; la queue s'incurve à droite, et les na-

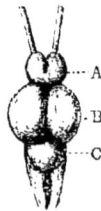

Fig. 24. — Cerveau du Pigeon.
C, cervelet.

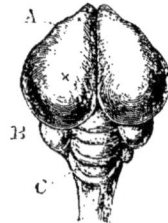

Fig. 25. — Cerveau d'une Carpe.
C, cervelet.

geoires s'étalent. L'irritation du côté gauche donne naissance exactement aux mêmes phénomènes à gau-

che; tandis que l'irritation du milieu du cervelet fait
saillir les deux yeux en avant, la queue s'incurve en
haut vers la tête, et les nageoires s'étalent. État d'opisthotonos.

42. Les expériences sur le cervelet des mammifères jettent une vive lumière sur certains phénomènes
que l'on observe fréquemment lors de maladies ou de
lésions du cervelet, et expliquent entre autres choses
la présence du nystagmus ou de déviations oculaires
persistantes, accompagnées de troubles de l'équilibre.

Elles sont remarquablement confirmées par les
phénomènes que l'on observe sur l'homme quand un
courant galvanique traverse le crâne transversalement
à la région cérébelleuse, et elles donnent à ces faits
une importante signification. Ces phénomènes ont été
d'abord décrits par Purkinje (*Rust's Magazin*, 1827), et
plus récemment encore ils ont été très-complétement
étudiés par Hitzig (*Untersuch. über das Gehirn*, p. 198
et seq.). Quand un courant galvanique d'intensité
moyenne passe au travers de la tête, en plaçant les
pôles de la batterie dans les fosses mastoïdes derrière
les oreilles, l'individu ressent une impression de vertige pendant lequel les rapports de son corps avec les
objets environnants sont ou semblent être altérés, ou
bien les objets extérieurs semblent changer dans
leurs rapports avec lui. La direction suivant laquelle
se dérange l'équilibre, ou suivant laquelle semblent
se mouvoir les objets extérieurs, dépend de la direction du courant au travers de la tête. Quand le pôle

positif ou anode est placé dans la fosse mastoïde droite, et le pôle négatif ou kathode dans la gauche, de manière que le courant passe de droite à gauche, au moment où le circuit est fermé, la tête et le corps s'affaissent subitement vers l'anode, tandis que les objets extérieurs semblent tourbillonner de droite à gauche. La direction suivant laquelle semblent se mouvoir les objets extérieurs est comparée par Purkinje au mouvement d'une roue parallèle au visage se mouvant de droite à gauche. Quand les yeux sont fermés, c'est l'individu qui croit tourner; il sent comme s'il était subitement entraîné de droite à gauche, ou comme si la base de sustentation gauche lui eût été tout à coup enlevée. La direction est exactement inverse quand le pôle positif est placé à gauche, et le négatif à droite, ou bien quand les électrodes gardent leur position primitive, le circuit étant interrompu.

Hitzig a découvert que, au moment où la tête se meut vers l'anode, les globes oculaires se meuvent dans le même sens, et souvent se mettent à osciller ; c'est du nystagmus. Les déviations des yeux sont des combinaisons de mouvements latéraux et rotatoires.

Si nous séparons les effets objectifs des effets subjectifs du courant galvanique ainsi dirigé au travers de la tête, nous voyons, dans l'inclinaison de la tête et des yeux du côté de l'anode, essentiellement les phénomènes qui résultent de l'application directe des électrodes au même côté du cervelet, car, ainsi que le

montrent les expériences précédentes, la direction
prédominante des yeux et de la tête est du même côté
avec quelque peu de mouvement diagonal ou rotatoire. Ceci nous fournit de bonnes raisons pour attribuer les phénomènes à l'irritation du cervelet du
côté de l'anode. Cette opinion est complétement appuyée par les résultats des expériences de Hitzig sur
l'excitabilité galvanique des hémisphères cérébraux,
où il vit que l'irritation provenait presque exclu-
sivement de l'anode. Le fait s'accorde avec cette
loi de l'électrotonus d'après laquelle la rupture du
circuit renverse les conditions de l'incitation, le kathode devenant le point de l'irritation. Ainsi, lors de
l'interruption du circuit, l'autre moitié du cervelet
est irritée, et tous les phénomènes objectifs, savoir
l'inclinaison de la tête et des yeux, se produisent en
sens inverse.

Mais en même temps que ces effets objectifs il se
produit certaines modifications de conscience qui
fournissent des indications très-significatives relativement à la nature de la coordination cérébelleuse.
Toutefois, les modifications de conscience doivent
être considérées comme coïncidant avec les actes
du cervelet, mais non comme en constituant un facteur essentiel. Le fait que l'ablation des hémisphères cérébraux annule la conscience et les actions
volontaires, sans affecter la fonction d'équilibration,
montre que la coordination d'impressions sensitives
avec une activité motrice spéciale du cervelet est un
mécanisme responsif indépendant. Par conséquent il

me semble radicalement faux d'expliquer les phénomènes objectifs par les modifications de conscience
telles que la *sensation* de vertige, ou la *sensation* de
déplacement de la base de sustentation du corps d'un
côté à l'autre. Les phénomènes subjectifs ne font
qu'accompagner les faits objectifs, et dépendent non
du cervelet, mais des hémisphères cérébraux ; de
même que les actes réflexes peuvent être accompagnés de conscience, bien que la conscience ne joue
aucun rôle dans le mécanisme même. Si nous conservons devant nos yeux ces distinctions nécessaires,
il nous sera plus facile d'interpréter la relation entre les phénomènes objectifs et subjectifs, consécutifs à l'irritation du cervelet. Au moment où la tête
et les yeux s'inclinent du côté de l'anode, les objets
extérieurs paraissent tourner en sens opposé. Si d'autre part les yeux sont maintenus fermés, la personne
soumise à l'expérience sent comme si elle tournait
dans le même sens que les objets semblent suivre
lorsqu'elle a les yeux ouverts. Le mouvement des objets extérieurs vers la gauche coïncide, ainsi que l'a
bien montré Hitzig, avec des mouvements de l'œil
vers la droite, lorsque l'anode est placée dans la fosse
mastoïde droite, et le circuit fermé. Or, c'est précisément la direction suivant laquelle semblent se mouvoir les objets quand les yeux se dévient subitement
à droite. Si l'œil droit est fixé sur quelque objet, et
si l'on en comprime le côté interne, l'objet paraîtra
se mouvoir à gauche. De même, si le globe oculaire
est poussé à gauche, l'objet paraîtra se mouvoir à

droite ; et selon que l'on poussera l'œil en haut ou en bas, l'objet paraîtra descendre ou monter.

De plus, si le corps tourne rapidement sur un axe vertical, de droite à gauche, les objets extérieurs sembleront tourner de gauche à droite ; ce phénomène continuera pendant quelque temps, après que la rotation aura cessé, à cause de la persistance des impressions de la rétine. Il survient une sensation d'instabilité et d'étourdissement, si les objets extérieurs semblent tourner, et l'acte compensateur nécessaire pour que l'équilibre soit maintenu consiste, dans le cas de rotation à gauche, dans l'inclinaison de la tête et du corps à droite, accompagnée de déviation des yeux à droite pour ne pas perdre de vue les objets, et les empêcher de sortir du champ de la vision. Le fait de diriger l'œil à droite par un effort volontaire, après que le corps a tourné de droite à gauche, suffit pour arrêter le mouvement apparent des objets qui continue après l'interruption de la rotation.

D'après ces faits, il semble que l'effet de l'irritation du côté droit du cervelet est l'acte compensateur naturel qui coïncide avec la sensation de rotation de droite à gauche, et ceci est établi d'une manière très-concluante par le fait que, lorsque les yeux sont fermés, la sensation de rotation à gauche est la seule sensation que l'on éprouve, et cela, même quand le corps se penche effectivement à droite.

Le côté droit du cervelet coordonne donc le mécanisme musculaire qui empêche le déplacement de l'équilibre vers le côté opposé, et ceci implique des

mouvements de la tête, des membres et des yeux du
côté droit. Ce sont les résultats véritables de l'application directe d'une irritation électrique au cerveau
même. De même les mouvements résultant de l'irritation de la partie antérieure du lobe médian du
cervelet, à savoir, le mouvement en arrière de la
tête, et l'extension du tronc et des membres, et l'élévation des yeux, doivent être considérés comme les
efforts compensateurs naturels pour contrebalancer
une rotation apparente en avant sur un axe horizontal. Nous pouvons donc supposer que le côté subjectif
de ces phénomènes objectifs est une sensation de
rotation comme un roue, d'arrière en avant, sur un
axe horizontal.

De même le mouvement en avant de la tête, et
l'abaissement des yeux, résultant de l'irritation de
la partie postérieure du lobe médian, sont les actes
compensateurs ou antagonistes, destinés à contre-
balancer un trouble de l'équilibre en sens inverse,
c'est-à-dire, d'avant en arrière. Par conséquent nous
pouvons supposer que l'irritation de cette partie
coïncide avec la sensation de rotation comme une
roue d'avant en arrière sur un axe horizontal.

Le cervelet semblerait donc être l'arrangement
complexe de centres individuellement différenciés,
qui en agissant ensemble règlent les diverses adaptations musculaires nécessaires au maintien de l'équilibre du corps ; chaque tendance au déplacement de
l'équilibre autour d'un axe horizontal, vertical ou
intermédiaire, agissant comme un excitant pour le

centre particulier qui appelle en jeu l'action compensatrice ou antagoniste.

Toute forme d'effort musculaire doit tendre à
rompre l'équilibre, et par conséquent nous devrions
nous attendre, dans l'hypothèse précédente, à ce que
le cervelet fût développé proportionnellement à la
variété et à la complexité de l'activité musculaire
dont l'animal est capable; les faits d'anatomie comparée établissent avec certitude l'existence de ce
rapport (Owen). Nous nous attendrions de plus à
trouver qu'une lésion qui annule l'activité fonctionnelle quelconque de l'un des centres cérébelleux se
manifeste par une tendance à la rupture de l'équilibre, dans le sens contrebalancé par ce centre. Les
faits d'expérience sont ici encore d'accord avec la
théorie. Nous avons vu que l'excitation de la partie
antérieure du lobe médian provoque les combinaisons
musculaires qui contrebalanceraient une tendance à
tomber en avant. Par conséquent la destruction de
cette partie se manifeste par une tendance à tomber
en avant. Nous voyons ici à la fois l'effet négatif provoqué par l'ablation d'un centre, et l'effet positif
exercé par les centres antagonistes qui ne sont plus
arrêtés dans leur action.

De même l'excitation de la partie postérieure du
lobe moyen appelle en jeu les adaptations musculaires nécessaires pour contrebalancer un déplacement rétrograde de l'équilibre, et, ainsi que nous
l'avons vu, la destruction de cette région se manifeste
par une tendance à tomber en arrière.

Les lobes latéraux du cervelet contiennent des
centres pour les adaptations complexes contre les déplacements latéraux, accompagnés de déplacements
en diagonale et rotatoires, du côté opposé; et, ainsi
que l'a prouvé l'expérience, les lésions des lobes latéraux se manifestent par des troubles de l'équilibre,
soit latéralement, du côté opposé à la lésion, ou, s'ils
résultent de déplacements latéral et rotatoire, par la
rotation vers le côté où siége la lésion. Les effets
des lésions des lobes latéraux peuvent donc varier,
fait qui peut expliquer quelques-unes des différences
que l'on remarque parmi les résultats obtenus par les
divers expérimentateurs.

43. Le mécanisme de la coordination cérébelleuse
est essentiellement indépendant de la conscience ou
de la volonté, c'est un exemple d'acte responsif ou
esthético-kinétique. Mais tandis que nous pouvons,
théoriquement chez tous les animaux, pratiquement
chez plusieurs d'entre eux, abolir la conscience et
la volonté par l'ablation des hémisphères cérébraux,
et malgré cela laisser intact le mécanisme de l'équilibre, pourtant à l'état normal l'activité cérébelleuse
s'associe à celle des hémisphères, et c'est cette association qui sert à expliquer plusieurs des faits qui
sembleraient contredire l'opinion que nous nous
sommes formée des fonctions du cervelet, considéré
comme un tout, et dans ses parties individuelles.

Le déplacement de l'équilibre dans une direction
quelconque non-seulement appelle en jeu par actes
réflexes les adaptations compensatrices et motrices,

mais aussi provoque des efforts conscients ou volontaires de nature également antagoniste ou compensatrice. Ainsi une tendance à tomber en avant, en
appelant réflexement en jeu les combinaisons musculaires qui tirent le corps en arrière, peut aussi exciter la conscience, et provoquer un effort volontaire
dans la même direction. Les mêmes adaptations musculaires susceptibles d'être effectuées par le cervelet
sont aussi sous l'influence de la volonté, et peuvent
être réalisées par les hémisphères cérébraux indépendamment du cervelet.

Ainsi, les lésions du cervelet, tout en mettant le
trouble dans les adaptations mécaniques contre les
perturbations de l'équilibre corporel, ne causent pas
la paralysie du mouvement volontaire des muscles intéressés dans ces actions. C'est ici un fait très-important qui, bien que nié par quelques-uns, semble établi
expérimentalement, sans qu'il puisse y avoir le moindre doute à ce sujet. Pendant le tournoiement et l'agitation les plus violents des pigeons et autres animaux
chez qui le cervelet a été détruit, il n'y a pas de
signe de paralysie musculaire. J'ai examiné avec soin
l'état du système musculaire chez des singes où la
lésion du cervelet avait causé de tels désordres dans
l'équilibre que la locomotion était devenue impossible, et j'ai vu que les mouvements volontaires de la
tête, du tronc et des membres, s'accomplissaient
librement dans la position couchée. Les faits sur
lesquels on s'est appuyé pour affirmer que les lésions
du cervelet produisent la paralysie du côté opposé du

corps sont susceptibles d'une tout autre interprétation. On a observé que les tumeurs ou extravasions apoplectiques dans une moitié du cervelet coïncident souvent avec l'hémiplégie du côté opposé du corps. Mais dans ces cas, ainsi que l'a bien montré Vulpian, l'hémiplégie n'est pas le résultat de la lésion cérébelleuse proprement dite, mais de la compression des tractus sous-jacents du pont et de la moelle. Comme ceux-ci s'entre-croisent dans la moelle allongée, l'effet de la compression par une tumeur du lobe latéral du cervelet est la paralysie du côté opposé du corps.

Les lésions du cervelet qui n'exercent pas de compression sur les tractus sous-jacents ne causent pas d'hémiplégie du côté opposé. Le lobe latéral coordonne les adaptations musculaires du même côté du corps, mais, comme celles-ci sont appelées en jeu par excitation réflexe, c'est seulement cette forme de coordination qui est suspendue par les lésions du cervelet; toutefois cet état diffère essentiellement de la paralysie des mouvements volontaires. L'effet, sous quelque nom qu'on le désigne, est direct et non croisé.

En désignant l'effet des lésions du cervelet sous le nom de paralysie de l'adaptation réflexe, je n'implique pas par là une paralysie des actes réflexes. Celle-ci, qui résulterait d'une lésion de la moelle, doit nécessairement coïncider avec la paralysie du mouvement volontaire, puisque le chemin des hémisphères serait interrompu. Ce qui est impliqué, c'est que les

mêmes combinaisons d'actes musculaires qui sont
coordonnées dans le cervelet pour le maintien de
l'équilibre sont susceptibles d'être appelées volontairement en jeu par les hémisphères cérébraux.
Ainsi, bien que les lésions du cervelet détruisent la
coordination auto-adaptatrice des combinaisons musculaires nécessaires au maintien de l'équilibre, elles
ne produisent pas la paralysie des actes volontaires
dans ces mêmes muscles. De même inversement, par
l'ablation des hémisphères cérébraux nous produi-
sons la paralysie du mouvement volontaire, mais
nous n'atteignons pas le mécanisme indépendant de
la coordination cérébelleuse. En établissant cette
distinction nécessaire, nous arrivons à comprendre
comment des lésions partielles du cervelet peuvent
ne produire qne des effets transitoires, et comment
l'on peut guérir de la destruction complète du cervelet.

Le trouble de l'équilibre est toujours plus marqué
immédiatement après la lésion du cervelet. Ceci
s'explique par la perturbation brusque du mécanisme auto-adaptateur d'où dépend surtout le maintien de l'équilibre. Toutefois, comme l'animal peut
suppléer à la perte de ce mécanisme par l'effort conscient, il acquiert avec le temps la faculté d'adaptation volontaire, et devient ainsi capable de maintenir son équilibre, quoique peut-être avec moins
d'assurance qu'auparavant.

Plus la lésion est considérable, plus est grand le
trouble du mécanisme, et plus est grande la difficulté

à effectuer par des efforts conscients toutes les adaptations musculaires nécessaires au maintien de l'équilibre. Les troubles de l'équilibre sont donc plus durables, et ce n'est qu'après un long entraînement que l'on peut remplacer par une acquisition de la volonté un mécanisme essentiellement indépendant de la conscience. Et même arriverait-on à ce point, l'attention constante nécessaire pour empêcher le déplacement de l'équilibre serait un pesant fardeau pour les facultés de l'animal; rien de plus naturel dans cet état, si les efforts musculaires divers et prolongés produisaient une grande fatigue apparente. C'est en réalité ce que Weir-Mitchell a observé sur quelques pigeons, qui plusieurs mois après avaient retrouvé l'assurance dans leurs mouvements malgré une destruction considérable du cervelet. Il observa que le travail musculaire produisait en eux une grande fatigue, et sur ce fait il basa sa théorie d'après laquelle le cervelet est une source d'énergie pour les autres centres nerveux. En ménageant les centres supérieurs, on peut en un sens dire que le cervelet est une source d'énergie ; mais la véritable cause de la fatigue observée dans le cas des pigeons n'est pas la perte de quelque réservoir hypothétique d'une énergie qui s'écoule sans cesse, mais une conséquence directe de la tension, de l'attention et de l'effort de conscience.

S'il était possible d'enlever à la fois le cervelet et le cerveau d'un pigeon sans provoquer une mort rapide, l'on pourrait prédire avec certitude qu'il ne

se produirait pas de récupération de la faculté d'é-
quilibre.

Une explication analogue peut s'appliquer à ces
cas de maladie du cervelet, que l'on a vus coexister
avec peu ou point de trouble de l'équilibre durant la
vie. Une lésion lentement progressive serait la condition la plus favorable pour qu'un effort conscient
pût peu à peu suppléer à un mécanisme auto-adaptateur qui dégénère graduellement. On peut toutefois
se demander si chez l'homme une substitution entière est possible; car on observe généralement dans
les maladies du cervelet un manque de précision et
d'énergie dans les mouvements, et une tendance
continuelle à tomber ou à trébucher.

44. Dans un chapitre précédent (chap. iv) nous
avons montré que le maintien de l'équilibre est un
exemple d'acte adaptif, responsif, ou esthético-kinétique, dépendant de la coordination, dans quelque
organe central, de certaines impressions afférentes
avec des adaptations motrices spéciales. On a vu que
les facteurs afférents de ce mécanisme sont principalement de trois sortes, savoir : impressions tactiles,
visuelles, et impressions du labyrinthe, et l'on a vu
que des troubles marqués de l'équilibre résultaient
de la perversion ou de la perturbation d'une partie
quelconque de ce système afférent. Les expériences
précédentes sur le cervelet justifient la conclusion
que le cervelet est l'organe central de cette coordination. Cette opinion est de plus confirmée par une
comparaison des troubles de l'équilibre consécutifs

à une lésion du cervelet avec ceux qui résultent d'affections de l'appareil afférent, aussi bien que par l'examen des rapports anatomiques du cervelet même.

Les impressions afférentes apportées aux centres cérébelleux et provoquant leur action ont été considérées comme des modifications physiques, opposées à des modifications psychiques, et, bien que dans les conditions normales celles-ci puissent coïncider avec des modifications de la conscience, la conscience n'est pas essentielle à l'action cérébelleuse, elle n'est même pas en rapport avec cette dernière.

Nous ne devons donc pas nous attendre à ce que des lésions du cervelet provoquent une affection ou paralysie des impressions tactiles, visuelles, ou auditives proprement dites, quand même l'on démontrerait qu'anatomiquement il y a union directe de ces nerfs avec le cervelet.

Toutefois, en ce qui concerne ce point, il y a eu des divergences d'opinion ; il nous sera utile de considérer chacune d'elles à son tour.

A une certaine époque on considéra le cervelet comme le *sensorium commune* ou siége des impressions ordinaires. Cette opinion se fondait principalement sur la continuité des colonnes postérieures de la moelle avec les tractus restiformes (5, fig. 5) ou pédoncules inférieurs du cervelet. Cette continuité a été niée par quelques-uns, mais les recherches récentes de Meynert semblent établir le fait que les corps restiformes sont des continuations croisées des colonnes postérieures, les corps restiformes d'un côté se rattachant à la colonne postérieure opposée. Les colonnes postérieures étant considérées comme le chemin de la sensation ordinaire ou tactile, l'opinion d'après laquelle le cervelet serait l'organe des sensations tactiles semblait justifiée. Mais nous avons vu que les plus récentes expériences sur les fonctions de la moelle épinière n'appuient pas cette théorie des fonctions des colonnes postérieures, car la sensation tactile n'est pas abolie par la section de ces tractus. Brown-Séquard a également montré que la section des corps restiformes ne provoque pas la perte de la sensation tactile. Si nous prenons ces faits et que nous les rapprochions des résultats de la physiologie expérimentale et des données de la pathologie humaine, nous avons des preuves accablantes pour combattre la théorie qui considère que les lésions du cervelet causent la perte de la sensation tactile. Flourens, Vulpian, etc., n'ont pas observé d'anesthésie cutanée chez les animaux privés de cervelet; mes propres expériences sur les singes concordent parfaitement avec ces résultats, la sensibilité cutanée étant conservée intacte après des lésions considérables du cervelet. Les faits observés dans les maladies cérébelleuses chez l'homme ne donnent aucune raison pour supposer que la sensibilité tactile est affectée.

Lussana a mis en avant la théorie d'après laquelle les lésions du cervelet détruisent le sens musculaire, et à ce fait il attribue les désordres de l'équilibre qui s'ensuivent. Cette hypothèse n'est pas d'accord avec l'histoire clinique des maladies du cervelet, et n'est pas soutenue par l'expérimentation physiologique. Les affections du sens musculaire ne se produisent jamais chez l'homme sans d'autres formes de l'anesthésie tactile. Il est très-difficile de juger de l'état du sens musculaire chez les animaux inférieurs généralement choisis pour l'expérience, mais j'ai observé des singes qui, par suite de la lésion de leur cervelet, étaient incapables de maintenir leur équilibre, mais qui maniaient et tenaient des objets avec autant de précision et de fermeté qu'auparavant, actes absolument incompatibles avec la perte de la sensibilité tactile ou musculaire. L'observation clinique de cas pathologiques établit le même fait. Ces phénomènes toutefois n'atteignent aucunement la théorie d'après laquelle c'est par l'intermédiaire des corps restiformes que le cervelet entre en relation avec certaines formes d'impressions tactiles qui servent à exciter la coordination nécessaire des adaptations musculaires indispensables au maintien de l'équilibre.

45. Le nerf acoustique est en rapports directs avec le cervelet, par l'intermédiaire des corps restiformes, ainsi que l'ont démontré les recherches de Lockhart-Clarke et Meynert. Meynert pense même que toutes les racines du nerf auditif passent dans le cervelet en premier lieu, et que par conséquent elles ne peuvent communiquer qu'indirectement avec les hémisphères cérébraux, probablement au

moyen des pédoncules supérieurs du cervelet ou de
la valvule de Vieussens. Cette opinion est insoutenable, car, ainsi que nous le verrons plus tard, il y a
une région particulière du cervelet dont la destruction abolit le sens de l'ouïe (66), et le sens de
l'ouïe ne paraît pas affecté chez les animaux privés
de leur cervelet. Les faits cliniques et pathologiques
plaident dans le même sens, car rien n'est plus rare
que les affections de l'ouïe liées aux maladies cérébelleuses, et cela n'a lieu que lorsque la lésion est de
nature à affecter directement les nerfs auditifs. Nous
avons vu toutefois l'importance essentielle des impressions du labyrinthe dans le mécanisme de l'é-
quilibre, et cette connexion du nerf auditif avec le
cervelet est une confirmation anatomique de l'opinion d'après laquelle le cervelet serait l'organe central de l'équilibration.

Il y a de plus une analogie remarquable entre les
effets de la lésion des canaux semi-circulaires et
ceux de la lésion ou de l'ablation de certaines parties du cervelet. Les expériences de Flourens sur les
canaux semi-circulaires montrent que les lésions des
canaux verticaux supérieurs provoquent le déplacement de l'équilibre en avant, autour d'un axe horizontal, effet qui correspond à la lésion de la partie
antérieure du lobe médian du cervelet. Les lésions
des canaux verticaux postérieurs provoquent le déplacement en arrière autour d'un axe horizontal,
effet qui correspond à la lésion de la partie postérieure du lobe médian. Les lésions des canaux hori-

zontaux provoquent le déplacement latéral ou rotatoire autour d'un axe vertical, effet qui correspond
à la lésion des lobes latéraux du cervelet.

Les expériences de Mach et de Crum-Brown ont de
plus montré que la rotation en arrière autour d'un
axe horizontal coïncide avec un accroissement de
tension dans les ampoules des canaux supérieurs
verticaux, et une diminution de tension dans les
ampoules des canaux verticaux inférieurs. La rotation en avant autour d'un axe horizontal amène les
conditions inverses, et coïncide avec un accroissement de tension dans les verticaux postérieurs, et
une diminution dans les ampoules des verticaux supérieurs. La rotation latérale autour d'un axe vertical provoque une augmentation de tension dans
l'ampoule du canal horizontal du côté d'où part la
rotation (c'est-à-dire, dans l'ampoule gauche, si la
rotation est de gauche à droite) et une diminution
de tension correspondante dans l'ampoule du canal
du côté vers lequel se dirige la rotation.

Maintenant nous pouvons supposer qu'à l'état normal ces variations symétriques en plus et en moins,
dans les ampoules opposées, peuvent s'équilibrer,
de manière que la diminution de tension qui coïncide avec un déplacement latéral de l'équilibre vers
la droite agisse comme un excitant pour le centre
compensateur ou antagoniste à gauche. De même la
diminution de tension dans les ampoules verticales
postérieures qui résulterait du déplacement en arrière de l'équilibre pourrait être supposée agir comme

irritant pour la partie postérieure du lobe moyen ;
et la diminution de tension dans les ampoules verticales supérieures, résultant du déplacement en avant
de l'équilibre, agirait de même comme excitant pour
la partie antérieure du lobe médian, et appellerait
en jeu les extenseurs de la tête et du tronc.

Toutefois, si un rouage de ce mécanisme agissait
avec plus de force que l'autre, soit par suite d'une irritation anormale de l'ampoule, ou par suite de l'ablation du mécanisme antagoniste, soit par une lésion
de l'appareil afférent ou du cervelet, l'équilibre sera
rompu dans le sens de la force prédominante, ou
force à laquelle aucun obstacle n'est opposé. Ce fait,
ainsi que j'ai autre part essayé de le montrer (*Vertige du Labyrinthe. — West Riding Asylum Reports*,
vol. V), donne l'explication des curieux phénomènes
observés dans la maladie de Ménière. Il semble qu'il
y ait ici irritation anormale des ampoules des canaux
demi-circulaires et, par conséquent, il y a aussi une
tendance (souvent réalisée) à déplacer l'équilibre
dans le sens correspondant à cet état; par exemple,
à droite quand l'irritation est dans l'ampoule horizontale gauche; en arrière quand elle affecte la
supérieure verticale; en avant quand elle affecte
l'ampoule verticale postérieure. Il y a encore un essai
de compensation dans ces cas de la part des centres
antagonistes, et cet essai est soutenu par l'effort
volontaire de telle sorte qu'un effort considérable
est produit pour contrebalancer la tendance au
déplacement.

Ceci se voit jusqu'à un certain point quand l'irritation est appliquée au cervelet lui-même chez l'homme et les animaux, car, lorsque l'irritation du côté droit du cervelet fait incliner la tête et les yeux du côté de l'anode, il y a toujours un certain degré d'action antagoniste ou compensatrice de la part de l'autre hémisphère cérébelleux, ainsi que le montrent en particulier les oscillations contraires des globes oculaires, et les efforts faits pour tenir les yeux dirigés vers le kathode. Ceci peut aussi être dû en partie à l'effort volontaire, puisque dans ces expériences l'influence des hémisphères cérébraux n'est pas exclue, et dans ces cas des modifications de conscience peuvent coïncider avec l'action du cervelet. Ainsi l'irritation d'un côté du cervelet provoque le sentiment de rotation vers le côté opposé, ou d'absence de soutien de ce même côté, puisque, l'action provoquée étant en réalité le mécanisme propre à contrebalancer ce déplacement, les deux sont indissolublement associées dans la conscience, et l'un des effets appelle invariablement l'autre. La sensation de perte de support du côté opposé du corps peut être considérée comme analogue à la disparition apparente des objets dans la même direction.

Quand les divers facteurs qui font partie du mécanisme de l'équilibration ne peuvent agir harmonieusement comme d'habitude, le vertige et la rupture de l'équilibre surviennent naturellement. Comme les impressions du labyrinthe constituent un facteur important dans ce mécanisme, les relations que l'examen anatomique a montrées exister entre le nerf auditif et le cervelet ont une signification importante.

Il n'est pas improbable que cette connection serve à expliquer, ainsi que l'ont suggéré Hughlings-Jackson et Wundt, comment des pulsations rhythmées sur le nerf auditif tendent à provoquer un rhythme correspondant dans les mouvements corporels.

46. Nous avons maintenant à examiner quels rapports existent entre le cervelet et les yeux, si tant est qu'il en existé. Les expériences de Flourens démontrent clairement que la destruction du cervelet n'entraîne pas la perte de la vue, et ce fait est amplement confirmé par les recherches des autres physiologistes. Les animaux dont le cervelet a été détruit voient évidemment et se rendent compte du danger qui les menace, et cherchent à fuir, mais à cause de la perte de l'équilibration leurs efforts n'aboutissent qu'à la confusion. Nous démontrerons plus bas que le sens de la vue est une fonction des hémisphères cérébraux (65).

Toutefois, la cécité est parfois un résultat de la maladie du cervelet, mais il n'y a aucune raison pour trouver une relation de causalité entre ces deux phénomènes. La cécité a été observée surtout dans le cas de tumeurs du cervelet, mais des tumeurs de toute autre région de l'encéphale peuvent conduire au même résultat. La tendance naturelle de toutes les tumeurs à l'intérieur de la cavité crânienne est d'augmenter la pression intracrânienne et de s'opposer au retour du sang veineux de la rétine. Il en résulte un étranglement des disques optiques, état qui aboutit à l'atrophie du nerf optique et, par conséquent, à la cécité. Cet effet peut donc s'expliquer par des raisons purement mécaniques, et n'a pas de rapport particulier avec les maladies du cervelet.

Bien que le cervelet ne paraisse pas indispensable au sens de la vue, il a des rapports intimes avec les nerfs optique et moteurs oculaires; c'est ce qu'établissent l'importance des impressions visuelles dans le mécanisme de l'équilibre et le rapport qui existe entre les adaptations motrices oculaires et motrices générales, rapport qui a été démontré par les expériences précédentes. Les recherches anatomiques n'ont pas établi d'une manière concluante une connexion directe entre les nerfs optiques et le cervelet, bien qu'il puisse exister un intermédiaire de communication soit dans les pédoncules supérieurs du cervelet, soit dans la valvule de Vieussens, qui est un prolongement direct du cervelet dans les tubercules quadrijumeaux.

Cet organe atteint un développement bien plus considérable chez les poissons et reptiles, et c'est par son intermédiaire que le cervelet fait partie intégrante des lobes optiques.

C'est peut-être grâce à cette union plus intime du cervelet avec les lobes optiques que l'ablation du cervelet rudimentaire des grenouilles exerce relativement peu d'influence sur les facultés d'équilibration.

La connexion entre le cervelet et les yeux est-elle directe ou croisée, c'est ce qu'anatomiquement on ne saurait encore dire, mais le fait que l'irritation du cervelet provoque la contraction de la pupille plus particulièrement du même côté, fournit des raisons pour croire que la relation entre l'œil et le cervelet est directe, et que par conséquent à ce point de vue il existe aussi des rapports croisés entre les hémisphères cérébraux et cérébelleux.

L'on a vu que les lésions des lobes optiques causent aussi des désordres de l'équilibre, mais ceci n'implique pas nécessairement que les lobes optiques sont des centres d'équilibration ; car de telles perturbations doivent nécessairement suivre des lésions de l'un quelconque des facteurs compris dans le mécanisme, facteur soit afférent, soit efférent, soit central, et il est évident que des lésions des lobes optiques doivent interrompre les connexions entre les nerfs optique et oculaires et le cervelet, et détruire également les chemins et centres de la coordination motrice. Les fonctions du cervelet en ce qui concerne l'équilibration ne peuvent être séparées de celles des lobes optiques et du pont de varole.

On a donné plusieurs raisons pour considérer ceux-ci en particulier comme les centres de la coordination locomotrice. Les lésions de cette partie de l'encéphale doivent nécessairement détruire l'appareil au moyen duquel le cervelet produit les adaptations motrices de l'équilibration, et ainsi, bien que nous considérions le cervelet comme étant

le centre où certaines impressions afférentes sont en
rapport avec ces adaptations motrices, nous devons
considérer le cervelet, les lobes optiques et le pont
comme constituant un mécanisme conjoint incapable
d'être disjoint sans qu'il survienne un désordre
général de la fonction. Car bien que la faculté
de progression coordonnée puisse être conservée
malgré la destruction du cervelet, la perte de l'équilibration la rend pratiquement impossible; mais si
la faculté de coordination locomotrice est détruite
par la lésion des lobes optiques et du pont, l'équilibration doit nécessairement être rendue impossible.
Le centre peut demeurer intact, mais ses facteurs
afférents et efférents sont ou bien entièrement ou
partiellement interrompus ou annulés.

Les pédoncules latéraux du cervelet, ou *processus
a cerebello ad pontem*, constituent le lien principal
entre le cervelet et les tractus centrifuges ou moteurs. Les pédoncules s'entre-croisent dans le pont
de varole et s'unissent aux tractus moteurs du côté
opposé. Comme les tractus moteurs s'entre-croisent
à la partie antéro-inférieure de la moelle allongée,
les lobes latéraux du cervelet sont nécessairement
amenés en relation avec les muscles du même côté
du corps. Cette disposition anatomique des pédoncules latéraux du cervelet est en harmonie avec les
résultats de l'expérimentation physiologique, car on
a prouvé expérimentalement que les mouvements
provoqués par excitation électrique se produisent
du même côté. Ce fait est d'ailleurs bien établi par

des expériences analogues sur le cerveau de poissons et de pigeons.

Quelle est la signification de certains autres phénomènes que j'ai décrits comme se produisant en même temps que l'irritation du cervelet, tels que la dilatation des narines, je ne saurais le dire. Il s'agirait de savoir si, en même temps que les impressions tactiles, auditives et visuelles, d'autres impressions sensitives sont en rapport dans le cervelet avec les adaptations motrices nécessaires à la coordination dans l'espace. Je n'ai à cet égard aucune donnée expérimentale qui puisse me guider.

Quant aux impressions viscérales, j'ai déjà (26) rapporté quelques faits qui rendent probable l'existence d'une relation intime les unissant aux centres d'équilibration, et l'action et la réaction des conditions anormales des uns sur les autres.

47. Bien que je n'aie pas regardé comme nécessaire d'examiner et de discuter toutes les hypothèses qui ont été mises en avant au sujet des fonctions du cervelet, aucun essai sur les fonctions de cette partie de l'encéphale ne saurait être considéré comme satisfaisant s'il ne prêtait pas quelque attention à la théorie que Gall a soutenue, à savoir que le cervelet est le siége de l'instinct de multiplication ou de l'appétit sexuel. Divers faits d'observation clinique, d'anatomie comparée et de physiologie expérimentale ont été invoqués par ceux qui soutiennent cette hypothèse. Toutefois la physiologie expérimentale y est entièrement opposée. L'ablation des hémisphères cé-

rébraux annule tous les instincts de conservation, et
réduit l'animal à l'état de machine, et ce serait certainement étrange, si l'instinct de multiplication
survivait à la ruine générale de toute autre forme de
l'activité psychique. Les effets positifs ont déjà été
entièrement discutés.

Je n'ai pas observé, bien que je l'aie attentivement
cherché, de signe de l'excitation des organes génitaux chez les singes ou autres animaux, mâles ou
femelles, pendant l'irritation des lobes médians ou
latéraux du cervelet.

Un argument solide contre la localisation dans le
cervelet de l'instinct de multiplication est fourni par
une expérience faite par Flourens sur un coq auquel
il avait enlevé la moitié du cervelet :

« Cet animal, réduit à la moitié à peu près de son
cervelet, avait été mis plusieurs fois avec des poules,
et il avait toujours cherché à les côcher. Chose remarquable, il voulait côcher ces poules, mais il ne
pouvait y réussir, parce que, faute d'équilibre, il ne
pouvait parvenir à grimper sur leur dos et surtout à
s'y maintenir.... Enfin, et ceci n'est pas moins déci-
sif contre l'opinion qui a voulu placer dans le cervelet le siége de l'instinct de la propagation, ce coq
avait perdu la moitié de son cervelet, et ses testicules
étaient énormes. » (Flourens, *op. cit.*, p. 163, note.)

L'assertion qui veut qu'il existe une relation constante entre le développement du cervelet et l'appétit
sexuel a été si complétement réfutée par les recherches de Leuret (*Anat. comp. du syst. nerveux*), de Lé-

lut (*Ann. med. Psychol.*, 1845), de John Reid et Owen (*Comparative anatomy of the vertebrates*, vol. I, p. 287), qu'un examen plus prolongé de cet argument est inutile.

Les faits d'observation clinique et de pathologie humaine sur lesquels s'appuient ceux qui admettent encore l'hypothèse de Gall sont loin de lui être favorables.

La fille dont le cas a été rapporté par Combette, et dont le cervelet manquait, souffrait de nymphomanie; et Vulpian rapporte un cas analogue de coexistence de l'érotomanie avec l'atrophie du cervelet.

Les seuls faits indiscutables de recherches clinique et pathologique qui justifient le moins du monde l'hypothèse de Gall sont des cas où l'on a vu coexister une affection du lobe médian du cervelet avec le priapisme, ou excitation des organes génitaux. Des cas de ce genre ont conduit Serres (*Anat. comp. du cerveau*, vol. II) à modifier la théorie de Gall et à considérer le lobe médian comme étant seul le siége de l'appétit sexuel. Mais ces phénomènes peuvent recevoir une tout autre explication. Les cas où une maladie du cervelet a coïncidé avec le priapisme, avec une relation apparente de cause à effet, ont été principalement des cas d'apoplexie ou d'hémorrhagie dans le lobe médian, état de choses éminemment fait pour irriter la surface postérieure sous-jacente de la moelle allongée et du pont. Tandis que l'irritation directement appliquée au lobe médian du cervelet ne produit aucune turgescence vasculaire des organes de la génération, Ségalas a découvert que l'irritation de la face postérieure de la moelle et du pont dans la région susceptible d'être affectée par une extravasion apoplectique dans le lobe médian, produit cet effet.

Eckhard (*Beiträge*, vol. VII, p. 67) a montré de même que la turgescence vasculaire qui est la cause immédiate de l'érection peut être produite par l'irritation du pont jusqu'aux pédoncules cérébraux. Ces faits expliquent suffisamment le priapisme observé en même temps que les maladies du lobe moyen du cervelet, et expliquent l'absence d'effets semblables quand la maladie porte sur les lobes latéraux.

Selon Wundt (*Physiologische Psychologie*, p. 215), l'hypothèse phrénologique concernant les fonctions du cervelet repose sur *die kritiklose weise in welcher mangelhaft untersuchte Krankheitsfälle und der Selbsttäuschung dringend verdachtige Beobachtungen zu einem Beweis-material angehäuft werden.*

D'après Longet, à l'avis duquel je me range entièrement, « ni la pathologie, ni l'anatomie normale, ni l'anatomie comparée, ni la physiologie expérimentale ne tendent par conséquent à faire admettre le sentiment de Gall sur les fonctions du cervelet[1]. »

---

[1] *Traité de Physiologie*, vol. III, p. 466.

CHAPITRE VII

48. Nous avons vu dans les chapitres précédents que, malgré l'ablation complète des hémisphères cérébraux, les animaux sont, proportionnellement à leur position inférieure dans l'échelle animale, encore capables d'accomplir une grande variété de formes d'activité des plus complexes et adaptrices, différant peu en caractère de celles qu'excite l'intelligence, si tant est qu'elles en diffèrent. Toutefois une étude plus détaillée de ces formes d'activité nous fit adopter cette conclusion : qu'elles n'étaient rien de plus que des actions responsives appelées en jeu au moyen de l'organisation primitive ou acquise des centres nerveux, par certaines formes de stimulation périphérique, indépendamment de toute adaptation intelligente des moyens au but de la part de l'animal même. Des faits de physiologie humaine et de pathologie, qui seuls peuvent répondre à la question posée, on conclut que la conscience était inséparable de l'activité des hémisphères cérébraux, et que par

conséquent, quelle que pût être la ressemblance des actes responsifs des ganglions inférieurs, avec les actes conscients, ces actes responsifs ne rentraient pas dans la sphère des phénomènes vraiment psychiques.

La destruction des hémisphères cérébraux, en anéantissant la sensation, l'idéation, la volonté et l'intelligence en général réduit l'animal à l'état de machine complexe dont l'activité est le résultat immédiat ou direct de certaines formes de stimulation endo- ou épi-périphérique.

Mais, bien que les fonctions du cerveau aient été aussi négativement indiquées, il nous reste à examiner le mécanisme entier de l'activité cérébrale. Bien que ce soit grâce au cerveau que nous sentons, pensons et voulons, il s'agit de savoir si, par des recherches physiologiques ou pathologiques, nous pouvons jeter une lumière quelconque sur des manifestations psychologiques, si le cerveau dans son tout, et dans chacune de ses parties contient d'une manière mystérieuse, inexplicable par les recherches expérimentales, les possibilités de toute variété et activité mentale, ou si certaines parties du cerveau ont des fonctions déterminées.

Jusqu'à une époque relativement récente, si nous laissons de côté les divisions encombrantes, et la fantaisiste localisation des facultés du système phrénologique, les résultats de la physiologie expérimentale et de la pathologie humaine ont été considérés comme opposés à la localisation de fonctions particulières dans des régions isolées des hémisphères cérébraux.

Les expériences de Flourens, le grand pionnier de la physiologie cérébrale, l'ont conduit à la conclusion suivante au sujet de la question de la localisation des fonctions : « Ainsi, 1° on peut retrancher, soit par devant, soit par derrière, soit par en haut, soit par le côté, une portion assez étendue des lobes cérébraux sans que leurs fonctions soient perdues. Une portion assez restreinte de ces lobes suffit donc à l'exercice de leurs fonctions ;

« 2° A mesure que ce retranchement s'opère, toutes les fonctions s'affaiblissent et s'éteignent graduellement ; et passé certaines limites elles sont tout à fait éteintes. Les lobes cérébraux concourent donc par tout leur ensemble à l'exercice plein et entier de leurs fonctions ;

« 3° Enfin, dès qu'une perception est perdue, toutes le sont ; dès qu'une faculté disparaît, toutes disparaissent. Il n'y a donc point de siéges divers ni pour les diverses facultés, ni pour les diverses perceptions. La faculté de percevoir, de juger, de vouloir une chose, réside dans le même lieu que celle d'en percevoir, d'en juger, d'en vouloir une autre, et conséquemment cette faculté, essentiellement une, réside essentiellement dans un seul organe. » (Flourens, *op. cit.* p. 99.)

L'opinion de Flourens ainsi exprimée d'une manière si claire et si nette, a été considérée comme entièrement appuyée par les phénomènes observés dans les cas de maladie et de lésions du cerveau chez l'homme. L'on rapporte des cas où une désorganisa-

tion étendue de la matière cérébrale a coexisté avec
peu ou point de symptômes apparents durant la vie.

Trousseau rapporte le cas d'un officier qui reçut à
la tête une balle qui traversa la partie antérieure du
cerveau, et qui pourtant éprouva peu ou point de
trouble physique ou mental.

Un autre cas, souvent cité, est celui qui est connu
sous le nom de *American crow-bar case*, dont les
détails sont soigneusement rapportés par le docteur
Bigelow dans le *American Journal of the medical
Sciences* (juillet 1850). Par suite d'un accident arrivé en faisant sauter un rocher, un jeune homme
fut frappé par une barre de fer qui, entrant à l'angle
gauche de la mâchoire, passa net au travers du sommet de la tête dans la région frontale gauche, ayant
traversé la partie antérieure de l'hémisphère gauche.
Cet homme guérit rapidement et vécut treize ans sans
manifester aucun symptôme spécial que l'on pût rapporter à une aussi grave lésion du cerveau.

L'on pourrait citer un grand nombre d'autres cas
où des portions considérables de la substance cérébrale sortant par des fractures du crâne, ont été enlevées par des chirurgiens sans qu'il en soit résulté
des accidents malheureux ou un affaiblissement mental manifeste.

Mais la coïncidence remarquable et fréquente de
l'aphasie, ou perte de la faculté du langage, avec le
ramollissement de certaines parties de la région frontale de l'hémisphère gauche (vaguement indiquée
par Bouillaud et Dax, mais définitivement fixée par

Broca dans la partie postérieure de la troisième circonvolution frontale, et corroborée par une multi-
tude de cas depuis lors recueillis), a servi à rendre
la théorie de l'équivalence fonctionnelle pour le moins
douteuse; mais que signifie aphasie en langage physiologique, et pourquoi dans des hémisphères symétriques une faculté serait-elle localisée d'un côté à l'exclusion de l'autre, c'est un sujet de mystère, et de
controverse.

49. Les observations cliniques et pathologiques
attentives au sujet des convulsions épileptiformes
unilatérales et localisées, et les raisonnements perspi-
caces du professeur distingué auquel cet ouvrage est
dédié, jettent une nouvelle lumière sur la signification
physiologique de certaines parties des hémisphères
cérébraux. Hughlings-Jackson a fait remarquer que
certains mouvements convulsifs d'un côté du corps
étaient dus à un état morbide qui causait l'irritation
localisée de l'hémisphère cérébral opposé. De ces faits
il conclut que les circonvolutions qui entourent le
corps strié avaient des rapports directs avec le mouvement, les phénomènes convulsifs étant le résultat
de lésion irritantes ou *par décharge* de la substance
corticale de cette région.

Les idées de Hughlings-Jackson publiées de temps
à autre sous forme d'articles épars dans divers jour-
naux, et maintenant fort heureusement réunies par
leur auteur (*Clinical and pathological researches on
the nervous system*) furent considérées par plusieurs
comme des idées ingénieuses mais légèrement fan-

taisistes, dépourvues de la corroboration expérimentale, puisque aucun des expérimentateurs qui avaient
étudié le cerveau n'avait pu réussir à produire l'un
quelconque de ces phénomènes par l'irritation de la
surface des hémisphères cérébraux.

On avait vu que les hémisphères cérébraux, à
l'exemple de quelques autres parties du système nerveux, ne réagissaient contre aucune des formes de
stimulation qu'on leur appliquait, qu'elle fût mécanique, chimique, thermique, ou même électrique.
En ce qui concerne les trois premières formes de stimulation des nerfs les expérimentateurs sont encore,
à une ou deux exceptions près, d'accord ; aucune réaction n'est produite en coupant, déchirant, ou brû-
lant, ni en produisant n'importe quelle autre lésion
de la surface. Les animaux en pleine possession de
leur conscience semblent absolument insensibles à
toutes ces puissantes excitations des nerfs et des troncs
nerveux.

Les êtres humains dont on a lacéré ou sectionné
le cerveau affirment également que ces traitements
n'engendrent ni douleur, ni souffrance.

Les physiologistes ne sont pas absolument d'accord
pour nier l'effet des excitations mécaniques sur le
cerveau ; nous trouvons une exception dans certains
rapports faits par Nothnagel (*Virchow's Archiv*, LVIII,
p. 420). Cet expérimentateur rapporte qu'après une
injection d'une solution concentrée d'acide chromique
dans un espace déterminé, situé sur la surface supérieure de la partie postérieure de l'hémisphère cé-

rébral chez le lapin, ou bien, après une simple piqûre de cet endroit avec une aiguille fine, il obtenait
des effets très-remarquables : l'animal bondissait en
fuyant, puis survenait de la rigidité dans les membres, et bientôt, quelques minutes après, il courait
çà et là comme si rien ne fût arrivé — Nothnagel attribue ces phénomènes à l'irritation de la substance
de l'hémisphère. Il semble que ce soit tout au moins
une circonstance anormale qu'une irritation mécanique de ce genre n'agisse que sur cette partie du
cerveau et sur celle-ci seule ; et comme, ainsi que nous
le verrons, l'irritation électrique ne produira aucun
effet analogue quand on l'appliquera directement à
ce même endroit, les assertions de Nothnagel ne doivent être considérées qu'avec défiance. Ce qui nous
confirme dans notre opinion, c'est l'examen de l'endroit exact dont l'irritation donnerait naissance à ces
remarquables phénomènes. La région indiquée par
Nothnagel est située exactement au-dessus des tubercules antérieurs des tubercules quadrijumeaux, et les
hémisphères ne constituent en ce point qu'une lamelle
relativement mince. Les phénomènes décrits par Nothnagel sont ceux qui résultent de la piqûre de ces
tubercules, comme je m'en suis assuré par des expériences exactes. Je me suis également assuré que lorsque la piqûre de la partie postérieure de l'hémisphère
est soigneusement limitée à l'hémisphère même, et
ne descend pas aux tubercules quadrijumeaux, il ne
se produit pas la moindre réaction. La lésion des tubercules quadrijumeaux, causée par une aiguille fine,

peut facilement échapper aux recherches, mais peut amplement suffire pour produire les effets mentionnés plus haut. A mon avis, il ne peut y avoir de doute que Nothnagel ne soit tombé dans une grave erreur, et ses expériences ne sont pas de nature à faire croire à une exception au fait généralement reconnu, que les hémisphères cérébraux sont partout insensibles à l'irritation mécanique.

En opposition à la doctrine généralement acceptée, et soutenue par des hommes tels que Longet, Magendie, Schiff, etc., théorie d'après laquelle le cerveau serait également insensible à l'irritation électrique, Fritsch et Hitzig ont établi en 1870 (Reicherts et Dubois-Reymond's, *Archiv*, 1870) par une série de solides expériences sur des chiens, que l'application directe du courant galvanique à la surface des hémisphères dans certaines régions, provoquait des mouvements; ils ont établi aussi ce fait plus important, que des contractions musculaires définies étaient associées à l'irritation de certaines zones circonscrites. Ils ont ainsi localisé les centres de mouvement des adducteurs, des fléchisseurs et des extenseurs des membres opposés, et les centres ayant des rapports avec certains mouvements de la face, de la tête et du cou. Bien qu'il existe des différences capitales entre Hitzig et moi en ce qui concerne l'étendue de la localisation, et la véritable signification de ces phénomènes, le mérite d'avoir le premier démontré expérimentalement le fait de la localisation définie lui revient, à lui, et à son collègue Fritsch, et je regrette

que dans les discussions aigres qui se sont élevées
à ce sujet, l'on m'ait interprété autrement. (Voy.
London medical Record, n° 78, 1874.)

50. La méthode principalement suivie par Fritsch
et Hitzig dans leurs recherches, consistait dans l'application directe à la surface des hémisphères, par
l'intermédiaire d'une paire d'électrodes mousses, de
l'excitation produite par la fermeture, l'ouverture,
ou la commutation du courant d'une pile galvanique
assez intense pour donner lieu à une sensation nette
au bout de la langue. La méthode que j'ai employée
consiste aussi en l'application des électrodes de la
spirale secondaire de la bobine inductive de Dubois-
Reymond, reliée à une pile de pouvoir électro-mo-
teur $= 1$ Daniell. La résistance dans la bobine primaire était telle que j'avais un courant de 1,9 unités
au maximum, selon l'estimation que fit pour moi
mon collègue le professeur Adams. Le courant induit
dans la bobine secondaire à huit centimètres de distance de la bobine primaire, était assez puissant
pour provoquer une sensation piquante, mais très-
supportable, lorsque les électrodes touchaient au bout
de la langue. La mensuration par la langue est la mesure pratique la plus facile de l'intensité du courant,
et c'est le meilleur procédé pour régler le degré
d'excitation. Dans les expériences longtemps conti-
nuées, la défaillance de la puissance de la batterie
peut exiger un rapprochement plus considérable des
deux cylindres pour produire sur la langue la même
sensation qu'auparavant. N'ayant donné la distance

des deux cylindres que dans le récit de mes premières expériences, sans appeler particulièrement
l'attention sur cette circonstance, Hitzig et d'autres
ont conclu que pour produire les effets que je décris,
j'ai employé des courants d'une intensité considérable,
suffisants pour causer des lésions organiques, et pour
envoyer le courant à l'infini dans les régions voisines et sous-jacentes. J'ai vu, grâce à des expériences
réitérées, qu'avec une pile à courant constant, et le
cylindre secondaire à huit centimètres de distance,
tous les effets que j'ai décrits sont faciles à reproduire. Toutefois une uniformité absolue ne saurait
être obtenue à cause des conditions qui modifient
l'excitabilité des hémisphères.

Le courant, qui chez un animal non endormi par
les narcotiques aura une action violente et indéfinie, ne provoquera qu'une action modérée et définie chez un animal suffisamment endormi pour
que toute sensation de douleur soit abolie, et ne fera
aucun effet sur un animal profondément anesthé-
sié. D'autres conditions, rapportées par Hitzig, par
exemple, l'état de la circulation cérébrale, modifient
considérablement son excitabilité, l'hémorrhagie la
diminuant d'une manière notable. Il y a aussi chez
les différents animaux des différences notables relativement à l'excitabilité des hémisphères, et ce n'est
que rarement que l'on peut explorer entièrement le
cerveau de n'importe quel animal, l'excitabilité du
cerveau s'épuisant rapidement durant les opérations
nécessaires pour atteindre les régions plus reculées

et profondément situées. L'habileté avec laquelle sont faites les opérations influe considérablement sur le degré du succès que l'on peut obtenir.

Par suite de ces diverses conditions modificatrices, il est impossible de fixer un point de repère arbitraire, fondé sur la force minimum du courant nécessaire pour exciter une partie quelconque chez un sujet quelconque. Les diverses régions du cerveau diffèrent en ce qui concerne leur degré d'excitabilité. Un courant qui suffira pour provoquer une contraction nette de l'orbiculaire de l'œil, souvent ne produira aucun mouvement des membres. En fixant arbitrairement une unité d'excitation qu'ils crurent suffisante, Fritsch et Hitzig ont manqué l'occasion de faire ressortir des résultats positifs importants d'une grande signification dans les régions du cerveau, qu'il leur a plu de nommer inexcitables. Il n'y a aucune raison pour supposer qu'une partie du cerveau est excitable, et l'autre non. Il s'agit seulement de savoir comment se manifeste l'excitation

Bien qu'il soit évidemment préférable de ne pas employer de courant plus intense que celui qui suffit à produire un résultat défini, *la mesure de l'intensité du courant à employer dans chaque cas, est le degré de localisation définie et décidée des effets qui peuvent être uniformément obtenus.*

Il est aussi nécessaire d'éviter que le courant soit conduit aux organes voisins, par l'isolement des électrodes, et par l'ablation attentive du fluide susceptible de s'accumuler sur la surface.

L'intensité moyenne était obtenue en plaçant le cylindre secondaire à huit centimètres, bien que de temps à autre il fallût augmenter ou diminuer cette intensité.

Le but principal étant d'obtenir une excitation efficiente, d'appeler en jeu d'une manière nette et distincte l'activité fonctionnelle de la partie à laquelle sont appliquées les électrodes, il importerait peu si nous nous servions d'excitation galvanique, ou de la faradisation, si l'une et l'autre convenaient également. Mais tel n'est pas le cas ici.

Il faut non-seulement une certaine intensité, mais une certaine durée de l'excitation pour produire l'effet caractéristique. Le choc produit par l'ouverture ou la fermeture du courant galvanique, appliqué à la région du cerveau par laquelle peuvent être provoqués les mouvements des membres, n'engendre qu'une brusque contraction dans certains groupes de muscles, mais n'engendre pas la combinaison définitive adaptée de contractions musculaires, qui constitue l'essence de la réaction et qui est la clef de son explication. Fritsch et Hitzig, dans leur description des résultats de leurs expériences avec l'excitation galvanique, n'ont pas, à mon avis, défini d'une manière suffisante le véritable caractère des mouvements. Si le courant galvanique est appliqué pendant un temps plus long qu'il n'est nécessaire pour causer le choc momentané provenant de l'ouverture ou de la fermeture du courant, il se produit une décomposition par électrolyse, de la substance cérébrale aux points de contact des électrodes, circonstance qui ne se produit pas lorsqu'on se sert de l'excitation faradique. Je possède les cerveaux de singes et d'autres animaux sur lesquels l'expérimentation par courant induit dura quelques heures, et qui, à part un certain degré d'hyperémie consécutive à l'exposition à l'air aussi bien qu'à l'excitation, sont absolument vierges de toute lésion organique.

Si le courant galvanique est successivement ouvert et fermé, il se produit un effet analogue au courant induit, mais avec l'inconvénient de l'électrolyse.

L'expérience suivante montrera l'efficacité comparée des méthodes d'excitation par galvanisation et par faradisation.

Ayant mis à nu le cerveau d'un singe dans la région où j'avais préalablement localisé le centre du biceps, qui excité provoque la supination et la flexion de l'avant-bras, je songeai à déterminer la force exacte du courant induit nécessaire pour produire cet acte défini, et d'en comparer les effets à ceux du courant galvanique.

Avec la pile unique déjà citée, et le cylindre secondaire à treize centimètres, pas de résultat; à douze centimètres, pas de résultat non plus; à onze, légère apparence de rotation en dehors du poignet; à dix, légère supination de la main; à neuf, supination lente, douce, et flexion de l'avant-bras; à huit, supination et flexion décidées de l'avant-bras, sans complication d'autres mouvements.

Je me servis alors d'un courant venant de six piles

(petits éléments de Smée) d'une batterie Weiss. Pendant la fermeture du courant, pas de résultat ; non plus qu'en l'interrompant lentement. Avec huit piles, et en interrompant d'une manière lente et réitérée, j'observai des contractions brusques et spasmodiques de la main et de l'avant-bras, mais pas de supination ni de flexion définie.

Avec dix piles et en interrompant lentement, il se produisit les mêmes mouvements spasmodiques ; ce n'est que lorsqu'on ouvrait et fermait rapidement le circuit, que les contractions spasmodiques se changeaient en une action continue de supination et de flexion de l'avant-bras.

A la langue, la sensation produite par cette excitation était certainement aussi vive, sinon plus piquante, que celle du courant induit, et au point de contact des électrodes il se produisait une active décomposition par électrolyse, et un dégagement manifeste des gaz.

Cette expérience montre que ce n'est pas toute intensité, ni toute durée d'excitation qui suffit à exciter l'activité des hémisphères, et que la méthode galvanique est à tous les égards inférieure à la faradisation. L'on verra également que l'intensité du courant développé dans le second cylindre à huit centimètres ne dépasse pas celle du courant nécessaire pour produire une réaction distincte et définie.

Laissant de côté pour l'examiner plus tard, la signification des phénomènes de mouvement qui se manifestent lors de l'application des électrodes à la

surface du cerveau, nous ferons bien d'examiner ici
certaines objections que l'on a suscitées à la théorie
que Hitzig et moi avons mis en avant, savoir, que les
phénomènes résultent de l'excitation de la substance
grise des hémisphères.

51. Dupuy (Examen de quelques points de la physiologie du cerveau, Paris, 1873) a soutenu que les
mouvements provoqués par l'électrisation de l'écorce,
sont dus en réalité à ce que le courant est conduit à
la base du cerveau. Il démontre que la conduction
extrapolaire s'étend au travers de la substance cérébrale à une distance considérable, et prétend qu'il
est impossible de localiser l'action dans la région
comprise entre les électrodes. En mettant le nerf
sciatique de la grenouille sur la partie postérieure
du cerveau, et en appliquant les électrodes à la partie antérieure de l'hémisphère, il a vu se produire la
contraction des gastrocnémiens, ce qui prouve que
le courant avait passé à travers toute l'épaisseur de
l'hémisphère.

Le même fait de conduction extrapolaire, à travers la substance cérébrale, à une distance considérable a aussi été plus nettement démontré par
MM. Carville et Duret (Sur les fonctions des hémisphères cérébraux, Paris, 1875). En plaçant des électrodes non polarisables sur le cerveau à une certaine
distance des électrodes irritantes, et en les reliant à
un galvanomètre, ils ont vu qu'il se produisait une
notable déviation de l'aiguille au moment de l'excitation.

La conduction extrapolaire au travers de la substance cérébrale est donc un fait démontré, fait auquel on devait à priori s'attendre, étant donnée l'analogie avec les autres tissus animaux.

Mais le fait de la conduction extrapolaire est loin d'entraîner avec lui la conclusion que Dupuy en veut tirer, savoir : que c'est à cette conduction aux ganglions inférieurs que sont dus les mouvements.

L'effet de l'irritation des ganglions inférieurs peut être connu avec exactitude. L'irritation du corps strié est suivie d'une contraction générale des muscles du côté opposé du corps, et il est impossible, en appliquant directement les électrodes à la surface de cet organe, de produire une contraction localisée dans un muscle, ou dans un groupe de muscles.

L'irritation de la couche optique donne des résultats absolument négatifs, aucun mouvement de quelque sorte que ce soit ne se produisant du même côté ou du côté opposé du corps. Les effets de l'électrisation des tubercules quadrijumeaux, c'est-à-dire la dilatation des pupilles et l'extension du tronc et des membres, etc., ont déjà été décrits.

Ces résultats positifs, déterminés par des expériences exactes, font bonne justice des assertions vagues, relatives à l'influence supposée des courants conduits aux ganglions inférieurs.

Les phénomènes de mouvements convulsifs localisés et unilatéraux dépendant, ainsi que l'a montré Hughlings-Jackson, de l'irritation vitale de certaines régions de l'écorce, sont essentiellement de même nature que ceux que provoque l'électrisation des mêmes régions. L'on peut à peine supposer que l'irritation vitale puisse être conduite aux ganglions inférieurs.

Les effets de l'électrisation des hémisphères sont définis ; on peut les prévoir, ils varient selon la position des électrodes. Ainsi qu'on le verra dans le chapitre suivant, des surfaces qui se touchent de près réagissent d'une manière absolument différente. On ne comprend pas pourquoi, si les effets observés sont dus simplement à la conduction du courant au corps strié, nous aurions une contraction localisée et non générale des muscles du côté opposé du corps ; on comprend encore moins pourquoi des effets si divers résulteraient de la conduction à un seul et même point. Il y a certaines régions du cerveau qui ne répondent pas à l'excitation électrique, si forte qu'elle puisse être. Les régions antéro-frontales et occipitales du cerveau du singe sont de ce genre. Avec la théorie de la conduction, l'absence de réaction est inexplicable, car ces régions ne sont pas plus éloignées des ganglions sous-jacents que ne le sont d'autres qui réagissent régulièrement et uniformément.

Un fait qui achève de renverser la théorie de la conduction est celui-ci : l'excitation de l'insula de Reil, qui est située immédiatement au-dessus du corps strié (fig. 4, c), ne donne lieu à aucun mouvement, tandis que les régions pariétales plus éloignées, réagissent au même moment, d'une manière active et définie, lors de l'application du même excitant.

L'on a prétendu encore que si les centres corticaux ont des fonctions motrices, les conditions de leur excitabilité doivent être celles de l'excitabilité des nerfs moteurs. Toutefois, comme pendant une anesthésie profonde l'électrisation de l'écorce du cerveau reste sans effet, tandis que les tractus et nerfs moteurs réagissent encore avec activité, l'on soutient que les hémisphères n'ont pas de véritable signification motrice. Cet argument est évidemment erroné, et se retourne contre ceux qui s'en servent. Pendant le sommeil provoqué par le chloroforme, l'excitabilité des centres nerveux diminue progressivement, et s'éteint en allant de haut en bas ; les corps striés réagissant encore alors que les hémisphères ont cessé de réagir, et les pédoncules cérébraux demeurant excitables alors que les corps striés ne répondent plus à l'irritation.

Si les réactions qui suivent l'application des électrodes à la surface de l'hémisphère sont dues non à l'excitation de la substance grise, mais à la conduction de courants aux ganglions inférieurs, et aux tractus moteurs, on ne saurait expliquer pourquoi, si ceux-ci sont encore excitables malgré un profond narcotisme, l'électrisation de l'écorce ne provoquerait aucun mouvement. La conductibilité physique du cerveau n'est pas affectée par le chloroforme, et pourtant le courant le plus intense ne donne lieu à aucune manifestation. Rien ne saurait établir d'une manière plus concluante que les phénomènes sont dus à l'excitation fonctionnelle de la substance grise des hémisphères, et que l'anesthésie entière annule leur excitabilité par irritation électrique.

Carville et Duret, qui tout d'abord inclinaient avec Dupuy à rapporter les phénomènes à la conduction, ont, malgré deux démonstrations de conduction extrapolaire, admis d'une façon expresse la possibilité d'une excitation localisée de l'écorce, pourvu que les courants ne fussent pas trop intenses. Ceci concorde entièrement avec mon opinion. Mais j'ai déjà établi que ce n'est pas tout degré d'excitation qui suffit pour faire agir les hémisphères. Un courant assez intense pour provoquer, si on l'applique à un nerf moteur, les spasmes tétaniques les plus violents, n'a aucun effet sur les hémisphères cérébraux. Ainsi, bien que la conduction puisse avoir lieu, il n'y aura d'excitation vive qu'au point où le courant atteint le degré d'intensité nécessaire, c'est-à-dire au point de contact des électrodes.

Les complications pouvant résulter de la diffusion ne sont pas autant celles qui proviennent de la conduction dirigée en bas, vers les ganglions inférieurs, que celles qui résultent de la diffusion latérale, et de l'irritation des centres et tissus voisins. Cette source constante d'erreur ne peut être appréciée et éliminée que par des expériences attentivement répétées, et à l'aide de la méthode complémentaire de destruction localisée du centre en question.

Carville et Duret ont confirmé d'une manière intéressante le fait que l'électrisation de l'écorce

n'agit pas par la simple conduction aux tractus ou
ganglions sous-jacents, au moyen d'une expérience
faite sur un chien dans des circonstances très-
exceptionnelles.

Chez cet animal, ils ne purent provoquer des mouvements, même par l'application des courants les
plus puissants, à des régions qui chez d'autres animaux s'étaient montrées facilement excitables. La
cause de ce fait était, ainsi que cela fut prouvé, l'existence d'une grande cavité pleine de liquide, occupant
la substance médullaire de l'hémisphère entre l'é-
corce et le corps strié. La conduction physique de
l'écorce au corps strié était ainsi absolument parfaite
et le lien unissant le corps strié au pédoncule cérébral, intact, et pourtant, par suite de la division des
fibres médullaires, les centres corticaux ne pouvaient transmettre leur impulsion en bas.

Ceci concorderait entièrement avec le fait que les
mouvements résultent de l'excitation de l'écorce, si
l'on pouvait montrer que les mêmes phénomènes se
produisent lorsque l'irritation est directement appliquée au cône de fibres médullaires qui unit chaque
centre au corps strié. Car les centres corticaux
agissent dans une direction descendante sur les
muscles, nécessairement au moyen des ganglions
inférieurs et des tractus moteurs, et l'application
des électrodes aux fibres médullaires équivaut essentiellement à l'excitation provoquée par l'activité fonctionnelle du centre lui-même. Le docteur Burdon
Sanderson (*Proced. Roy. Soc.*, june 1874) et Carville

et Duret ont établi que tel est le cas ici. Après l'ablation de la substance grise de l'écorce dans des régions où l'on pouvait provoquer des mouvements
localisés, distincts, ils ont vu que l'application des
électrodes aux fibres médullaires mises à découvert
provoquait la même action qu'auparavant, la seule
différence consistant, selon Carville et Duret, en ce
qu'il fallait un courant plus intense.

Putnam (*Lond. med. Rec.*, 1874) a vu toutefois,
qu'après une section attentive du lien qui unit la
substance grise à la substance médullaire, et en
rapprochant ensuite les surfaces de section, l'application des électrodes ne produisait aucun effet. Ici,
ainsi que l'ont indiqué, avec raison selon moi, Carville et Duret, l'absence de réaction peut avoir été
due à la résistance opposée au courant par l'accumulation de liquide entre les surfaces de section et au
fait que l'excitation n'était pas assez puissante.
Déduire des expériences de Sanderson que les centres
corticaux ne sont pas moteurs, et que les mouvements dépendent en réalité du corps strié, n'est pas
plus raisonnable que de prétendre que parce que les
mêmes contractions musculaires qui résultent de
l'irritation du corps strié peuvent aussi être provoquées par l'irritation directe des pédoncules cérébraux ou colonnes motrices de la moelle épinière, le
corps strié lui-même n'a pas de fonction motrice.

De telles conclusions n'indiquent qu'une grave
erreur de conception de la constitution et de l'évolution des centres nerveux Des mouvements essentiel-

lement identiques sont différemment représentés dans les différents centres. Plusieurs des muscles intéressés dans la respiration et coordonnés réflexement dans la moelle allongée, sont aussi sous le contrôle de la volonté, et représentés centralement dans les hémisphères cérébraux. Les combinaisons motrices qui appartiennent au corps strié, sont encore différenciées dans les hémisphères cérébraux, mais avec des significations essentiellement différentes.

Cette représentation du même mouvement dans les centres différents est un guide important pour mener à la véritable interprétation des faits physiologiques aussi bien que pathologiques du système cérébro-spinal. Les centres nerveux supérieurs ne peuvent toutefois pas agir indépendamment des inférieurs, et les fonctions des uns ne peuvent se comprendre sans les rapports avec les autres.

Après ces considérations préliminaires sur la méthode, je vais décrire les phénomènes d'irritation électrique des hémisphères, description qui sera une répétition étendue de ceux qui ont été publiés d'abord dans les *West Riding Asylum Reports*, vol. III, 1873. Les détails des expériences particulières sont laissés de côté, excepté là où il y a incertitude ou discussion, auquel cas il faut se reporter aux mémoires suivants, présentés à la Société Royale : *Localisation of Function in the Brain* in *Croonian Lecture*, 1874; *Abstract. Pro. Roy. Soc.* 151. *Experiments on the Brain of Monkeys First series*, *Proceed. Roy. Soc.*, 161,

1875; *Experiments on the Brain of Monkeys, second series*, in *Croonian Lecture, Philosoph. Transactions*, vol. II, 1875; *Abstract. in Proceed. Roy. Soc.* 162, 1575.

Nous traiterons de l'interprétation des phénomènes après avoir décrit ceux-ci.

CHAPITRE VIII

PHÉNOMÈNES PRODUITS PAR L'EXCITATION ÉLECTRIQUE DES HÉMISPHÈRES CÉRÉBRAUX

SECTION I

EXPÉRIENCES SUR DES SINGES

52. La surface des hémisphères cérébraux des macaques, espèce de singe généralement employée dans les expériences suivantes, est représentée par les figures ci-jointes (26, 27). Elle est divisée en lobes et en circonvolutions par certaines scissures, ou sillons, primaires et secondaires. Il y a trois scissures primaires, facilement reconnaissables par les lettres sur la figure. A représente la *scissure de Sylvius;* B, la *scissure de Rolando;* C, la *scissure pariéto-occipitale,* ou *perpendiculaire.*

Le *lobe frontal* (FL), situé au-devant de la scissure de Rolando, est divisé par des scissures secondaires en circonvolutions : ce sont les suivantes : F_1, *circonvolution frontale supérieure;* F_2, *circonvolution frontale moyenne;* F₃, *troisième circonvolution frontale* ou *circonvolution frontale inférieure.*

Ces circonvolutions, séparées les unes des autres par deux scissures nommées *supéro-frontale* (*fs*) et *inféro-frontale* (*if*), rejoignent en arrière ce qu'on appelle généralement la *circonvolution frontale ascendante* (AF), qui est située entre la scissure de Rolando (B) et le *sillon antéro-pariétal* (Huxley) (*ap*). Cette circonvolution n'était pas comprise dans le lobe frontal par Gratiolet, qui considérait le lobe frontal comme limité postérieurement par la scissure antéro-pariétale, et qui plaçait la circonvolution frontale ascendante (Turner) dans le lobe pariétal, dont elle formait la première circonvolution pariétale ascendante. Pour des raisons physiologiques, je pense que la nomenclature de Gratiolet est préférable à celle qu'a adoptée Turner, bien que j'aie suivi les divisions généralement admises.

La face inférieure du lobe frontal reçoit quelquefois le nom de *lobule orbitaire* (FO), (fig. 27).

Le *lobe pariétal* (PL) s'étend de la scissure de Rolando (B) à la scissure pariéto-occipitale (C).

Nous distinguons ici la circonvolution pariétale ascendante (AP), limitée en avant par la scissure de Rolando, et en arrière par la scissure intra-pariétale (*ip*). Cette circonvolution se termine en haut par le *lobule postéro-pariétal* (Huxley) (PPL), dont la limite postérieure est constituée par la scissure pariéto-occipitale (C). L'autre circonvolution du lobe pariétal se nomme *gyrus angulaire* (AG), ou *pli courbe* (Gratiolet), qui s'incurve autour de l'extrémité supérieure de la scissure de Sylvius (A) et de la scissure temporo-sphénoïdale (T).

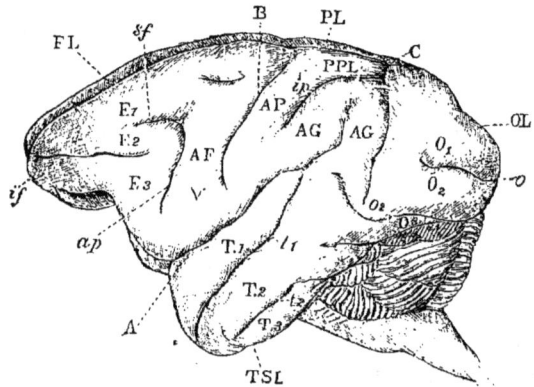

Fig. 26. — Hémisphère gauche du cerveau du Singe (macaque). — A, scissure de Sylvius. — B, scissure de Rolando. — C, scissure pariéto-occipitale. — FL, lobe frontal. — PL, lobe pariétal. — OL, lobe occipital. — TSL, lobe temporo-sphénoïdal. — F₁, circonvolution frontale supérieure. — F₂, circonvolution frontale moyenne. — F₃, circonvolution frontale inférieure. — sf, scissure supéro-frontale. — if, scissure inféro-frontale. — ap, scissure antéro-pariétale. — AF, circonvolution frontale ascendante. — AP, circonvolution pariétale ascendante. — PPL, lobule postéro-pariétal. — AG, gyrus angulaire. — P, scissure intra-pariétale. — T₁, T₂, T₃, circonvolutions temporo-sphénoïdales supérieure, moyenne et inférieure. — t₁, t₂, scissures temporo-sphénoïdales supérieure et inférieure. — O₁, O₂, O₃, circonvolutions occipitales supérieure moyenne et inférieure. — o₁, o₂, première et seconde scissures occipitales.

Le lobe *temporo-sphénoïdal* (TSL) est situé en arrière et en dessous de la scissure de Sylvius. Il est divisé par des scissures secondaires (t₁,t₂) en trois circonvolutions : *circonvolutions temporo-sphénoïdales supérieure* (T₁), *moyenne* (T₂) et *inférieure* (T₃). Les extrémités supérieures de ces circonvolutions passent dans le *lobe occipital* (OL).

On distingue ici aussi trois circonvolutions : *cir-*

convolutions occipitales supérieure (O₁), *moyenne* (O₂) et *inférieure* (O₃).

Si l'on écarte les lèvres de la scissure de Sylvius, l'on aperçoit un autre lobe, nommé *lobe central*, ou Insula de Reil (voy. fig. 4, C), qui embrasse le noyau extra-ventriculaire du corps strié. Chez le singe, la surface de ce lobe est unie, et non pas divisée en circonvolutions comme chez l'homme.

Sur la face interne de l'hémisphère (fig. 27) on distingue certaines scissures et circonvolutions. La

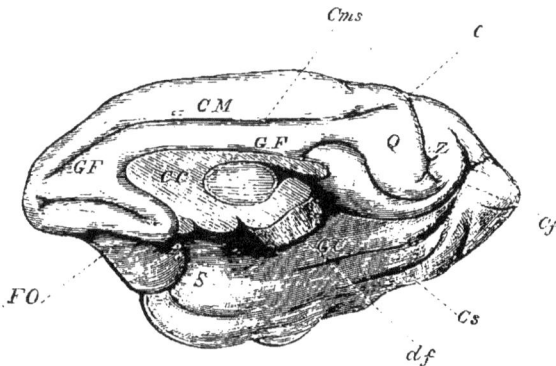

Fig. 27. — Face interne de l'hémisphère droit du Singe (macaque). — CC corps calleux sectionné. — C. scissure pariéto-occipitale interne. — Cms scissure calloso-marginale. — Cf, scissure calcarine. — df, scissure dentée. — Cs, scissure collatérale. — GF, gyrus fornicatus. — CM, circonvolution marginale. — GU, circonvolution unciforme. — S, crochet, ou subiculum cornu Ammonis. — Q, lobule quadrilatère ou præcuneus. — Z, cuneus. — FO, lobule orbitaire.

circonvolution qui contourne le *corps calleux* (CC) se nomme *gyrus fornicatus* (GF), commençant à l'extrémité frontale de l'hémisphère, et passant au travers de la scissure et dans la *circonvolution unciforme* (GU) inférieurement et postérieurement.

Sur sa face antéro-inférieure, la circonvolution

unciforme se recourbe de manière à former une sorte de crochet, et a reçu le nom de *crochet* (Gratiolet) ou *subiculum cornu Ammonis* (S). Séparée du gyrus fornicatus par une scissure dite *scissure calloso-marginale* (*cms*), se trouve une circonvolution qui limite le bord interne de la scissure longitudinale entre les deux hémisphères. Elle se nomme *circonvolution marginale* (CM). Entre l'extrémité postérieure de la scissure calloso-marginale et la scissure pariéto-occipitale interne (C), se trouve un lobule de forme irrégulière (Q) qui a reçu le nom de *lobule quadrilatère* ou *præcuneus*.

La scissure dite scissure calcarine (Huxley) (*cf*) indique la position de l'hippocampus minor à l'intérieur de la corne postérieure du ventricule latéral. Elle se continue en avant par la *scissure dentée* (*df*) qui indique la position de l'hippocampus major dans la corne descendante du ventricule latéral. La circonvolution unciforme est limitée par cette scissure en haut, et est séparée de la circonvolution temporosphénoïdale inférieure (T$_s$) (fig. 26) par un sillon appelé *scissure collatérale* (Huxley) (Cs).

53. Les centres d'excitation électrique sont indiqués sur les figures ci-jointes (fig. 28, 29, 30) par des cercles ou régions qui délimitent l'étendue de la surface qui, stimulée, produit certains mouvements déterminés. Les régions ainsi circonscrites ne sont pas nettement distinctes l'une de l'autre, et là où elles se touchent, l'excitation peut faire naître les phénomènes propres à l'une et à l'autre. Ce fait se produit

d'autant plus facilement que l'intensité du courant employé est plus grande. La région où l'action est le plus circonscrite est plus exactement indiquée par le centre du cercle. Les limites ont été déterminées par l'application réitérée des électrodes autour de ces points.

1 Sur le lobule postéro-pariétal. *Le membre postérieur opposé s'avance comme pour marcher.* Parfois l'action est limitée au pied et à la cheville, le pied se fléchissant sur la jambe, et les orteils s'écartant.

2 Sur la partie supérieure de la circonvolution pariétale ascendante et la partie adjacente des circonvolutions frontales ascendantes. *Mouvements complexes de la cuisse, de la jambe et du pied,* avec mouvements adaptés du tronc, grâce auxquels le pied est amené sur la ligne médiane du corps, comme lorsque l'animal saisit quelque objet avec son pied, ou se gratte la poitrine ou le ventre.

L'on peut observer divers degrés de cette action complexe selon la durée et l'intensité de l'excitation, mais l'entier développement de l'activité de ce centre est telle que je l'ai décrit.

5 Près de la portion frontale ascendante du centre précédent, et près d'une légère scissure ou dépression de la partie supérieure de la frontale ascendante.

Mouvements de la queue, généralement associés à quelques-uns des mouvements décrits au numéro 2.

Je n'ai encore pu séparer entièrement ces deux mouvements l'un de l'autre. On pourrait peut-être y arriver avec des singes du nouveau continent.

4 En arrière (3), et en dessous (2), sur les bords adjacents des circonvolutions ascendantes frontale et pariétale.

Rétraction avec adduction du bras opposé, la paume de la main étant dirigée en arrière.

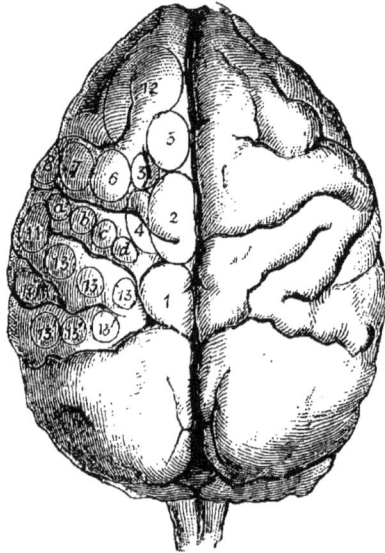

Fig. 28. — Surface supérieure des hémisphères du Singe (Roy, Soc.). Les cercles et les chiffres qu'ils circonscrivent sont expliqués dans le texte.

Cette action, ressemblant au mouvement natatoire, est telle que celle que l'on peut attribuer au latissimus dorsi.

5 Sur la circonvolution frontale ascendante, à son point de jonction avec la frontale supérieure.

Extension en avant du bras et de la main opposés, comme pour toucher ou atteindre quelque chose en avant.

Cercles (*a*) (*b*) (*c*) (*d*) situés sur la circonvolution pariétale ascendante.

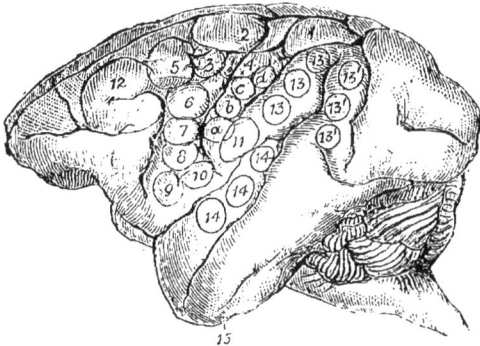

Fig. 29. — Hémisphère gauche du Singe (Roy. Sec.). Cercles et chiffres ont la même signification que dans la figure précédente.

Mouvements individuels et combinés des doigts et du poignet se terminant par la fermeture du poing. Les centres d'extension et de flexion de divers doigts n'ont pu être différenciés, mais les *mouvements de préhension* de la main opposée sont évidemment centralisés ici.

6 Sur la circonvolution frontale ascendante, à la courbe, ou au genou du sillon antéro-pariétal.

Supination et flexion de l'avant-bras, grâce auxquelles la main s'élève vers la bouche.

Cette action peut s'associer à la suivante :

7 Sur la circonvolution frontale ascendante, au-dessous du dernier cercle.

Action des zygomatiques qui tire en arrière et élève l'angle de la bouche.

8 Sur la frontale ascendante, au-dessous du dernier cercle.

Élévation de l'aile du nez et de la lèvre supérieure, avec abaissement de la lèvre inférieure, de manière à découvrir les dents canines du côté opposé.

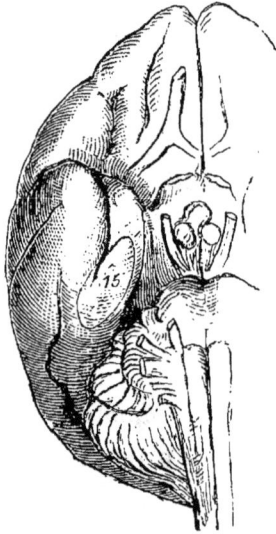

9 et 10 Sur l'extrémité inférieure de la frontale ascendante, au niveau de l'extrémité postérieure de la troisième circonvolution frontale.

Ouverture de la bouche avec extension au dehors (9) et rétraction de la langue (10).

L'ouverture et la fermeture alternées de la bouche avec mouvements de la langue continuent souvent quelque temps après que les électrodes sont retirées. Dans ce cas, les mouvements se font distinctement des deux côtés.

Fig. 30. — Base du cerveau du Singe, côté droit (Roy. Soc.).

11 De 10 à l'extrémité inférieure de la circonvolution pariétale ascendante.

Rétraction de l'angle opposé de la bouche.

Le platysma myoïdes est mis en jeu, et quand il agit avec force, la tête est légèrement inclinée de côté.

12 Sur la moitié postérieure des circonvolutions frontales supérieure et moyenne.

Les yeux sont grands ouverts, les pupilles dilatées, et les yeux et la tête dirigés du côté opposé.

13 et 13′ Placées sur les membres antérieur et postérieur du gyrus angulaire (pli courbe).

Les yeux se dirigent du côté opposé, avec déviation en haut ou en bas, selon que les électrodes sont sur 13 ou 13[1].

Les pupilles aussi se contractent, et il y a tendance à fermer les yeux comme en présence d'une vive lumière.

La tête suit souvent la direction des yeux, mais ce fait n'est pas constant.

14 Sur la circonvolution temporo-sphénoïdale supérieure.

L'oreille opposée se dresse, la tête et les yeux se tournent du côté opposé, les pupilles sont très-dilatées.

15 Subiculum cornu Ammonis, ou face interne et inférieure du lobe temporo-sphénoïdal (fig. 30).

Torsion de la lèvre et de la narine du même côté, de manière à fermer partiellement la narine, comme lorsqu'une odeur piquante est sentie.

L'on n'observe pas de résultats définis ou constants à la suite de l'excitation d'autres parties du cerveau, mais on a remarqué les faits suivants :

Extrémité inférieure de la circonvolution temporo-sphénoïdale moyenne.

Dans quelques cas, l'excitation de cette région provoque des mouvements de la langue, des bajoues et des mâchoires, tels que pourrait les provoquer quelque excitation sapide de la bouche.

Lobes frontaux, comprenant tout ce qui est au devant de 12, et les régions orbitaires et frontales inférieures.

Résultats généralement négatifs. Dans un cas l'excitation de la région antéro-frontale était associée à la rotation des yeux du côté opposé. Outre ce mouvement, qui peut avoir été une simple coïncidence, aucun effet ne fut produit par l'excitation de cette région.

Ile de Reil. Lobe central.

Résultats également négatifs.

Lobes occipitaux.

Leur excitation ne donne lieu à aucun effet appréciable.

Dans un cas, j'observai qu'en introduisant les électrodes vers la face interne de la circonvolution occipitale inférieure, un malaise évident fut provoqué, ainsi que le manifestèrent des mouvements inquiets de la queue et du membre postérieur. Étaient-ils dus à ce que le courant était conduit à la dure-mère ou à la tente, ou bien résultaient-ils de l'excitation directe de l'extrémité supérieure du gyrus unciforme, c'est ce qui n'a pu être déterminé. L'expérimentation dans cette région est très-difficile, et les sources d'erreur sont nombreuses, car il est impossible d'être absolument certain de la localisation de l'excitation.

Circonvolution marginale (fig. 27, C. M.).

Elle n'a été explorée qu'une fois, et l'on trouva que l'irritation de cette circonvolution dans la région pariéto-frontale donnait naissance à des mouvements de la tête et des membres, en apparence analogues à ceux qui ont déjà été obtenus par l'excitation des régions correspondantes de la surface externe.

Gyrus fornicatus (fig. 27, G. F.).

L'excitation de cette région, produite en glissant les électrodes isolées profondément dans la scissure longitudinale, n'a donné lieu à aucune manifestation extérieure.

Corps calleux (fig. 27, C. C.).

L'excitation ne produit pas d'effets.

SECTION II

EXPÉRIENCES SUR DES CHIENS

54. — Dans le cerveau du chien il y a (fig. 32) deux scissures importantes : *scissure de Sylvius* (A) et *scissure cruciale* (B), ou *sillon crucial* (Leuret), appelé par Owen *sillon frontal*. Il y a en outre certaines scissures qui ont une direction générale d'avant en arrière, et qui partagent la surface en quatre circonvolutions, appelées par Leuret *circonvolutions externes*.

La première de celles-ci, *première circonvolution externe* (fig. 32, 1), décrit une courbe autour de la scissure cruciale, en constituant ce que j'ai appelé gyrus *sigmoïde*, adoptant un terme employé par M. Flower, dans sa description du cerveau du Proteles (Proc. Zool. Soc. Lond., nov. 1869).

La *seconde circonvolution externe* (fig. 32, II) suit
d'avant en arrière un trajet parallèle à celui que nous
venons de décrire, et à son tiers postérieur, une
scissure secondaire la partage en deux branches.

La *troisième circonvolution externe* suit une direction analogue (III, fig. 32).

La *quatrième circonvolution externe* (IV, fig. 32) fait un
pont au-dessus de la scissure de Sylvius. Je l'ai quelquefois appelée circonvolution sylvienne. Vers la face
orbitaire et frontale de l'hémisphère, la continuation
des différentes circonvolutions externes devient obscure et cachée (voy. fig. 32). L'excitabilité électrique du cerveau et le fait de la localisation ont été
d'abord démontrés sur des cerveaux de chiens, par
les importantes recherches de Fritsch et Hitzig en
1870 (*Reichert und Du Bois Reymond's Archiv*, 1870,
Heft III). Le passage suivant et la figure ci-jointe
(fig. 31) sont pris dans la description originale des
résultats obtenus par Fritsch et Hitzig, avant les expériences de localisation faites sur divers animaux
et décrites dans ce chapitre :

« Le centre des muscles du cou (fig. 31 △) est situé
à la partie latérale du gyrus préfrontal, au point
où descend brusquement la surface de cette circonvolution. L'extrémité externe du gyrus postfrontal contient, au voisinage de l'extrémité latérale de la
scissure frontale (fig. 31 +), le centre des extenseurs
et adducteurs du membre antérieur. Un peu en arrière
de la même scissure et plus près de la scissure coronale (fig. 31 +) sont les centres de la flexion et de la

rotation du membre. Le centre du membre postérieur (fig. 31 ‡‡) se trouve également dans le gyrus
postfrontal, mais plus rapproché de la ligne médiane que ne l'est celui du membre antérieur, et un
peu plus en arrière. Les faciaux sont innervés par la
partie moyenne du gyrus supersylvien (fig. 31 ○).

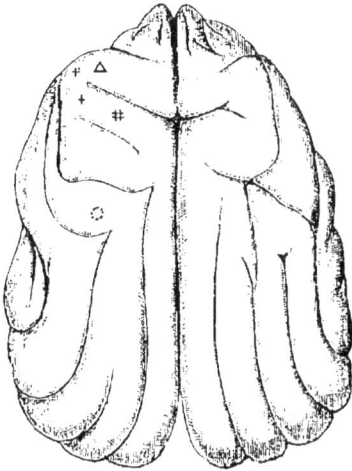

Fig. 31. — Cerveau du Chien, pour servir à expliquer les recherches de
Fritsch et Hitzig.

« Cette région a en général une étendue de plus de
0,5 cent., et s'étend en avant et en arrière de la
courbe au-dessus de la scissure de Sylvius. Nous devons ajouter que nous n'avons pas toujours réussi à
mettre en mouvement les muscles du cou par le point
cité en premier lieu. Nous avons assez souvent provoqué la contraction des muscles du dos, de la queue
et de l'abdomen, par l'intermédiaire de points situés
entre ceux qui sont notés, mais nous ne pûmes dé

terminer d'une manière satisfaisante un point circonscrit par où chacun d'eux pût être individuellement provoqué.

« La totalité de la convexité située en arrière du centre facial nous a paru absolument insensible à l'excitation, même en nous servant de courants d'une intensité entièrement disproportionnée » (op. cit. réimprimé dans *Untersuchungen über das Gehirn* par E. Hitzig, Berlin, 1874).

Hitzig, dans des expériences subséquentes (*Untersuch. ü. das Gehirn*, chap. III), tout en confirmant à plusieurs égards les résultats que j'ai rapportés dans le *West Riding Asylum Reports*, vol. III, se demande si quelques autres d'entre ces résultats sont bien exacts, surtout en ce qui concerne l'excitabilité des régions postérieures à la scissure de Sylvius. Il attribue les phénomènes que je décris à une conduction vague des courants. Pour appuyer son opinion, il essaye de montrer que les phénomènes ne s'accordent pas les uns avec les autres, et que mes expériences localiseraient des centres moteurs différents dans des régions essentiellement les mêmes, et des centres moteurs de mêmes mouvements dans des régions du cerveau très-éloignées les unes des autres. Ces discordances que Hitzig découvre n'existent pas dans la réalité, mais seulement dans sa manière d'interpréter les faits. Le simple fait que des mouvements résultent de l'excitation d'une partie donnée de l'hémisphère n'implique pas nécessairement que cette partie soit un centre moteur au vrai sens du mot. Nous verrons plus tard que les mouvements qui résultent de l'excitation des régions dont il s'agit expriment la sensation, et que le caractère des mouvements constitue un important indice de la nature de la sensation.

Par conséquent, les mouvements ayant le caractère d'indications associées ou réflexes de sensation varieront dans une mesure correspondant au degré d'excitabilité des centres sensitifs. Ainsi, des effets en apparence différents seront facilement reconnus comme n'étant essentiellement que des degrés de la même réaction. Ainsi, dans un cas, l'on peut observer un mouvement des yeux ou de l'oreille; dans un autre cas, ce mouvement peut s'associer à une rotation de la tête vers le côté opposé. Mais ceci n'implique pas que dans le premier cas je décris un centre moteur des yeux, et dans le second, dans la même région, un centre moteur des muscles du cou. Dans quelques cas encore, des mouvements peuvent être provoqués par l'excitation d'un centre sensitif, mouvements en apparence identiques à ceux qui résultent de l'excitation d'un centre véritablement moteur. On trouvera un exemple de ce fait en comparant les effets de l'excitation de 12 dans le cerveau du singe à ceux que l'on obtient en stimulant 14. La signification diffère toutefois d'une manière notable dans les deux cas.

Dans la description suivante, à l'exception de détails d'expérience, les résultats concordent essentiellement avec ceux que j'ai publiés le premier.

Mais certains phénomènes dont je n'ai pu interpréter clairement la signification, et par conséquent
considérés comme douteux et nécessitant des recherches ultérieures, ces phénomènes dis-je, je serais
porté à les attribuer à une conduction de courants
presque impossible à éviter à cause de l'extrême difficulté qu'il y a à découvrir entièrement et à isoler
la région en question. Il en est ainsi particulièrement
dans le cas de l'exploration de l'extrémité frontale
du cerveau du chien, du chat, etc., qui est difficile
à mettre à découvert, et qui est en rapport intime
avec le grand bulbe olfactif de ces animaux. J'ai décrit certains mouvements subits de la tête, et quelquefois des muscles respiratoires, comme résultant
de l'application des électrodes aux régions frontales
antérieures. Ceux-ci doivent, et ici je m'accorde entièrement avec Hitzig, être attribués à ce que le courant est conduit au bulbe sensitif olfactif ou à la
dure-mère, les mouvements étant des phénomènes
purement réflexes. Les difficultés de la localisation
augmentent nécessairement quand les régions du
cerveau que l'on explore ne peuvent être entièrement
séparées des organes sensitifs voisins; et quand tel
est le cas, les phénomènes doivent être considérés
comme ayant une signification douteuse, à moins que
leur nature puisse être découverte par d'autres méthodes complémentaires d'investigation.

Dans la description suivante, afin de faciliter la
comparaison avec les résultats d'expériences analogues sur le cerveau du singe, les mêmes chiffres sont

placés sur les régions correspondantes. Ils n'ont pas la prétention d'indiquer autre chose qu'une analogie physiologique approximative, certaines particularités individuelles pouvant s'observer sur divers animaux, particularités qui permettent à peine une comparaison stricte entre elles.

Les renvois se font à la figure 52.

1. *La patte de derrière opposée s'avance pour marcher.*

Il n'y a pas de mouvement de la patte du chien pouvant être comparé à celui qui résulte de 2 sur le cerveau du singe.

5. *Mouvement ondulatoire ou latéral de la queue.*

Dans mes premières expériences (*West Riding Reports*, vol. III, fig. 6), la position du centre n'était pas

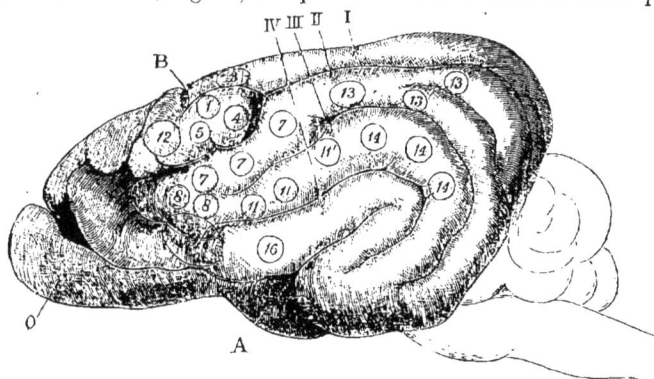

Fig. 52. — Hémisphère gauche du cerveau du Chien. — A, scissure de Sylvius. — B, scissure cruciale. — O, Bulbe olfactif. — I, II, III, IV. indiquent les première, deuxième, troisième et quatrième circonvolutions respectivement. Les cercles et les chiffres sont expliqués dans le texte, 1, 4 et 5 sont situés sur le *Gyrus sigmoïde.*

assez exactement définie, le cercle *g* étant placé plus en arrière sur la figure qu'il ne devait l'être. Dans le cas dont il s'agit, l'excitation des mouvements de la queue sur un cercle si étendu était indubitablement due à un état d'hyperexcitabilité provoqué par une exploration répétée. Des expériences ultérieures ont mené à une définition et à une délimitation plus exacte du cercle, ainsi que l'indique la figure 32.

4. *Rétraction et adduction du membre antérieur opposé.*

5. *Élévation de l'épaule et extension en avant du membre antérieur opposé*, comme pour faire un pas en avant.

+ Les centres 6, et ceux qui sont marqués *a, b, c, d*, dans le cerveau du singe, ne sont pas, autant que j'ai pu voir, différenciés dans le cerveau du chien, mais de temps à autre la flexion de la patte se joint aux mouvements décrits à 4 et à 5. Dans un cas (grand chien de chasse à cerveau volumineux) j'ai trouvé que l'excitation de + provoquait la flexion de la patte indépendamment des autres mouvements.

7. Sur divers points de la division frontale de la seconde circonvolution externe.

Action simultanée de l'orbicularis oculi et des zygomatiques, provoquant la fermeture de l'œil opposé. En même temps l'on voit s'agiter les yeux, si l'on ouvre de force les paupières. J'ai vu que le mouvement des yeux était divergeant, et qu'il s'associait à la contraction des pupilles. Hitzig a de même observé des mouvements des yeux en excitant cette région.

8. Sur l'extrémité antérieure commune des seconde et troisième circonvolutions externes.

Rétraction et élévation de l'angle opposé de la bouche, de manière à ouvrir partiellement la bouche.

9. On peut la considérer comme correspondant à 9 et 10 du singe.

La bouche est ouverte et la langue s'agite, sortant et rentrant alternativement. Action bilatérale.

Parfois, ainsi que je l'ai rapporté dans mes premières expériences, l'excitation de cette région provoque aussi des sons de voix et de faibles essais d'aboiement ou de grognement. Dans une expérience subséquente, ceci se manifesta d'une manière très-frappante. Chaque fois que les électrodes étaient appliquées à cette région, l'animal aboyait bruyamment et distinctement. Pour exclure la possibilité d'une simple coïncidence, j'excitai successivement diverses parties de l'hémisphère mis à découvert, en produisant la réaction caractéristique de chaque centre, mais sans aboiement.

La réapplication des électrodes au centre buccal provoqua l'aboiement, et le fit invariablement plusieurs fois de suite.

11. L'acte essentiel semble être la *rétraction de l'angle de la bouche* par l'action du platysma. De temps à autre, surtout vers l'extrémité frontale, j'ai vu venir en avant l'oreille du côté opposé, tandis que l'angle de la bouche était rétracté. Ceci ne semble être qu'une forme plus intense d'un acte musculaire essentiellement identique.

Au point marqué 11', l'acte est plutôt l'élévation de l'angle de la bouche et du côté de la face, de

manière à provoquer la fermeture de l'œil. A ce point
de vue il ressemble à l'action de 7.

12. *Ouverture des yeux avec dilatation des pupilles,
les yeux et ensuite la tête tournant du côté opposé.*

Dans un ou deux cas j'ai observé un mouvement
interne ou convergent des yeux, les pupilles toutefois étant toujours dilatées.

Cette action est caractéristique de la division antérieure du gyrus sigmoïde, et est évidemment analogue
à 12 dans le cerveau du singe.

13. *Les yeux se dirigent du côté opposé*, généralement
avec un certain degré de déviation diagonale, les
pupilles étant parfois contractées, et les yeux tendant
à se fermer, bien que, s'ils étaient déjà fermés, l'excitation les fît légèrement ouvrir au moment de son
application. Dans plusieurs expériences, lors de continuation dans l'excitation, on observait que la tête
se dirigeait du même côté que les yeux.

14. *L'oreille opposée se dresse ou se rétracte subitement.*
Je n'ai pas observé l'association de cette action
avec 12, ainsi que cela se fait continuellement dans
le cas d'excitation de 14 chez le singe.

15. *Torsion de la narine du même côté*, comme si
l'irritation y eût été directement appliquée.

L'excitation d'autres régions du cerveau ne donne
pas toujours des résultats bien définis ou distinctement différenciés.

Lors de l'excitation de la division frontale de la
quatrième circonvolution externe, 16, j'ai une ou
deux fois remarqué des mouvements qui peuvent être

caractérisés comme étant l'élévation de la lèvre et la dilatation des narines : mais sont-ils dus à l'irritation localisée de cette région, ou doit-on plutôt les mettre sur le compte de l'irritation du tractus olfactif, c'est ce qu'il serait très-difficile de déterminer.

L'irritation de l'extrémité frontale du cerveau, ainsi que je l'ai déjà signalé (voir plus haut), provoque quelquefois des mouvements irréguliers et soudains de la tête ou des muscles respiratoires; mais ces résultats sont, je pense, dus en réalité à l'irritation de la dure-mère ou du bulbe olfactif qui est à une distance très minime.

La branche postérieure de la circonvolution sylvienne ou externe inférieure ne produit aucune réaction définie, autant que j'ai pu en juger. L'irritation de la division postérieure de la circonvolution supérieure externe et des régions postérieures aux points notés n'a pas donné de résultats bien constants, bien que j'aie parfois observé des signes d'inquiétude ou de mouvements que l'on pourrait prendre pour signes d'une excitation cutanée douloureuse.

Les expériences sur une région correspondante du cerveau du chat donnent les mêmes résultats, ainsi qu'on le verra plus bas. Par eux-mêmes ces faits ne suffisent pas pour motiver aucune conclusion au sujet des fonctions probables de cette région, mais ils sont importants, si on les observe dans leurs rapports avec d'autres phénomènes.

EXPÉRIENCES SUR DES CHACALS

55. Les expériences suivantes faites sur deux chacals de l'Afrique du Nord (*canis aureus*) que j'ai obtenus grâce à M. Bartlett, inspecteur des jardins de
la Société zoologique, peuvent être prises comme les
équivalentes de celles que j'ai faites sur les chiens, à
cause de l'étroite ressemblance qu'il y a entre ces
animaux, en ce qui concerne leurs mœurs et la
configuration de leur cerveau (fig. 33).

1. *Le membre postérieur opposé s'avance et sort de sa
position d'extension.*

5. *Quelques mouvements de la queue observés dans
un cas.*

4. *Rétraction du membre antérieur opposé.* Dans un
cas il s'y joignit de l'adduction; dans l'autre, l'hu-
merus était rétracté et l'avant-bras élevé.

5. *Élévation de l'épaule avec flexion de l'avant-bras
et de la patte.* Ce mouvement fut suivi d'une soudaine
extension en avant. Dans aucun cas on ne put différencier des centres individuels de flexion et d'extension.

7. *Élévation de la joue et fermeture partielle de l'œil.*
A 7¹ *il se produisait surtout l'occlusion de l'œil.* Dans
un cas on vit diverger les yeux : l'état des pupilles
ne fut pas noté.

8. *La lèvre supérieure élevée et les dents découvertes,*
mais la bouche incomplètement ouverte.

9. *La bouche ouverte et la langue tirée en avant.* Pas

de production de sons dans l'un ou dans l'autre cas.

11. Divers points sur la branche frontale de la troisième circonvolution externe. *L'angle de la bouche très-rétracté*, le platysma étant contracté.

12. *Les deux yeux grands ouverts, les pupilles dilatées, les yeux tournés du côté opposé, la tête finissant par tourner dans le même sens.* Dans un cas les yeux convergeaient et les oreilles se dressaient, de manière à présenter l'apparence d'une attention profonde.

Sur la face antérieure du même gyrus sigmoïde, à 12ᵉ, en même temps que les yeux s'ouvrirent très-grands et que les pupilles se dilataient, la tête s'abaissait, et le museau se dirigeait vers l'épaule du même côté, à cause de la contraction du sterno-mastoïdien opposé.

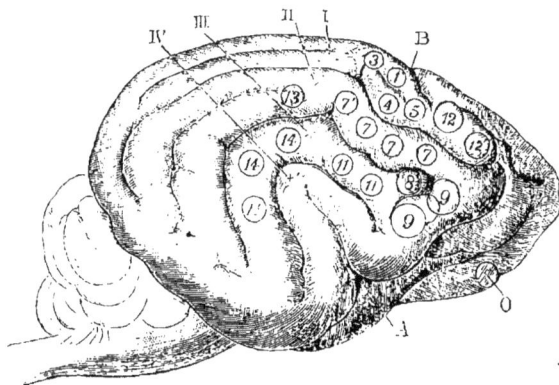

Fig. 55. — Hémisphère droit du cerveau du Chacal. — A, scissure de Sylvius. — B, scissure cruciale. — I, circonvolution externe supérieure. — II, seconde circonvolution externe. — III. Troisième circonvolution externe. IV, Quatrième circonvolution externe. — La signification des cercles et des chiffres se trouve dans le texte.

L'action conjointe des deux côtés donnerait à l'animal l'attitude qu'il a lorsqu'il cherche à flairer le gibier.

13. Dans un cas, l'excitation de 13, faite seulement sur une petite étendue, fit *diriger la tête du côté opposé*, en même temps que l'oreille se dressait, mais on n'observa pas les yeux. Le dressement d'oreilles ressemblait à celui qui résulte de l'excitation de 14 et peut avoir résulté d'une irritation double de 13 et de 14.

14. *L'oreille opposée se retire soudain ou se dresse.* Dans un ou deux cas, l'application des électrodes dans cette région fit brusquement bondir l'animal qui s'élançait en avant, oreilles dressées, comme s'il se fût réveillé en sursaut.

D'autres expériences ne furent pas faites sur ces animaux, excepté pour juger de l'excitabilité de la partie postérieure ou recourbée de la circonvolution supérieure externe. Dans un cas, aucun résultat ne fut observé; dans l'autre des signes d'inquiétude furent provoqués, se manifestant par des ruades avec le membre postérieur opposé, et par la rotation de la tête en arrière, comme pour découvrir la cause de l'irritation.

SECTION III

EXPÉRIENCES SUR DES CHATS

56. Dans le cerveau du chat, les circonvolutions sont disposées de la même manière que chez le chien et le chacal.

L'apparence extérieure du cerveau est donnée dans les figures ci-jointes (fig. 54, 55), l'une représentant la surface des deux hémisphères, l'autre l'hémisphère gauche.

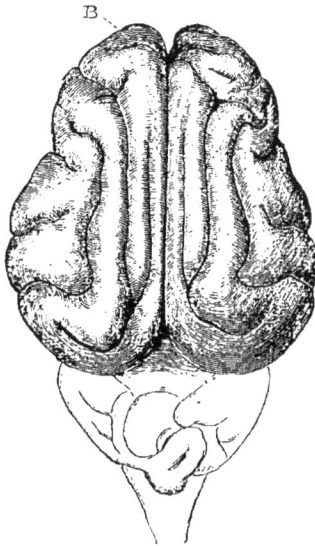

Fig. 54. — Face supérieure des hémisphères du Chat. — B, scissure cruciale

La *scissure de Sylvius* (A) et la *scissure cruciale* (fig. 54, 55, B) sont faciles à reconnaître.

La *première circonvolution externe* décrit une courbe sigmoïde autour de la scissure cruciale, moins complexe que le gyrus correspondant du cerveau du chien.

La *seconde externe* (II, fig. 55) court parallèlement à la première, se fusionnant avec elle postérieurement.

La *troisième externe* (III, fig. 55) est unie par un gyrus en forme de pont, ou *connectif*, à la *quatrième circonvolution* ou *circonvolution sylvienne*, qui décrit une voûte au-dessus de l'extrémité supérieure de la scissure de Sylvius. Le chiffre III est placé sur le gyrus connectif, tandis que IV indique la quatrième externe, ou circonvolution sylvienne.

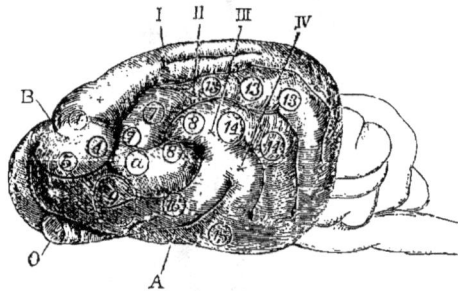

Fig. 35. — Hémisphère gauche du cerveau du Chat. — A, scissure de Sylvius. — B, scissure cruciale. — O, tractus olfactif sectionné. — I, circonvolution externe supérieure. — II, deuxième circonvolution externe. — III, troisième C. E. — IV, quatrième C. E.

1. *Le membre postérieur opposé s'avance* comme pour marcher.

4. *Rétraction et adduction de la patte de devant.* Quand il est rapidement produit, ce mouvement est celui que produit le chat en frappant une balle avec sa patte.

8. *Élévation de l'épaule et du bras*, tandis que l'avant-bras et la patte sont en un état de demi-flexion. Le mouvement ressemble à l'élévation de la patte dans la marche en avant.

Il semblerait que ce mouvement représente à la fois 5 et 6 chez le singe.

a. *Mouvement de préhension de la patte, avec sortie des griffes.* C'est ici un des mouvements les plus caractéristiques du chat; il est facile à produire. On peut le comparer, ainsi que l'indique *a*, à la fermeture du poing que provoque l'excitation de la circonvolution pariétale ascendante du singe. Ce mouvement s'associe souvent à celui du centre suivant.

7. Divers points sur la seconde circonvolution externe, partie frontale.

Élévation de l'angle de la bouche, et de la joue, avec fermeture de l'œil.

L'état des yeux et pupilles ne fut pas observé dans tous les cas, bien que l'on observât dans quelques-uns des mouvements des yeux.

Hitzig a également observé des mouvements des yeux de même que chez les chiens, à la suite de l'irritation de cette région.

8. *Combinaison de rétraction, et d'une certaine élévation de l'angle de la bouche, l'oreille étant tirée en bas et en avant.*

Parfois il ne se produit que le mouvement de l'oreille.

9. Région comprenant l'extrémité orbitaire et antérieure des circonvolutions externes inférieures réunies.

Ouverture de la bouche avec mouvements de la langue. Souvent, à ce mouvement, s'associa la production de sons et d'autres actes expressifs, tels que feulement, agitation de la queue, comme si l'animal était en colère.

Je n'ai pas pu différencier un centre correspondant à 11 chez le chien, produisant l'action pure et simple du platysma.

Elle semble être associée aux mouvements décrits à 8.

Je n'ai pu arriver non plus à déterminer un centre correspondant à 12 chez le singe, chien et chacal, ni un centre correspondant à 5, centre caudal du chien.

L'excitation de la région +, postérieure au gyrus sigmoïde que l'on pouvait s'attendre à voir correspondre, après des considérations anatomiques, au centre caudal du chien, fut négative, ou bien, lors d'une forte excitation, il y était répondu par des mouvements des yeux, et par une rotation de la tête du côté opposé ; — effets qui me semblent devoir être attribués à la diffusion latérale dans la région suivante.

13. Divers points sur la face pariétale de la seconde circonvolution externe.

Les yeux se dirigent du côté opposé, et souvent la tête tourne dans le même sens. On vit parfois se contracter les pupilles.

14. *L'oreille se couche ou se dresse soudain, et la tête et les yeux se dirigent du côté opposé.* Quelquefois l'oreille seule se meut, et quand le sommeil est profond ou que l'animal est très-fatigué, l'irritation ne donne aucun résultat.

15. Sommet de la circonvolution unciforme.

Élévation de la lèvre et torsion de la narine du même côté, comme lors de l'irritation de la narine.

16. Sur l'extrémité frontale de l'externe inférieure ou circonvolution sylvienne.

Écartement des lèvres, de manière à entr'ouvrir la bouche qui finit par s'ouvrir entièrement lorsqu'on maintient l'irritation.

Dans ma première note dans les *West Riding Reports*, je décrivais certains mouvements soudains de la tête comme résultant de l'excitation de l'extrémité frontale des hémisphères. Je penche pour attribuer ceux-ci à la conduction du courant au bulbe olfactif, irritation qu'on peut à peine éviter lorsqu'on expérimente sur cette région profondément située.

L'irritation de la branche postérieure de la circonvolution sylvienne a très-souvent provoqué des mouvements des mâchoires, généralement la fermeture; résultat fort douteux, eu égard à la proximité de la surface sectionnée du muscle temporal qu'il faut replier pour bien voir cette région.

D'autres considérations toutefois, qui seront exposées dans le chapitre suivant, font qu'il n'est pas improbable que les mouvements soient réflexes, dus à l'excitation d'un centre sensitif situé dans cette région, ou auprès d'elle.

Dans quelques expériences, de même que chez les chiens et chacals, l'irritation de la portion recourbée de la circonvolution supérieure externe a provoqué des signes d'inquiétude, comme s'il y eût eu de la douleur ou de l'irritation rapportée aux extrémités opposées, indiquant peut-être l'excitation d'un centre de sensibilité tactile. A ce sujet, voir plus loin (67).

SECTION IV ·

EXPÉRIENCES SUR DES LAPINS

57. Le cerveau du lapin étant dépourvu de circonvolutions, il est plus difficile de définir avec exactitude les points irrités. La position des divers centres a été déterminée dans la figure ci-jointe par une comparaison attentive avec l'original durant le cours des expériences.

Une scissure peu profonde (X) qui court parallèlement à la scissure longitudinale peut être considérée comme analogue à celle qui délimite la circonvolution externe supérieure chez le chien et chez le chat. La position de la scissure de Sylvius est indiquée par une légère dépression entre le lobe frontal étroit et le large lobe postérieur, de l'extrémité inférieure duquel l'on voit sortir le tractus olfactif (O).

1. Point situé à l'extrémité antérieure de la scissure peu profonde, parallèle à la scissure longitudinale.

Le membre postérieur opposé s'avance et sort d'une position d'extension.

4. *Rétraction avec adduction du membre antérieur opposé.*

5. *Élévation de l'épaule et extension du membre antérieur en avant*, comme pour marcher et s'avancer.

7. Sur une grande étendue de la face frontale de l'hémisphère.

Rétraction et élévation de l'angle de la bouche, tandis que les mâchoires se meuvent comme pour brouter ou mâcher, la tête se tournant peu à peu du côté opposé.

8. Derrière le dernier point.

Occlusion de l'œil opposé avec élévation de la joue et de l'angle de la bouche, et parfois quelque mouvement mal déterminé de l'oreille.

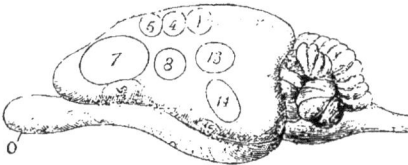

Fig. 36. — Hémisphère gauche du cerveau du Lapin. — 0, bulbe olfactif. — X, sillon parallèle. — L'explication des chiffres et cercles se trouve dans le texte.

9. Sur la face orbitaire de la région frontale.

Ouverture de la bouche avec mouvements de la langue.

Je n'ai pas pu différencier de centres correspondant à 11 et 12 chez le singe et le chien.

13. Sur la région pariétale.

Généralement, *mouvement en avant de l'œil opposé et parfois rotation de la tête du côté opposé.*

Dans un ou deux cas, la pupille parut se contracter, mais pas d'une manière bien certaine.

14. *Rétraction subite et élévation, ou dressement de l'oreille opposée*, coïncidant parfois avec un tressaillement brusque comme si l'animal était sur le point de s'élancer en avant.

15. *Torsion ou occlusion de la narine*, généralement des deux côtés.

A ce mouvement s'en associait souvent un autre, celui de l'oreille, décrit à 14, sans doute à cause d'une irritation des deux centres à la fois.

L'excitation d'autres parties du cerveau ne donne pas de résultats définis, bien que dans un cas, en glissant les électrodes juste en dedans de la scissure longitudinale, postérieurement, il se produisît une brusque extension spasmodique de la patte de derrière opposée et un frémissement général.

EXPÉRIENCES SUR DES COCHONS D'INDE

58. Le cerveau du cochon d'Inde (fig. 37) est presque une copie exacte de celui du lapin. Les résultats de l'électrisation sont essentiellement identiques.

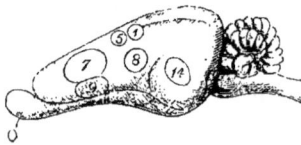

Fig. 37. — Hémisphère gauche du cerveau du Cochon d'Inde. — O, bulbe olfactif. — L'explication des chiffres et cercles se trouve dans le texte.

Les chiffres ont la même signification que ceux du cerveau du lapin.

1. *La patte de derrière s'avance.*

5. *La patte de devant se lève* comme pour marcher, puis elle est rapidement retirée et rapprochée du tronc. Les deux mouvements de 4 et 5 du lapin ne purent être différenciés séparés.

7. De même que chez le lapin, *rétraction et élévation*

de l'angle de la bouche, mouvement de mastication des mâchoires, et enfin rotation de la tête du côté opposé.

8. *Occlusion de l'œil et élévation de la joue.*

9. *Ouverture de la bouche.*

14. *L'oreille opposée se dresse.*

EXPÉRIENCES SUR DES RATS

59. Plusieurs expériences furent faites sur des rats albinos. Les résulats obtenus furent essentiellement les mêmes que chez les cochons d'Inde et les lapins. Les centres du mouvement des membres sont toutefois plus rapprochés de l'extrémité frontale de l'hémisphère que chez les lapins et cochons d'Inde. Les figures ci-jointes (58, 59) indiquent par les mêmes

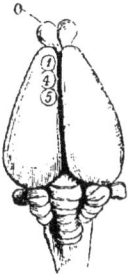

Fig. 58.—Face supérieure du cerveau du Rat. — Bulbe olfactif.

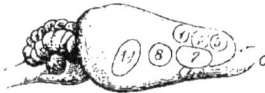

Fig. 59. — Hémisphère droit du cerveau du Rat. — 0, bulbe olfactif. — L'explication des cercles et chiffres se trouve dans le texte.

chiffres les centres qui correspondent à ceux du lapin et du cochon d'Inde, une description individuelle et séparée étant inutile.

SECTION V

EXPÉRIENCES SUR DES PIGEONS

60. Le cerveau du pigeon (fig. 40) aussi bien que celui de la poule sur lequel j'ai aussi fait quelques expériences, bien que construits en apparence sur le même type que celui des rongeurs, en diffèrent en ce que l'irritation électrique ne produit pas des mouvements analogues. Dans mes premières expériences, je n'avais obtenu aucun résultat en irritant l'hémisphère en quelque endroit que ce fût; mais ulté-

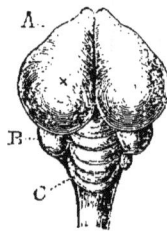

Fig. 40. — Cerveau du Pigeon.

rieurement je vis que j'avais laissé passer une réaction bien définie et très-constante, que l'on peut observer en excitant une région marquée sur la figure ci-jointe (× fig. 40). L'irritation de ce point situé dans la région pariétale supérieure provoque une contraction intense de la pupille opposée, associée de temps à autre à la rotation de la tête dans le sens opposé.

Dans quelques cas j'ai également observé, en excitant la région située au-dessous de celle-ci, la rotation de la tête en sens opposé, sans contraction de la pupille. A part ces effets, les résultats de l'irritation furent entièrement négatifs.

EXPÉRIENCES SUR DES GRENOUILLES

61. L'expérimentation sur le cerveau de la grenouille avec l'excitation électrique, dans le but de localiser les centres, est à peine possible, vu la petite taille (fig. 41) de ce cerveau, et vu la mesure dans laquelle le courant risque d'être conduit aux organes voisins.

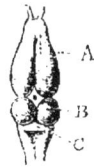

Fig. 41. — Cerveau de la Grenouille.— Double de la grandeur naturelle.

En irritant le cerveau avec des électrodes à aiguilles mousses, très-fines, très-rapprochées, j'ai constaté des mouvements des membres opposés en excitant un hémisphère; mais au delà du fait d'action croisée, rien d'autre ne put être nettement reconnu.

EXPÉRIENCES SUR DES POISSONS

62. Des difficultés analogues se rencontrent dans l'exploration du cerveau des poissons. Toutefois il est relativement facile de mettre à découvert le cerveau, et d'immobiliser l'animal pour les besoins de l'expérience. La méthode que j'ai adoptée consiste à maintenir le corps dans un étau fixé sur un support et disposé de manière à ce que le poisson ait sa bouche sous l'eau contenue dans un bassin et maintenue au

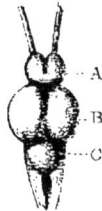

Fig. 42. — Cerveau de la Carpe.

même niveau par un arrivage d'eau continuel. La queue et les nageoires sont libres. L'irritation de l'hémisphère fait battre la queue du côté opposé, en mettant en action les nageoires pectorales, dorsales et anales; mais les mouvements sont trop complexes et irréguliers pour être décrits avec exactitude.

En même temps que se produisaient les mouvements, les yeux se dirigeaient en avant ou en dedans.

SECTION VI

EXCITATION ÉLECTRIQUE DES GANGLIONS INFÉRIEURS

CORPS STRIÉS (FIG. 5, 2).

63. Les résultats de l'excitation des corps striés chez les singes, chats, chiens, chacals et lapins, sont si uniformes qu'ils peuvent être généralisés.

L'irritation du corps strié provoque une contraction musculaire générale du côté opposé du corps. La tête et le corps sont fortement fléchis du côté opposé, de sorte que la tête se rapproche de la queue, les muscles de la face étant en un état de contraction tonique, et les membres maintenus dans la flexion. Il semble que les mouvements individuels excités par les diverses régions de l'hémisphère soient tous simultanément produits, les fléchisseurs l'emportant sur les extenseurs.

Chez le lapin le pleurosthotonus n'est pas aussi complet, et le spasme tonique n'est pas conservé durant l'excitation, car les mouvements alternants de mastication des mâchoires continuent.

Des mouvements individuels ou différenciés ne peuvent être excités par l'application directe des électrodes sur le corps strié. Carville et Duret sont arrivés à la même conclusion. Dans les expériences du docteur Burdon Sanderson, la production de mouvements individuels, après ablation de la substance corticale, est due à l'excitation de fibres médullaires unissant les centres corticaux aux centres correspondants du corps strié, qui toutefois ne sont pas susceptibles d'excitation individuelle lorsque les électrodes sont directement appliquées au ganglion même.

Il semblerait qu'il y eût, dans le corps strié, réunion des divers centres différenciés dans l'écorce.

COUCHES OPTIQUES (FIG. 5, 5).

Chez les singes, chats, chiens et chacals, je n'ai pas observé de manifestation extérieure lors de l'irritation avec un courant suffisant pour provoquer une contraction musculaire vive, lorsqu'on l'appliquait en même temps au corps strié. La seule exception (et il se peut qu'elle eût été accidentelle) que j'aie notée est que chez le singe l'application des électrodes à la face interne des couches optiques, dans la région de la commissure molle, provoquait une extension spasmodique des jambes.

Chez les lapins également, les résultats furent absolument négatifs, à une exception près. Dans ce cas l'application des électrodes aux couches optiques provoqua des mouvements des yeux, une agitation de l'oreille opposée, des frémissements et des mouvements spasmodiques des membres et une inquiétude générale, phénomènes que l'on pourrait considérer comme des indications d'irritation générale des centres sensitifs.

CHAPITRE IX

LES HÉMISPHÈRES AU POINT DE VUE PHYSIOLOGIQUE

64. Dans le chapitre précédent nous n'avons donné qu'une aride description des phénomènes que provoque l'excitation électrique des hémisphères cérébraux dans les différentes espèces d'animaux, classés de manière à permettre la comparaison entre eux. L'on verra que malgré certaines différences individuelles il y a plusieurs ressemblances frappantes dont on peut faire la base d'analogies anatomiques et physiologiques.

Bien que plusieurs des mouvements décrits aient évidemment un caractère d'intentionnalité, de volonté, la signification des autres est plus obscure, et nous avons encore à déterminer quelle est la véritable relation entre l'excitation d'une partie donnée de l'écorce, et les manifestations motrices résultantes. Le simple fait d'un mouvement suivant l'excitation d'un espace donné ne signifie pas nécessairement une région motrice. Les mouvements peuvent résulter de quelque modification consciente qui ne peut être exprimée en termes physiologiques, ou bien ils peuvent être réflexes, ou bien véritablement moteurs dans le sens de *causés* par l'excitation d'une région qui est en relations directes avec les parties motrices du pédoncule cérébral.

La méthode d'excitation est par elle-même incompétente en ce qui concerne la solution de ces questions, et a besoin d'être complétée par la destruction localisée de ces espaces dont l'excitation est suivie de manifestations motrices définies.

Dans mes efforts pour arriver à la signification physiologique des faits rapportés dans le chapitre précédent, j'ai fait des expériences surtout sur le cerveau des singes. Le cerveau de ces animaux est construit sur le même type que le cerveau humain, et leurs habitudes sont telles qu'elles fournissent les données les plus solides pour des inductions applicables à la physiologie du cerveau de l'homme. Ceci est plus particulièrement le cas en ce qui concerne l'existence ou la non-existence de la sensation, comme il est souvent très-difficile de distinguer des réactions conscientes des réactions réflexes provoquées par des excitations sensitives.

La destruction localisée de cercles particuliers a été produite surtout au moyen du cautère actuel, parfois aussi au moyen de l'excision de la région. L'observation des effets et l'application des diverses pierres de touche ont été complétées par une attentive autopsie et l'examen de l'étendue de la lésion et de l'état général du cerveau.

Les détails plus circonstanciés de cette série d'expériences sont rapportés dans les *Philosophical Transactions*, vol. II, 1875, auxquels nous renvoyons le lecteur.

SECTION I

CENTRES SENSITJF

GYRUS ANGULAIRE (PLI COURBE)

65. Dans le chapitre précédent les résultats de l'excitation de cette circonvolution ont été rapportés à 13 et 13¹ (fig. **29**). Les effets généraux sont des mouvements des yeux, auxquels s'associent souvent des mouvements de la tête en sens opposé, et trèssouvent de la contraction des pupilles.

La région correspondante dans le cerveau du chat, du chien et du chacal, est la face pariétale de la seconde circonvolution externe (fig. 32, 33, 35).

Dans le cerveau du lapin (fig. 36) le centre correspondant occupe pareillement la région pariétale, et dans le cerveau du pigeon le centre des contractions de la pupille occupe également une situation analogue (fig. 40.)

Ces phénomènes semblent être des mouvements purement réflexes, consécutifs à l'excitation d'une sensation visuelle subjective. La destruction du gyrus angulaire d'un côté provoque la cécité dans l'œil opposé. La perte de la vision est complète, mais non permanente, si le gyrus angulaire de l'hémisphère opposé demeure intact, la compensation se produisant rapidement, de telle sorte que la vision est de nouveau possible des deux yeux. Toutefois, après la destruction du gyrus angulaire dans les deux hémisphères la perte de la vision est complète et permanente, aussi longtemps du moins qu'il est possible d'observer l'animal.

Quand la lésion est exactement circonscrite au gyrus angulaire, la perte de la vision est le seul effet que l'on puisse observer, tous les autres sens et les facultés de mouvement volontaire restant intacts.

Pour appuyer ces conclusions, les détails suivants choisis dans les protocoles des diverses expériences rapportées autre part suffiront. Dans la première expérience, le gyrus angulaire de l'hémisphère gauche fut détruit, l'œil gauche bien bandé, et on laissa sortir l'animal de l'état de sommeil où l'avait plongé le chloroforme. Lorsqu'il en fut sorti, il commença par se remuer un peu *in loco*, très-alerte, mais ne voulut pas changer de position. Il ne broncha pas lorsqu'on l'approcha de la lumière du gaz. Lorsqu'on le mit en cage avec ses camarades, il ne les remarqua pas, mais resta tranquille. L'audition et les autres sens étaient intacts, et les excitations de ces sens provoquaient une vive réaction.

Lorsqu'il fut resté pendant une heure dans cet état sans que celui-ci changeât, on enleva le bandeau de son œil gauche. Dès qu'il fut placé à terre, il regarda immédiatement autour de lui, courut vivement vers

la cage et rejoignit ses camarades. Lorsqu'on le
mit devant une lumière comme auparavant il cligna
des yeux et détourna la tête. Le changement survenu
dans les allures de l'animal après que le bandeau
fut enlevé était tout à fait frappant. Toutefois, le
jour suivant, l'œil gauche étant de nouveau bandé,
l'animal montra qu'il y voyait, en courant vers sa
cage dont la porte était fermée, et en buvant de l'eau
contenue dans une écuelle qu'il prit en glissant sa
main entre les barreaux.

Dans un autre cas, où le gyrus angulaire était détruit dans un hémisphère, les résultats étaient presque absolument identiques, l'ablation du bandeau de
l'œil du même côté étant suivie d'un changement instantané dans la conduite de l'animal, changement
indiquant la transition brusque de la cécité à la vision.

Dans une autre expérience le gyrus angulaire fut
découvert des deux côtés et entièrement cautérisé.
Pendant longtemps je ne pus imaginer aucune
preuve de vision qui ne fût pas entachée d'erreur
provenant de la pure et simple réaction contre les
impressions visuelles. L'animal restait tranquille, et
refusait de changer de place, de telle sorte qu'il n'y
avait pas possibilité de déterminer s'il pouvait marcher avec assurance et éviter les obstacles placés sur
son passage. Les pupilles se contractaient sous l'influence de la lumière, et lorsqu'une lumière était
agitée devant ses yeux, l'animal reculait. Si on laissait tomber près de lui une pomme, de manière

qu'elle vînt à toucher sa patte, il la ramassait, la mordait et la mangeait avec *gusto*. Si on l'appelait, il tournait la tête et regardait dans la direction du son. A l'exception de la répugnance que manifestait l'animal pour changer de place, et qui avait évidemment pour origine un sentiment d'inquiétude, il n'y avait rien pour prouver avec évidence que l'animal était aveugle. J'avais découvert, avant que cette expérience fût faite, que l'animal aimait beaucoup le thé, et courait n'importe où pour en avoir. Je plaçai une tasse de thé tout contre ses lèvres ; il commença à boire avec avidité. Je la retirai alors du contact immédiat, et l'animal, bien que désirant ardemment en boire encore, ainsi que l'indiquaient ses gestes, fut incapable de trouver la tasse, quoique ses yeux fussent dirigés vers elle. Cette expérience fut plusieurs fois répétée, et exactement avec les mêmes résultats. A la fin, la tasse étant approchée des lèvres, il y plongea la tête et continua à boire, bien que la tasse fût graduellement abaissée et entraînée jusqu'à plus de la moitié de la chambre.

L'animal conservait sa force musculaire intacte, et toutes formes de sensation, hors la vision, ce dernier fait étant déterminé par diverses expériences à plusieurs reprises.

Le lendemain, l'autopsie fut faite, les gyrus angulaires furent trouvés absolument désorganisés, le reste du cerveau paraissant à l'état normal (fig. 43, 44).

Les résultats de plusieurs autres expériences semblables furent de nature à confirmer ces faits et les conclusions que nous en avons tirées.

. Ces faits d'expérience tranchent plusieurs questions physiologiques très-importantes. Ils montrent

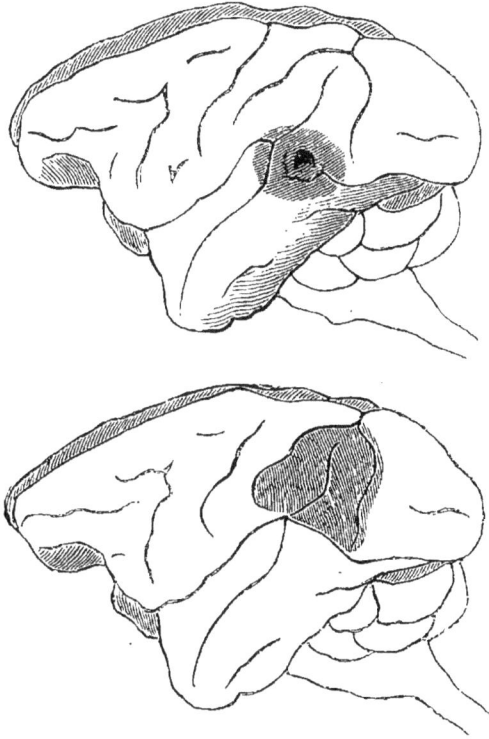

Fig. 43 et 44. — Les parties ombrées de ces figures indiquent les lésions de l'écorce des hémisphères qui chez le Singe provoquent la cécité (Roy. Soc.).

que la destruction du gyrus angulaire ne provoque pas de paralysie motrice. Par conséquent les mouvements consécutifs à l'excitation électrique doivent être considérés comme de simples indications réflexes d'excitation sensitive.

Ces mouvements sont-ils dus à l'action combinée de centres moteurs des hémisphères, ou à l'action combinée de centres inférieurs, c'est ce qu'on ne peut déterminer expérimentalement. Quant à l'action croisée complète des hémisphères, en ce qui concerne la vision, ces expériences répondent d'une manière très-claire. La destruction d'un gyrus angulaire ne provoque pas l'hémiopie ou la cécité partielle des deux yeux, mais la cécité complète de l'œil opposé seulement. Si une moitié seulement de la rétine avait été paralysée chez les singes dont le gyrus angulaire était détruit d'un côté, la vision serait encore restée suffisante tout au moins pour permettre à l'animal de diriger ses mouvements, bien qu'avec moins de précision qu'auparavant. Toutefois, tel n'était pas le cas, car le changement brusque survenant après le déplacement du bandeau dont on avait couvert l'œil du côté de la lésion indiquait, non un progrès dans la vision, mais une transition brusque de la cécité complète à la possession de la faculté visuelle.

Ces faits sembleraient concorder avec les récentes recherches de Biesiadecki et d'autres, recherches qui semblent établir qu'il y a entre-croisement complet des nerfs optiques dans le chiasma optique chez l'homme et le singe, aussi bien que chez les animaux inférieurs, thèse que soutient également le docteur Bastian (*Paralysis from Brain Disease*, p. 114).

Mais Charcot (*Le Progrès médical*, août 1875) a récemment proposé une manière ingénieuse de construire le chiasma optique, manière qui est en harmonie avec ce fait que les lésions du chiasma provoquent l'hémiopie, tandis que les lésions du centre visuel produisent la cécité unilatérale complète, dans l'œil opposé.

Parmi les fibres du chiasma il y en a quelques-unes (*b'*, *a*) qui traversent à l'œil opposé, et d'autres (*a'* *b*) qui passent dans l'œil du même côté. Ces dernières sont externes, tandis que les premières occupent une situation plus centrale dans les tractus optiques.

En fait chaque tractus contient des fibres pour chaque œil, les externes pour l'œil du même côté, les internes pour la moitié correspondante de l'œil opposé. Par conséquent la lésion du côté gauche du chiasma ou du tractus optique gauche (K) provoquera l'hémiopie des deux yeux en paralysant le côté gauche des deux rétines.

Les fibres externes, celles qui ne s'entre-croisent pas dans le chiasma, s'entre-croisent avec leurs correspondantes dans les tubercules quadrijumeaux (TQ) et atteignent ainsi l'hémisphère opposé, tandis que les fibres qui s'entre-croisent dans le chiasma ne s'entre-croisent pas de nouveau dans ces ganglions, mais passent directement au travers des corps genouillés (CG) dans l'hémisphère (LOG, LOD). Par suite de cette disposition, toutes les fibres de l'œil droit aboutissent à l'hémisphère gauche, et toutes celles de l'œil gauche à l'hémisphère droit.

Ainsi, la lésion du centre cérébral provoque la cé-

cité complète de l'œil opposé, tandis que les lésions
siégeant plus bas, soit aux tubercules quadrijumeaux, soit aux corps genouillés, soit aux tractus
optiques, en affectant les deux ordres de fibres avant
qu'elles aient parcouru leur trajet entier, provoquent
la cécité partielle ou hémiopie de chaque œil (voir
fig. 46 avec l'explication).

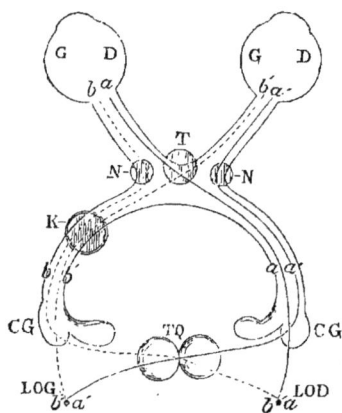

Fig. 45. — Schéma de l'entre-croisement des tractus optiques, selon Charcot.
— T, Semi-entre-croisement dans le chiasma optique. — TQ, entre-croisement postérieur aux corps genouillés. — CG, corps genouillés. — *a' b*,
fibres qui ne s'entre-croisent pas dans le chiasma. — *b' a*, fibres qui s'entre-croisent dans le chiasma. — *b' a'*, fibres venant de l'œil droit, qui se
rencontrent dans l'hémisphère gauche LOG. — LOD, hémisphère droit. —
K, lésion du tractus optique gauche, provoquant l'hémiopie droite latérale.
— LOG, Lésion en ce point provoquant l'amblyopie droite. — T, lésion
provoquant l'hémiopie temporale. — NN, lésion produisant l'hémiopie
nasale.

Ce schéma, bien qu'il ne soit pas démontré anatomiquement, sert à expliquer d'une manière satisfaisante plusieurs faits d'observation clinique.

Un autre fait de grande importance que ces expériences mettent en lumière est celui-ci, c'est que la
vision par les deux yeux est encore possible après

que le centre visuel a été entièrement détruit d'un côté. Il se fait un travail de compensation, si le centre visuel d'un hémisphère reste intact. Ce travail est-il complet, c'est ce dont on ne peut s'assurer sur les animaux inférieurs, mais ce travail suffit évidemment à leurs modes habituels d'activité. Le fait que la cécité totale permanente suit la destruction des deux centres montre que la compensation a pour condition l'intégrité de l'autre centre.

Ceci ne peut s'expliquer qu'en supposant que dans les centres inférieurs, corps quadrijumeaux ou genouillés, les noyaux des tractus optiques sont bilatéralement associés de manière à rendre possible à l'un et à l'autre le maintien des relations avec les hémisphères, relations susceptibles de fournir les conditions de la perception visuelle avec les deux yeux après la destruction complète du centre visuel dans un hémisphère. L'existence d'une relation compensatrice de ce genre entre les deux hémisphères expliquera la rareté relative de la cécité par suite de lésions unilatérales de la substance grise des hémisphères de l'homme. Nous excluons naturellement ici la cécité qui résulte de la dégénérescence secondaire des nerfs optiques ou de la rétine, telle que la produisent les tumeurs cérébrales, par exemple. Comme les dégénérescences de la substance grise sont lentes en général, et comme la compensation réciproque est relativement rapide, l'absence de cécité complète d'un œil, bien que le centre visuel de l'hémisphère visuel soit entièrement dégénéré, ne présente aucune difficulté, si on l'examine sans perdre de vue les expériences précédentes. On s'attendrait pourtant à ce qu'une subite suspension, organique ou fonctionnelle, de l'action du centre visuel, se manifestât par une cécité unilatérale temporaire, ou par un trouble de la vision. Il n'est pas rare que la vue soit perdue ou affaiblie du côté où siége la paralysie motrice par suite de la maladie du cerveau. C'est, selon le docteur Bastian (op. cit., p. 113), le cas qui se présente le plus particulièrement lorsqu'une embolie se produit dans l'artère cérébrale postérieure. Il explique l'affection de la vue en supposant que le tractus optique ou que la paire correspondante des tubercules quadrijumeaux sont atteints par la lésion.

Toutefois, il me semble que la perturbation fonctionnelle subite du centre visuel cérébral peut également bien expliquer ces symptômes.

Les phénomènes d'hémianesthésie cérébrale, dont nous parlerons plus tard, concordent parfaitement avec la localisation du centre visuel dans la région spécifiée, et avec la preuve expérimentale de son action croisée. Dans ce cas, toutefois, la lésion provoquant (entre autres symptômes) la perte ou l'affaiblissement de la vue de l'œil opposé ne siége pas dans le centre visuel même, mais dans les fibres médullaires qui l'unissent aux noyaux et ganglions optiques.

Pour ce qui concerne les effets de la destruction des régions analogues du cerveau chez les animaux inférieurs, il y a moins de données expérimentales exactes. Flourens a découvert que l'ablation en bloc de l'hémisphère cérébral d'un côté supprime la vision dans l'œil du côté opposé, mais il n'a pas attribué ce fait à la lésion d'une région particulière quelle qu'elle soit. L'expérience suivante, faite sur un chat, montre que la cécité résulte de la lésion d'une région que les effets de l'excitation électrique désignent comme l'analogue du centre visuel du singe. La substance grise de l'hémisphère gauche fut détruite par le cautère, dans la région marquée 13 sur la figure 55; la lésion empiétait légèrement de part et d'autre sur la circonvolution externe supérieure et sur la troisième.

L'œil gauche ayant été soigneusement bandé, on laissa l'animal revenir à lui (il avait été chloroformé). Quand il fut reveillé, il commença par tâtonner à droite et à gauche, l'œil droit ouvert, et peu après se mit à marcher dans la chambre, mais buttant constamment contre les obstacles. Deux heures après, l'œil gauche fut débandé. L'animal marcha alors avec plus de liberté, et évitait en général les obstacles, mais de temps à autre venait se heurter contre eux, circonstance que je crois devoir attribuer à la cécité qui existait encore dans l'œil droit.

Cette expérience confirme celles qui ont été faites sur des singes, et désigne la région correspondante dans le cerveau du chat.

Les expériences faites par le docteur Mac Kendrick sur des pigeons (*Observations and Experiments on the corpora striata and Cerebral Hemispheres of Pigeons*, présentées à la Société royale d'Édimbourg, janvier 1873, Réimpression, pp. 32), établissent que la destruction de la région marquée ✕ sur la figure 40 provoque la cécité de l'œil du côté opposé.

Il a trouvé que l'ablation de la partie antérieure de l'hémisphère ne produisait aucun effet sur la vision, non plus que l'ablation de la partie postérieure de cet hémisphère. Toutefois, quand on avait enlevé cette partie du cerveau qui correspond à la région de la figure 40, la vision était abolie du côté opposé. Le docteur Mac Kendrick distingue soigneusement la conscience des impressions rétinéales de la réponse purement réflexe provoquées par celle-ci, et il conclut que la sensation visuelle, ou conscience des impressions visuelles, est abolie par la lésion dont il s'agit.

Il serait fort à désirer que l'on fît d'autres expériences sur les animaux inférieurs, dans le but de déterminer quelles sont les régions correspondantes.

CIRCONVOLUTION TEMPORO-SPHÉNOÏDALE SUPÉRIEURE

66. L'irritation de cette circonvolution (fig. 29)-(14) chez le singe, est suivie de certains effets définis, à savoir : l'oreille du côté opposé s'abaisse ou se dresse soudain, les yeux sont grands ouverts, les pupilles dilatées, les yeux et la tête se dirigent du côté opposé.

Ces phénomènes ressemblent au tressaillement brusque et à l'air d'étonnement ou de surprise qui se manifestent quand un bruit considérable est pro-

duit dans l'oreille opposée à l'hémisphère excité.
C'est ce qu'établit l'expérience fort simple qui suit. Un
singe fut posé sur une table, et tandis que tout était
calme et tranquille, un sifflement aigu fut produit
auprès de l'oreille droite de l'animal. Aussitôt l'oreille
se dressa, et l'animal se retourna avec un air de profonde surprise, les yeux grands ouverts et les pupilles
largement dilatées, regardant du côté d'où venait le
son. Lorsque cette expérience eut été faite plusieurs
fois, bien que l'oreille se dressât encore, et que les
yeux et la tête se tournassent toujours du côté d'où
venait le son, on ne remarquait plus d'air de surprise, ni de dilatation des pupilles.

D'après le simple caractère de ces réactions, sans
autre démonstration expérimentale, l'on pourrait
raisonnablement conclure que ces mouvements sont
la manifestation extérieure de la production d'une
sensation auditive subjective, et que nous avons dans
la circonvolution temporo-sphénoïdale non un centre moteur, mais un centre de sensation auditive,
qui, lorsqu'on l'irrite, provoque par action réflexe
les actes en question. A mon avis, il n'est pas possible de déterminer expérimentalement si dans ce
cas les mouvements sont provoqués par l'intermédiaire des seuls centres inférieurs, ou s'ils dépendent
de l'action combinée d'un centre spécial de la région
motrice du cerveau. Cette dernière hypothèse paraît
être la plus probable, car les phénomènes de l'irritation de cette circonvolution sont, à l'importante
exception près de l'oreille qui se dresse, identiques

aux effets qui suivent l'irritation de 12 dans la région
frontale de l'hémisphère. Il semblerait donc que le
dressement de l'oreille opposée fût l'indication réflexe spéciale d'une sensation auditive subjective, et
que les autres réactions fussent l'indication de l'activité combinée d'un centre particulièrement intéressé
dans les mouvements qui caractérisent l'attention,
ou, si l'irritation est puissante, l'étonnement ou la
surprise.

Plus caractéristiques encore sont peut-être les
effets que l'on observe en irritant les régions correspondantes du cerveau chez quelques animaux inférieurs, dont les mœurs sont telles que leur sûreté
dépend de la finesse de leur ouïe. Chez le chat, le
chien et le cheval, la division postérieure de la troisième circonvolution externe marquée 14 dans les
figures 32, 33, 55, est l'homologue physiologique de
la circonvolution temporo-sphénoïdale supérieure
du singe.

Dans le cerveau du lapin, l'excitation d'une
région dont la position correspond à celle de cette
dernière (14 fig. 56) donne des résultats analogues :
l'oreille du côté opposé se dresse, et il s'y joint souvent la rotation des yeux et de la tête qui se dirigent
du côté opposé. Mais chez le chacal sauvage et le lapin
peureux, l'excitation de cette partie provoquait non-
seulement un dressement réflexe de l'oreille, mais
un mouvement subit ou un bond semblable à celui
qu'il ferait pour échapper à un danger, ou en enten-
dant des bruits violents ou insolites.

Chez le pigeon, l'absence de l'auricule fait qu'il est difficile de prendre sur le fait un mouvement simple tel que l'expression réflexe d'une sensation auditive ; mais comme la tête se dirige parfois du côté opposé, lors de l'excitation de la région située en arrière et au-dessous du centre visuel, on peut voir dans ce fait l'indication d'un phénomène essentiellement analogue. Outre la forte présomption que fournit le caractère des réactions, quand on veut voir dans la circonvolution temporo-sphénoïdale supérieure (ou son analogue dans le cerveau des animaux inférieurs) le centre de l'audition, les résultats de la destruction locale de cette circonvolution sont de nature à indiquer l'anéantissement du sens de l'ouïe, mais rien d'autre.

Juger du sens de l'ouïe chez les animaux inférieurs, et distinguer la réaction purement réflexe provoquée par les impressions auditives, des véritables sensations auditives, est peut-être un problème plus difficile que celui qui consiste à établir cette distinction dans les autres sens. Il y a, en outre, plus de difficulté à déterminer l'existence ou l'absence de la surdité unilatérale à cause de l'impossibilité où l'on se trouve de limiter absolument une vibration sonore à un seul côté. En bouchant l'oreille saine, on peut en grande partie surmonter cette difficulté, mais la possibilité de la transmission de vibrations sonores au travers du crâne, sans passer par l'appareil tympanique, doit toujours être prise en considération.

Dans plusieurs des expériences que j'ai faites sur
le lobe temporo-sphénoïdal, la lésion n'était pas limitée à la circonvolution temporo-sphénoïdale supérieure, et, par conséquent, les effets particuliers ne
pouvaient être atteints que par voie d'élimination.
Sans décrire en détail les expériences individuelles,
je me bornerai à indiquer les résultats généraux.
Quand les circonvolutions temporo-sphénoïdales
étaient détruites, le pli courbe étant attentivement respecté, l'animal continuait à y voir, comme
auparavant, et conservait toutes ses facultés de mouvement volontaire. Quand la lésion était limitée à un
seul côté, et comprenait la circonvolution temporo-
sphénoïdale supérieure, l'animal continuait à répondre aux excitations auditives, tournant la tête
quand on l'appelait; réactions qui toutefois n'avaient
pas lieu quand l'oreille du côté de la lésion était bien
bouchée avec de la ouate. Pourtant un son très-élevé,
produit auprès de son oreille, provoquait encore un
léger tressaillement, et l'élévation des paupières. Les
bruits produits en frappant à terre faisaient tressaillir l'animal; mais, dans ce cas, le frémissement tactile vient compliquer le phénomène, et la réaction ne
peut être considérée comme purement auditive.

Quand la lésion siégeait des deux côtés, et qu'elle
était produite de façon à provoquer la destruction des
deux circonvolutions temporo-sphénoïdales supérieures, en même temps qu'on observait certains autres effets qui ne dépendent pas de la lésion locale de
cette circonvolution, l'animal, bien qu'en pleine pos-

session de sa conscience, et bien que prêt à faire attention à tout ce qui attire les yeux, ne répondait pas aux excitations auditives qui excitent ordinairement une vive attention et une réaction sensible.

L'expérience suivante fut faite dans le but de circonscrire la lésion à la circonvolution temporo-sphénoïdale des deux côtés, afin d'éviter les complications qu'entraîne la destruction plus étendue du lobe temporo-sphénoïdal. Le pli courbe venait d'être cautérisé du côté gauche en provoquant la cécité de l'œil droit seul, et sans affecter l'ouïe ni les autres sens. La circonvolution temporo-sphénoïdale supérieure fut alors découverte et cautérisée des deux côtés ; la lésion, ainsi que le démontra l'autopsie, étant circonscrite à cette région (fig. 46, 47). Quand l'animal fut entièrement remis de l'opération, on fit à diverses reprises l'épreuve des différents sens et des facultés de mouvement volontaire. Le tact, le goût, et l'odorat étaient parfaits, et la vue, ainsi que l'indiquaient l'absolue liberté d'action de l'animal, et son aptitude à trouver sa nourriture et sa boisson, absolument intacte vingt-quatre heures après l'opération. Pour ce qui concerne l'audition, il était difficile de trouver une pierre de touche satisfaisante, à cause de la vivacité de l'animal, et de l'attention qu'il donnait à tout ce qui se passait autour de lui. Un son aigu produit auprès de lui le faisait tressaillir, mais ce tressaillement ne pouvait toutefois être pris pour une preuve d'audition véritable, distinguée d'une réaction réflexe.

Afin d'éviter d'attirer son attention par la vue, je me cachai derrière la porte, et je surveillai l'animal par une fente tandis qu'il s'installait confortable-ment devant le feu. Quand tout fut tranquille, je criai

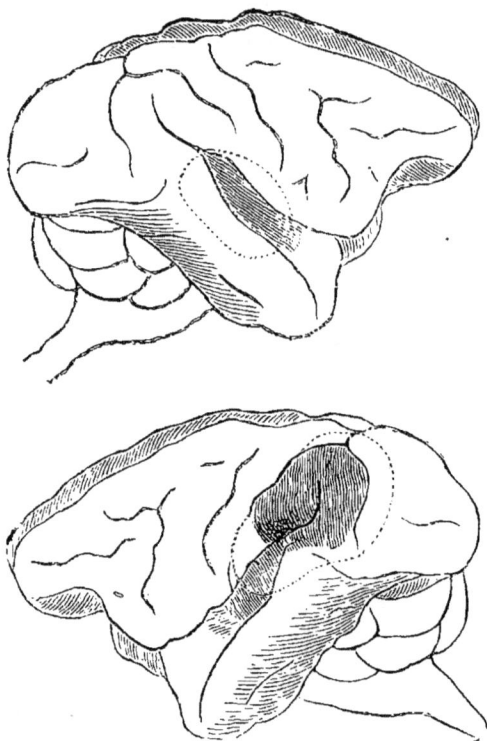

Fig. 46 et 47. — La partie ombrée de ces figures indique le siége des lésions du cortex des hémisphères du singe, qui entraînent le perte de l'ouïe des deux oreilles, et la perte de vue de l'œil droit. La ligne ponctuée indique l'étendue de la surface mise à nu par l'ablation du crâne (Roy. Soc.).

fortement, je sifflai, je frappai, etc., sans attirer l'at-tention de l'animal vers la source de ces sons, bien qu'il fût entièrement éveillé, et qu'il regardât tout à l'entour. Je m'approchai de lui avec précaution; il ne se douta de mon approche que lorsque je fus dans le champ de sa vision, et alors il tressaillit soudain, et se mit à grimacer comme s'il était effrayé ou terrifié. Lorsque je répétai ces épreuves, tandis que le singe en question était tranquillement accroupi auprès d'un camarade dont la faculté auditive était indubitable, le camarade arrivait régulièrement, ému par ces sons, et cherchait avec curiosité d'où ils pouvaient venir, l'autre restant absolument immobile.

Pendant dix heures de suite je répétai ces diverses expériences avec les mêmes résultats, — résultats qui justifiaient cette conclusion : l'animal entendît-il, ou non, il ne manifestait certainement aucun des signes de l'audition de bruits qui excitaient vivement la curiosité d'autres animaux. Il est impossible d'aller au delà de cette affirmation, sans avoir reçu des témoignages du sujet de l'expérience ; mais je pense que si l'on considère ensemble les deux ordres d'expériences, savoir : les réactions positives provoquées par l'excitation électrique, et l'absence de réaction contre les formes accoutumées d'excitations auditives quand les circonvolutions temporo-sphénoïdales supérieures étaient détruites, — l'évidence de la localisation du centre auditif dans cette région équivaut à une démonstration positive.

Des réactions telles que celles qui résultent de sons élevés produits au voisinage de l'oreille, doivent être considérées comme n'étant que des phénomènes réflexes, analogues par leur nature à ceux qu'a observés Flourens lorsque expérimentant sur des pigeons privés de leurs hémisphères, il tirait un coup de pistolet auprès de leur tête.

RÉGION DE L'HIPPOCAMPE

67. Le terme de région hippocampale est ici employé pour signifier l'hippocampus major et la circonvolution unciforme, puisqu'il est impossible de les séparer expérimentalement l'un de l'autre. Une lésion qui suffit pour détruire la circonvolution unciforme comprend nécessairement l'hippocampus major sous-jacent, et la destruction de l'hippocampus major ne peut être opérée sans détruire les connexions médullaires du gyrus unciforme. Pour ces raisons, je n'essaye pas de différencier les lésions de l'hippocampus major des lésions de la circonvolution unciforme, mais je range les deux sous le titre de lésions de la région hippocampale en général.

A cause de la situation en dedans de cette partie du cerveau, il est impossible de l'atteindre pour l'exciter séparément au moyen des électrodes, sans employer de procédés opératoires propres à entacher d'erreur les résultats. Les lésions destructives de cette région abolissent la sensation tactile du côté opposé du corps, ainsi que l'établiront les expériences décrites plus bas. Par conséquent, on pourrait s'attendre à ce que l'irritation de cette région provoquât des manifestations extérieures de l'éveil de sensations subjectives analogues, *cæteris paribus*, à celles que provoque l'irritation des centres de vision et d'audition. J'ai déjà, dans le chapitre précédent, appelé l'attention sur certains phénomènes qui, à cause de sources d'erreurs inévitables, ont été considérés comme ayant une signification douteuse, mais qui sont susceptibles d'être interprétés en harmonie avec cette opinion.

Dans un cas, lors de l'irritation de la face interne et inférieure du lobe occipital chez un singe, au point qui correspondrait à l'extrémité supérieure de la circonvolution unciforme, l'animal manifestait des signes d'inquiétude et de malaise, tournant sa tête en arrière et du côté opposé, comme s'il avait conscience de quelque sensation tactile désagréable, surtout dans les membres du côté opposé. Chez le chat, le chien et le chacal, l'on voyait parfois se produire des phénomènes analogues quand les électrodes étaient appliquées à l'extrémité postérieure recourbée de l'hémisphère, surtout quand la position des électrodes et l'intensité du courant étaient de nature à provoquer l'irritation de la région hippocampale.

Des résultats analogues furent observés dans le cas d'un lapin, lorsque les électrodes furent appliqués à la face interne et postérieure de l'hémisphère.

Il est permis, vu l'incertitude où l'on est en ce qui concerne la localisation de l'excitant, d'avoir des doutes au sujet de l'exactitude de l'opinion que j'incline à adopter, savoir : que les phénomènes observés résultaient de l'irritation du centre de la sensation tactile; mais le fait qu'ils se reproduisent presque identiques, chez tant d'animaux différents, à la suite de l'irritation de ce qui anatomiquement peut être considéré comme des régions homologues, ce fait, dis-je, est propre à confirmer notre supposition.

Toutefois, pour la localisation exacte de la région de la sensation tactile, il faut se baser plutôt sur le résultat des lésions destructives.

Après de nombreuses expériences dans lesquelles la presque totalité de la face externe de l'hémisphère fut successivement détruite sans causer la perte du sens du toucher, il me sembla étrange qu'un sens intellectuel si important n'eût pas, à l'exemple des autres, un centre spécial dans l'hémisphère. Mon attention se porta donc sur la face interne du lobe temporo-sphénoïdal, et je cherchai un procédé pour atteindre et détruire cette région.

Dans diverses expériences faites dans le but de déterminer les centres de l'audition, ceux du goût et de l'odorat, des lésions profondément situées furent produites sur le lobe temporo-sphénoïdal, quelquefois sur un hémisphère, quelquefois sur les deux. Dans plusieurs cas dont les détails ont été rapportés autre part, la sensibilité tactile fut atteinte, ou absolument détruite, quand la lésion destructive avait compris la région hippocampale. C'est ce qu'établissait l'absence de réaction aux excitations cutanées, et peut-être, d'une manière plus concluante, le fait que l'animal cessait de se servir des membres du côté affecté pour le toucher ou la préhension, bien que les symptômes de la véritable paralysie fissent défaut.

Comme l'examen du cerveau, dans tous les cas où la sensation tactile était atteinte ou abolie, révélait une lésion ou une destruction totale de la circonvolution hippocampale, je m'efforçai de détruire cette région directement, sans léser les circonvolutions de la face externe. Ceci semblait impossible au premier abord; mais dans la suite, je trouvai un procédé permettant d'éviter tout au moins la complication de lésions des autres sens.

Le système que j'adoptai consistait à atteindre le lobe temporo-sphénoïdal par la région occipitale. Je m'étais préalablement assuré, par diverses expériences, que la destruction du lobe occipital ne provoquait aucune altération, soit des sens spéciaux, soit des facultés de mouvement volontaire, et par conséquent les lésions qui auraient pu être causées dans ce lobe par les efforts faits pour atteindre la région de l'hippocampe n'auraient rien à démêler avec les résultats positifs consécutifs. Au moyen d'essais réitérés sur le cerveau mort, je réussis à déterminer la direction dans laquelle on pouvait diriger un fil de fer pour arriver au sommet du lobe occipital, et traverser la circonvolution hippocampale de part en part. Avec le cautère en fil de fer je fis divers essais sur l'animal endormi avec des degrés variables de succès, ainsi que l'établit l'autopsie. Dans le cas que nous allons rapporter, je trouvai que le cautère avait creusé un canal au travers de la circonvolution hippocampale et du gyrus unciforme, et l'avait désorganisé, sans léser les circonvolutions sur la face externe, ni atteindre les ganglions inférieurs, les pédoncules cérébraux ou des nerfs cérébraux, ainsi que l'établit l'autopsie faite avant que des changements inflam-

matoires secondaires fussent survenus (voy. fig. 48).
Les conditions de l'expérience furent donc telles
qu'elles garantissaient une stricte relation de cause
à effet, entre la destruction localisée de la région
hippocampale et les symptômes observés.

En ce qui concerne la présence ou l'absence de
sensations tactiles, l'on rencontre les mêmes sortes
de difficultés que dans les autres sens, savoir la
distinction entre la réaction réflexe simple et l'excitation par perception consciente. Comme le remarque
Flourens : « On sent combien il est difficile de discerner le cas où il *touche,* du cas où il est simplement
touché. »

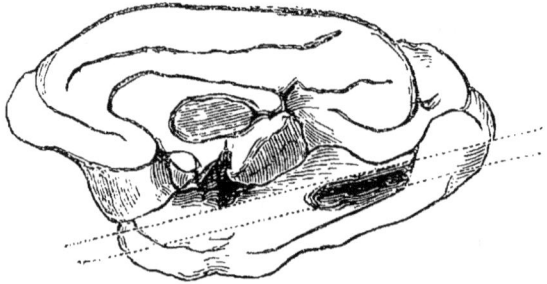

Fig. 48. — Face interne de l'hémisphère droit du cerveau du singe. Les
lignes ombrées et pointillées indiquent le trajet du cautère et le siége de la
lésion qui provoque la perte de la sensation tactile du côté gauche du
corps (Roy. Soc.).

Sentant tout le poids de cette difficulté, je m'efforçai donc d'expérimenter de façon à bien distinguer
ces deux cas l'un de l'autre, tenant plus compte de
l'évidence fournie par l'activité spontanée de l'animal,
que des simples réponses à l'excitation cutanée.

Le singe en question, sujet de l'expérience pré-

sente, était en général gaucher, prenant les objets
qu'on lui tendait de la main gauche, de préférence à
la droite. C'est pour cette raison que la région hippocampale droite fut détruite, dans le but d'affecter le
sens du toucher dans le membre que l'animal em-
ployait le plus souvent.

Lorsqu'il fut revenu de l'opération et sorti du sommeil narcotique, je trouvai sa vue et son ouïe intactes,
et l'intelligence aussi vive et aussi active qu'auparavant. Mais l'excitation cutanée provoquée par les
piqûres, par le pincement, ou par une vive chaleur,
suffisants pour provoquer de vives manifestations de
sensation quand on les appliquait au côté droit, ne
provoquait aucune réaction du côté gauche, ni au
visage, ni à la main, ni au pied. Ce n'est que de temps
à autre lorsque l'excitation était intense ou prolongée, que se manifestait une réaction. Cette absence
remarquable de réponse quelconque démontrait presque évidemment, sans autre preuve, l'anéantissement de la sensibilité tactile. Mais l'abolition de la
sensation tactile était de plus mise en lumière d'une
façon concluante, par l'état de la motilité des membres gauches. Il n'y avait pas de flaccidité des muscles, pas de distorsion faciale ainsi qu'on l'observe
dans l'hémiplégie motrice, mais le bras restait immobile auprès du côté, et la jambe pendillait au
dehors, ou bien elle était irrégulièrement placée, et
pourtant il subsistait un certain contrôle volontaire
sur les membres. C'est ce qu'établit l'incident suivant
qui se produisit dans le cours des observations :

Lorsqu'on le plaça dans sa cage, l'animal éprouva quelque difficulté à monter sur son perchoir, à cause de sa tendance à tomber à gauche. En essayant de tourner sur son perchoir, son pied gauche glissa ; sur ces entrefaites, en s'efforçant de recouvrer son équilibre, l'animal se cramponna des deux mains aux barreaux de sa cage, mais ne serrait que de la main droite, la gauche étant impuissante. En s'aidant de ses dents et de sa main droite, il parvint à regagner sa position et après avoir saisi fortement le perchoir de son pied droit, il hissa sa jambe gauche. Cet état de stabilité n'était toutefois possible que lorsque l'animal était sur le qui-vive. S'il s'abandonnait au sommeil, ce qu'il tendait continuellement à faire, le pied gauche glissait, et la lutte recommençait pour reprendre l'équilibre. Dans tous ces cas, bien que des mouvements des membres gauches fussent produits de temps à autre, aucun mouvement de préhension, ou autre mouvement indépendant ne fut produit par la main ou le pied gauche. L'animal se grattait le côté droit du corps qui paraissait lui démanger passablement, de la main droite, et se servait de sa main droite au lieu de la gauche comme il le faisait auparavant, pour prendre les objets. La paralysie motrice dans ce cas n'était pas la véritable paralysie motrice, qui, ainsi qu'on le verra plus tard, résulte de la lésion d'une partie tout à fait distincte du cerveau, c'était la paralysie motrice due à la perte des sensations tactiles qui guident les mouvements.

68. Les expériences de Bell, Magendie, et autres physiologistes sur les branches auditives de la cinquième paire, ont établi que leur lésion produisait une paralysie des muscles faciaux, fort analogue à la paralysie motrice, et propre à induire en erreur au sujet de la véritable fonction des nerfs en question. L'on rapporte plusieurs cas remarquables qui établissent les effets de la perte de sensation tactile sur les mouvements et sur la conscience de la contraction musculaire. Bien que le premier effet de la paralysie de la sensation tactile soit d'annuler les mouvements volontaires, toutefois la faculté motrice survit et peut être exercée.

Sans sensation tactile, toutefois, le membre devient pratiquement un instrument inanimé. Sa situation, et l'état de contraction de ses muscles sont exclus de la conscience, et bien qu'il puisse se mouvoir par l'intermédiaire des centres moteurs, il ne peut être utilisé, et ses mouvements ne peuvent être dirigés que si l'œil le surveille ; c'est ce dernier qui permet à l'animal de placer le membre dans les positions que l'expérience passée à associées avec la réalisation de certains effets désirés. La surveillance directrice de l'œil étant supprimée, la position du membre peut être changée sans que la conscience le sache, et un poids supporté jusque-là tombera à terre, fait dont l'animal ne s'apercevra que par d'autres voies de perception.

Ni la contraction musculaire provoquée par l'intermédiaire des centres moteurs, ni la contraction la plus puissante provoquée par un courant électrique ne rentrent dans le domaine de la conscience. Cet état s'observe bien dans l'hémianesthésie cérébrale où la sensation tactile est entièrement détruite, tandis que la faculté motrice volontaire subsiste. Des cas de ce genre ont été attentivement relatés par Demeaux, Magnan et autres.

Je rapporte ici dans leur texte les remarques suivantes de Demeaux, relatives à une malade atteinte de cette affection, comme étant une description de l'état que provoque la perte des sensations tactiles. « Elle mettait ses muscles en mouvement par l'influence de sa volonté, mais elle n'avait pas conscience des mouvements qu'elle exécutait; elle ne savait pas dans quelle position était son bras; il lui était impossible de dire s'il était étendu ou fléchi. Si l'on engageait la malade à porter sa main à son oreille, elle exécutait immédiatement le mouvement; mais si ma main venait s'interposer entre la sienne et l'oreille, elle n'en avait pas conscience; si j'arrêtais son bras au milieu du mouvement, elle ne s'en apercevait pas. Si je fixais, sans la prévenir, son bras sur son lit, et lui disais de porter la main à sa tête, elle luttait un instant, puis cessait d'agir, croyant avoir exécuté le mouvement; si je l'engageais à recommencer, lui montrant que son bras était resté à la même place, elle luttait avec plus d'énergie, et dès qu'elle était obligée de mettre en jeu les muscles du côté opposé, elle reconnaissait qu'on mettait obstacle au mouvement. » (Thèse : *Des Hernies crurales*, qui contient pp. 96 et *seq.* une relation d'un cas d'hémianesthésie. Paris, 1843, p. 100.) Ces faits sont fortement opposés à l'existence d'un sens musculaire indépendant des centres et voies des impressions centripètes de la peau, des muscles, fascia, articulations et ligaments, qui, tous, ainsi que nous l'avons vu, entrent dans la composition de ce prétendu sens. (Voir plus loin, 75.)

Bien différents des effets de la destruction du pli courbe, les effets résultant de la destruction de la région hippocampale, sont, autant que l'observation a pu être continuée, d'un caractère persistant.

Bien que le centre spécial de la sensation tactile n'ait jamais jusqu'ici, que je sache, été atteint par cette méthode d'expérimentation, les recherches cliniques et pathologiques faites sur l'homme confirment d'une manière remarquable la localisation du véritable centre de sensation tactile dans l'ecorce du cerveau, distinct du pont ou des ganglions inférieurs. En particulier, les recherches de Charcot (*Le Progrès médical*, août 1875), de Raymond (*id.*, juillet 1875, *Hémianesthésie de cause cérébrale*), de Veyssière (*Recherches cliniques et expérimentales sur l'hémianesthésie de cause cérébrale*, thèse, Paris, 1874), et de Rendu (*Des Anesthésies spontanées*, thèse, Paris, 1875), ont établi que la rupture ou désorganisation de cette partie de la capsule interne, ou expansion pédonculaire du pédoncule cérébral, qui est située en dehors des couches optiques, cause l'hémianesthésie du côté opposé

du corps. Veyssière, en particulier, a établi la connexion entre la division de la partie postérieure de
la capsule interne et l'hémianesthésie, au moyen de
l'analyse clinique et d'expériences attentivement
dirigées sur les animaux inférieurs dans lesquels il
a habilement dissocié cet ordre de fibres (fig. 49).
Les expériences de Veyssière ont été confirmées par
Carville et Duret. A ce point de vue, les recherches
cliniques s'accordent avec les recherches expérimentales.

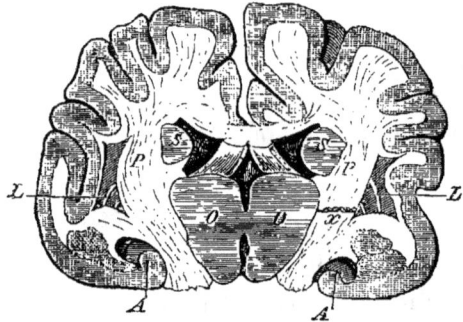

Fig. 49. — Section transverse verticale au travers du cerveau du chien au
niveau des tubercules mamillaires (Carville et Duret). — 0, 0, couches optiques. S, S, nuclei caudati des corps striés de chaque côté. — L, L, noyaux
lenticulaires des corps striés. — P, P, capsule interne ou expansion pédonculaire. — A, A, hippocampes. — X, section de la partie postérieure de
l'expansion pédonculaire, provoquant l'*hémianesthésie*.

Toutefois, il est évident que la cause de l'hémianesthésie dans ce cas n'est pas la désorganisation
des centres sensitifs, mais simplement l'interruption
du chemin de transmission des organes des sens aux
centres sensitifs de l'écorce. La destination distincte
des fibres irradiées qui se réunissent ici n'est aucunement indiquée.

Les expériences que j'ai apportées établissent clairement que l'anesthésie cutanée résultant de cette lésion est due à l'interruption des fibres centripètes qui se rendent à la région hippocampale. Mais, outre l'anesthésie cutanée du côté opposé, il y a certains autres effets qui confirment pleinement la localisation sensitive que j'ai établie dans le cerveau du singe. La vue est en général sérieusement atteinte, sinon entièrement abolie, du côté de l'anesthésie cutanée ; il y a une très-remarquable contraction du champ de la vision, et de la difficulté à discerner les couleurs. L'affection de la vue est absolument limitée à un seul côté, celui qui est opposé à la lésion cérébrale. Il n'y a pas d'hémiopie, mais une simple amaurose unilatérale ou amblyopie. A ce point de vue, les résultats des recherches expérimentales sur le singe, et l'observation clinique concordent entièrement.

Veyssière n'a pu, dans ses expériences sur les animaux inférieurs, déterminer d'une manière satisfaisante si la vue est affectée par la lésion qui provoque l'anesthésie cutanée du côté opposé.

Les symptômes provoqués par la rupture ou la désorganisation de la division postérieure de l'expansion pédonculaire sont identiques à ceux qui ont été décrits sous le nom d'hémianesthésie hystérique ou hémianesthésie par l'alcoolisme, telle qu'elle se rencontre dans un cas rapporté par Magnan (*Gazette hebdomadaire*, nov. 1875) ; non-seulement la sensibilité tactile, mais toutes les formes de sensibilité spéciale sont affectées du côté opposé à la lésion.

L'odorat est affecté du même côté que la sensibilité tactile, fait qui demande un examen particulier, puisqu'il sera établi que le centre olfactif propre est dans l'hémisphère du même côté.

Mais à l'exception des voies de la sensation olfactive, la section de la division postérieure de la capsule interne est en réalité, d'un seul coup, l'interruption de tous les tractus sensitifs, et équivaut à l'extirpation ou désorganisation des centres sensitifs de l'écorce.

La distinction de ceux-ci en régions de sens spéciaux est simplement une spécialisation terminale des voies centripètes qui s'irradient de la capsule interne, ou base de la couronne rayonnante, dans l'écorce. En attendant que du côté de l'anatomie pathologique humaine, la localisation des circonvolutions sensitives spéciales nous soit confirmée, — à mon avis, affaire de temps et d'attention, — nous pouvons considérer les faits d'anesthésie d'origine cérébrale comme le premier pas fait dans cette voie.

SUBICULUM CORNU AMMONIS ET SON VOISINAGE

69. Les expériences que nous rapporterons dans cette section établissent que la région ici indiquée renferme les centres de l'odorat et du goût, mais comme je n'ai pu déterminer avec exactitude les limites respectives de ces centres, je m'occuperai de l'un et de l'autre à la fois. Le lien anatomique entre les tractus, ou plutôt la circonvolution olfactive, et

le sommet du lobe temporo-sphénoïdal ou subiculum cornu ammonis, si distinct dans le cerveau du lapin, du chat, du chien, etc., pourrait être considéré comme une forte présomption en faveur de l'existence d'un lien physiologique entre cette région et le sens de l'odorat. Chez le singe et l'homme, la connexion directe entre la racine extérieure du tractus olfactif relativement petit, et le subiculum, n'est pas aussi évidente, bien qu'elle soit plus facile à voir chez le singe que chez l'homme. L'origine de cette soi-disant racine dans le subiculum est toutefois entièrement démontrée par l'examen microscopique. Les résultats de l'irritation électrique de cette région sont de nature à confirmer la théorie basée sur des considérations anatomiques.

L'irritation du subiculum (15) chez le singe, le chat, le chien, le lapin, était suivie de phénomènes identiques chez tous ces animaux, savoir : une torsion particulière de la narine, et l'occlusion partielle de la narine du même côté. C'est évidemment ici l'expression extérieure, ou indication inflexe de l'excitation d'une sensation olfactive subjective, de caractère intense. Une réaction analogue est produite par l'application directe à la narine, d'une odeur forte ou désagréable : en thèse générale, la réaction étant limitée à la narine du même côté, bien que chez les lapins, les deux narines réagissent conjointement.

Le fait de la réaction du même côté concorde avec la connexion anatomique des tractus olfactifs avec leurs hémisphères respectifs, sans entrecroisement.

Toutefois, ainsi que l'a démontré Meynert, il existe un chiasma olfactif dans la commissure antérieure. Celui-ci contient certaines fibres passant d'un bulbe olfactif à l'autre, fibres qui se voient plus particulièrement chez les animaux inférieurs où les lobes olfactifs sont très-développés; et des fibres que l'on peut suivre jusqu'à la région du subiculum des deux côtés, unissant les centres olfactifs entre eux.

Si la commissure antérieure était un entrecroisement grâce auquel les trajets centraux des tractus olfactifs respectifs fussent transportés à l'hémisphère opposé, la section de la commissure antérieure abolirait l'odorat dans les deux narines. Le même effet résulterait de la destruction complète du subiculum d'un côté, car cette lésion détruirait non-seulement le centre sensitif du tractus olfactif opposé, mais interromprait aussi le trajet du tractus olfactif du même côté se rendant à l'autre hémisphère. L'on verra que l'effet de la lésion unilatérale du subiculum n'abolit pas l'odorat des deux côtés, mais provoque la diminution ou l'abolition de l'odorat d'un côté, savoir : le côté de la lésion, fait qui combat l'entrecroisement des trajets olfactifs dans la commissure antérieure.

Ni les racines internes qui se fusionnent avec la circonvolution du corps calleux de chaque côté, ni les racines externes qui sont unies aux subicula, et par conséquent par l'intermédiaire des piliers postérieurs de la voûte, aux couches optiques, ne subis-

sent la décussation, et il n'y a donc aucune base anatomique pour expliquer une relation croisée entre
les bulbes olfactifs et leurs centres cérébraux.

Bien que l'extrémité inférieure du lobe temporo-
sphénoïdal puisse être atteinte pour être irritée indépendamment, avec des électrodes, les opérations
qu'il faut pratiquer pour la découvrir sont si graves
que la mise à découvert complète de cet organe pour
y produire une désorganisation locale, sont absolument incompatibles avec les conditions d'une observation continue ou certaine. Je n'ai donc pas essayé
d'arriver à une délimitation exacte de la lésion ; mais
j'ai détruit le subiculum par un point qu'il est relativement facile de découvrir, mais qui nécessite une
lésion plus ou moins étendue des autres circonvolutions du lobe temporo-sphénoïdal. Toutefois, grâce à
une délimitation exacte de la lésion dans d'autres cas,
les autres centres sensitifs ont été déterminés ; les
effets complexes de lésions non définies du lobe temporo-sphénoïdal ont été analysés, et rapportés à leur
cause individuelle par voie d'élimination. Déjà les
centres de la vue, de l'ouïe et du toucher ont été
ainsi circonscrits et déterminés. Il nous reste à déterminer d'une manière analogue les centres du goût
et de l'odorat.

Dans la première expérience relative à cette détermination, la partie inférieure du lobe temporo-sphénoïdal gauche fut sectionnée, et presque entièrement
enlevée, la perte de substance s'étendant jusqu'à
l'hippocampe et la circonvolution unciforme dont la

surface libre resta toutefois continue et sans solution de continuité.

La lésion fut produite de manière à trancher les liens de l'extrémité inférieure du lobe temporo-sphénoïdal, et à le désorganiser sur une grande étendue, mais non d'une façon complète. Par suite de la désorganisation de la circonvolution temporo-sphénoïdale supérieure, l'ouïe fut diminuée ou abolie du côté droit. La réaction contre la vapeur d'acide acétique fut moins marquée dans la narine gauche que dans la droite, bien qu'elle ne fût pas abolie. En ce qui concerne le goût, rien de bien défini ne put être remarqué, à cause de la diffusion des substances placées d'un côté de la langue sur l'autre côté, mais la réaction était moindre à droite. La vue était intacte, mais la sensibilité tactile était moins prononcée à droite, parce que l'hippocampe, à mesure que le ramollissement s'accroissait, était pour ainsi dire compris dans la lésion. Dans une seconde expérience analogue du côté gauche, la division du lobe fut portée si profondément qu'elle causa une désorganisation considérable de l'hippocampus major, et une séparation presque complète de la partie inférieure du lobe temporo-sphénoïdal. En même temps la circonvolution temporo-sphénoidale supérieure était désorganisée.

L'ouïe, ainsi que l'établit l'absence de réaction lorsque l'oreille gauche était bouchée, était abolie à droite; la sensibilité tactile fut d'abord atteinte, et plus tard presque entièrement abolie du côté droit, tandis que la vue restait intacte : effets que l'on peut attribuer à la lésion de la temporo-sphénoïdale supérieure et de l'hippocampe, et à l'absence de lésion du pli courbe. Aucune expérience ne fut faite sur le goût, à cause de la difficulté à tirer des conclusions exactes de lésions unilatérales. En ce qui concerne l'odorat qui fut mis à l'épreuve avant que la sensibilité tactile fût atteinte, les circonstances suivantes semblaient en indiquer une diminution ou l'abolition. Quand un morceau de pomme lui fut offert, l'animal le prit, le flaira et se mit à manger. La narine droite fut alors bien tamponnée avec de la ouate, et l'on offrit encore un morceau de pomme. L'animal le prit, mais hésita à le manger, le portant d'une manière réitérée à son nez et tâchant de le sentir, mais en apparence sans succès : faits qui indiquent avec évidence que l'odorat était affecté à gauche.

Dans une troisième expérience, les lobes temporosphénoïdaux furent divisés transversalement des deux côtés, et la substance des lobes fut désorganisée par le cautère au-dessous de la section. La sensibilité tactile fut ultérieurement altérée des deux côtés, plus à droite qu'à gauche, faits qui coïncidaient avec le ramollissement de l'hippocampe à gauche et à droite, surtout à gauche.

L'acide acétique ne provoqua aucune réaction lorsqu'on le plaça tout auprès des narines, ou dans la bouche. Si on le plaçait dans les narines, il y avait une réaction due à l'irritation des branches sensi-

tives de la cinquième paire, distribuées dans la muqueuse. Par conséquent, dans ce cas aussi, le goût
et l'odorat étaient affectés par la lésion de la partie
inférieure du lobe temporo-sphénoïdal.

L'expérience suivante, toutefois, faite dans le but
de limiter le plus possible la lésion à cette région,
est plus concluante en ce qui concerne le goût et
l'odorat.

Dans ce cas, les circonvolutions temporo-sphénoïdales moyenne et supérieure des deux côtés furent
découvertes de manière à permettre l'introduction
du cautère en bas et en avant, de manière à désorganiser la partie inférieure du lobe temporo-sphénoïdal. Ceci, ainsi que l'établit l'autopsie, fut effectué
si complétement que la région du subiculum et les
régions voisines des temporo-sphénoïdales inférieures furent entièrement détruites des deux côtés,
et l'hippocampe gauche fut désorganisé. (Voir fig. 50
et 51.)

La sensibilité tactile fut, par suite de la destruction
de l'hippocampe, détruite à droite, sur le tronc, la
face, la main, le pied, l'animal cessant de se servir
de ces membres, et ne réagissant plus aux excitations
cutanées qui provoquaient d'actives manifestations à
gauche. La vue restait intacte.

Ni l'aloës, ni la coloquinte, ni l'acide citrique, ni
l'acide acétique, qui à l'ordinaire provoquent de
vives manifestations de sensations désagréables chez
le singe, ne provoquèrent la moindre réaction lorsqu'on les mit sur la langue. L'acide acétique placé

auprès des narines ne produisit aucun effet. Quand
on l'introduisait au moyen d'une plume dans les
narines, on observait une différence remarquable
entre les réactions de droite et de gauche. A droite,

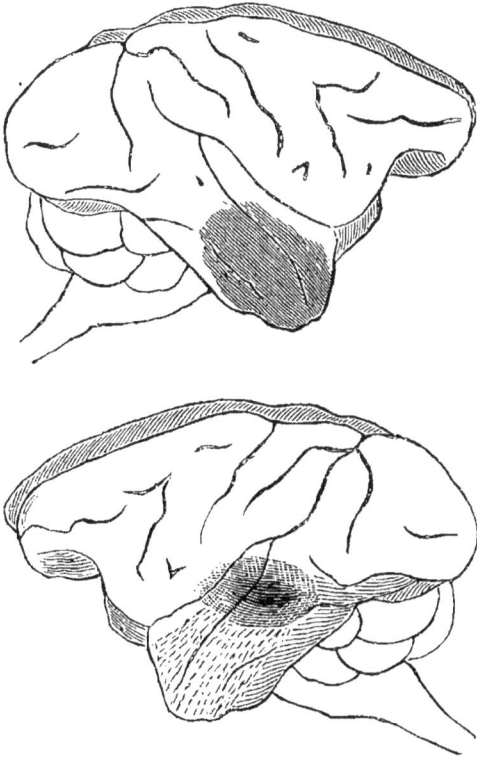

Fig. 50 et 51. — Lésions des hémisphères droit et gauche, provoquant la
perte du goût et de l'odorat (Roy. Soc.). Dans l'hémisphère droit (50) l'ombre indique l'étendue de la destruction de la substance grise. Dans le gauche (51) l'ombre indique la superficie de la blessure, et les lignes pointillées, l'étendue de la destruction interne de la partie inférieure du lobe
temporo-sphénoïdal.

où la sensibilité cutanée était absente, l'acide acétique ne provoquait aucune sorte de réaction, ni aucune sécrétion de larmes. A gauche, pas de réaction

motrice; mais une sécrétion lacrymale abondante surtout de l'œil gauche.

Ces résultats furent déterminés par des expériences attentives et répétées. Toutefois la langue était insensible, non-seulement aux excitations sapides proprement dites, mais aussi aux irritations cutanées. Tandis que l'animal était couché à moitié endormi, la langue sortant partiellement de la bouche, l'application de chaleur vive ne provoqua aucune réaction. L'application du même excitant à la main gauche provoqua un réveil soudain, et une vive rétraction de la main. Les faits de cette expérience établissent que lors de la désorganisation de la partie inférieure du lobe temporo-sphénoïdal, le goût et l'odorat sont abolis. La sécrétion lacrymale qui résulta de l'introduction d'une vapeur piquante dans une narine, était due à une réaction réflexe au travers des branches sensitives de la cinquième paire, car dans la narine où il y avait anesthésie cutanée aussi bien qu'anesthésie olfactive, aucun effet de ce genre ne se manifesta, tandis que dans l'autre, privée de sensibilité olfactive, mais conservant la sensibilité ordinaire, cet effet se produisit. En même temps que disparaissait le goût, la sensibilité cutanée de la langue se perdait, fait qui indique l'association dans l'hémisphère des centres de sensations spéciale et tactile de la langue. La perte de sensibilité tactile à gauche s'explique facilement par la destruction de l'hippocampe droit; mais, comme dans l'hémisphère droit, la partie inférieure seulement de l'hippocampe était désorganisée sans qu'il y eût anesthésie cutanée générale du côté opposé, la lésion a dû affecter les centres de sensibilité tactile et gustative de la langue.

70. Aucune de ces expériences ne sert à marquer les limites exactes de la région du goût, et de celle de l'odorat. Toutefois, d'autres considérations, basées principalement sur les effets de l'irritation électrique, servent à localiser plus particulièrement la région de l'odorat. L'irritation électrique du subiculum provoque des phénomènes clairement associés à l'excitation de la sensation olfactive, et cette région doit par conséquent être considérée comme particulièrement en rapport avec l'odorat. Le développement relatif de cette région chez les animaux ayant le sens de l'odorat très-développé, comme le chien, le chat, le lapin, appuie singulièrement cette opinion.

En ce qui concerne le goût, je pense que les phénomènes observés parfois chez les singes lors de l'irritation de la partie inférieure de la circonvolution temporo-sphénoïdale moyenne, savoir : les mouvements de la langue, des lèvres, des babines, peuvent être regardés comme des mouvements réflexes, suivant l'excitation de la sensation gustative. L'abolition du goût coïncidait avec la destruction de régions qui sont en relation étroite avec le subiculum. Il est probable, aussi, que les mouvements des mâchoires observés chez les chats lors de l'irritation du lobe temporo-sphénoïdal, postérieur à la scissure de Sylvius (fig. 56), sont également des actes réflexes résultant de l'excitation de la sensation gustative.

La localisation des centres du goût et de l'odorat étroitement unis dans la partie inférieure du lobe temporo-sphénoïdal, est confirmée par certains cas cliniques curieux qui s'offrent parfois au médecin, et cette localisation jette sur eux une vive lumière.

C'est un fait bien établi, que les coups sur la tête, en particulier sur le vertex ou occiput, sont parfois suivis de la perte permanente ou temporaire des sens du goût et de l'odorat, les effets plus directs de la lésion ayant complétement disparu.

Des cas de ce genre ont été rapportés par W. Ogle (*Med. Chir. Transactions*, 1870) et par d'autres. Tout récemment, j'ai eu un cas de cette sorte dans mon service à *King's College Hospital*. Le malade dont il s'agit avait entièrement perdu le goût et l'odorat pour être tombé du haut d'une charrette sur le sommet de la tête, dans une rue pavée. A l'exception de l'anosmie et de l'ageusie, tous les autres effets de la lésion avaient disparu depuis longtemps. Ogle penche pour considérer la perte du goût comme étant simplement due à la perte de l'odorat, qui constitue un agent essentiel dans le discernement de tant de goûts. Mais chez le malade dont je parle, cette explication ne saurait être admise, car le goût était entièrement aboli, même quand il s'agissait de contrastes aussi tranchés que l'amer et le sucré. L'odorat proprement dit n'existait plus : l'acide acétique ne produisait aucun effet, mais l'ammoniaque provoquait une sensation piquante ou chatouillante dans la narine, et une abondante sécrétion lacrymale, mais rien de cette vive rétraction de la tête qu'elle provoque chez l'individu sain.

Sous l'influence d'un traitement, le goût s'améliora, de telle façon que le malade put discerner rapidement le sucré de l'amer, et même le goût du mouton de celui du bœuf. Toutefois, l'odorat resta entièrement aboli, fait qui établit que le retour du goût n'était pas dû à une amélioration coïncidante du sens de l'odorat.

En ce qui concerne la pathogénie, il est très-improbable qu'un coup sur la tête puisse provoquer une lésion ou rupture simultanée de nerfs aussi largement séparés que l'olfactif, le gustatif et le glosso-pharyngien. Ogle a proposé le véritable mode de production, savoir : lésion par contre-coup des parties antéro-inférieures des hémisphères cérébraux. Toutefois il attribue les symptômes à la rupture des nerfs olfactifs dans leur trajet du bulbe aux narines, à travers l'ethmoïde. Ceci peut expliquer la simple perte permanente de l'odorat, mais ne peut s'accorder avec les cas de guérison et avec l'association indépendante indubitable dans certains cas de perte du goût avec la perte de l'odorat.

Je considère la lésion par contre-coup comme étant la cause des symptômes, et j'attribue ceux-ci à la lésion de la partie inférieure du lobe temporo-sphénoïdal, où les centres du goût et de l'odorat sont localisés et sont en rapports immédiats l'un avec l'autre. La lésion peut être permanente ou temporaire, et les symptômes persisteront ou disparaîtront selon le cas.

Une autre confirmation intéressante de la localisation du sens de l'odorat dans cette région, et, de plus, de l'important fait d'une relation directe entre ce centre et la narine du même côté, est fournie par la coïncidence de l'anosmie unilatérale avec l'aphasie et l'hémiplégie droite. Deux cas de ce genre sont rapportés par Ogle (*op. cit.*); un autre par Fletcher et Ransome (*Brit. med. Jour.*, avril 1864), et des cas analogues, par Hughlings-Jackson (*London Hosp. Reports*, vol. 1, p. 410).

Comme les lésions cérébrales dans ces cas siégeaient indubitablement au voisinage de l'insula de Reil et des bords de la scissure de Sylvius, l'extension du ramollissement à la région du subiculum explique d'une manière satisfaisante ces symptômes. Dans tous les cas rapportés, l'anosmie était du côté où siégeait la lésion provoquant l'aphasie et la paralysie droite. Alors, comment expliquer les symptômes observés dans l'hémianesthésie cérébrale? Ici la perte de l'odorat s'observe du même côté que l'anesthésie cutanée, savoir : du côté opposé à la lésion. La véritable explication me paraît être donnée par les expériences bien connues de Magendie (*Leçons sur les fonctions et les maladies du système nerveux*, tome II, leçon 15, etc.) sur les fonctions de la cinquième paire. Magendie vit que l'odorat était aboli quand, par suite de division des branches sensitives de la cinquième paire, la sensibilité de la narine était entièrement abolie. Ces expériences ne prouvaient pas que la cinquième paire fût la paire de l'odorat proprement dit, mais que l'intégrité de la cinquième paire était nécessaire à la vraie activité fonctionnelle des nerfs olfactifs. Dans un cas rapporté par Magnan, l'odorat diminuait progressivement en même temps que disparaissait la sensibilité tactile de la narine, et toutes deux étaient abolies *pari passu*. La perte de l'odorat était donc de même nature que celle que provoque la section directe des branches sensitives de la cinquième paire. Toutefois, même lorsque la sensibilité tactile avait entièrement disparu dans la narine, les vapeurs d'acide acétique provoquaient une abondante sécrétion lacrymale, fait qui établit que quelques fibres afférentes étaient encore fonctionnellement actives dans la narine, évidemment les nerfs olfactifs, qui toutefois, grâce à la perte de la sensation ordinaire, ne suffisaient pas pour transmettre les impressions odorantes. Chez le singe où la sensibilité tactile et la sensibilité olfactive étaient abolies dans une narine par une lésion cérébrale, l'acide acétique ne provoquait pas de sécrétion lacrymale. Dans l'autre narine où la sensibilité tactile subsistait, mais où l'olfactive était abolie, l'acide acétique provoquait la sécrétion lacrymale, réaction réflexe par la cinquième paire, mais n'excluant pas la possibilité d'une relation réflexe analogue, entre les nerfs olfactifs et les sécréteurs de la glande lacrymale. Cette dernière semble expliquer d'une manière satisfaisante la sécrétion lacrymale dans le cas de Magnan.

71. L'irritation électrique n'a pas encore réussi à fournir un document quelconque, relativement à l'interprétation de la fonction des lobes occipitaux chez le singe. Les résultats, en ce qui concerne les manifestations extérieures, ont toujours été négatifs dans les nombreux cas que j'ai expérimentés. Bien que l'on ne puisse trouver dans le cerveau du chat, du chien, etc., des lobes occipitaux particulièrement distincts, toutefois les extrémités postérieures des hémisphères cérébraux chez ces animaux sont physiologiquement analogues aux lobes occipitaux du singe, en refusant de réagir contre l'irritation électrique.

De plus, les effets de la destruction circonscrite des lobes occipitaux ne sont pas de nature à jeter une lumière positive sur leur action physiologique. Toutefois, négativement, cette méthode d'expérimentation établit des faits d'une grande importance. Dans cinq cas où j'ai désorganisé les lobes occipitaux plus ou moins complétement des deux côtés, les enlevant quelquefois en masse, les animaux malgré la mutilation conservèrent intactes toutes leurs facultés de mouvement volontaire, et à l'exception de quelques troubles de la vision dus à d'autres causes, conservèrent tous les sens spéciaux sains et saufs.

Un ou deux animaux auxquels on avait enlevé les lobes occipitaux suivant une ligne rasant la partie postérieure du pli courbe éprouvèrent une diminution de la vue, et devinrent dans la suite entièrement aveugles. Dans ces cas on trouva que la division par le cautère, ou la production consécutive de ramollissement inflammatoire, combinée à une saillie herniaire de la surface de section, avait sérieusement atteint, ou même entièrement désorganisé le pli courbe, qui est, ainsi que l'ont établi les expériences positives dont nous avons parlé, le centre de la vision.

Cette complication mise de côté, on peut donc dire absolument que l'ablation des lobes occipitaux est sans effet sur les facultés de sens spéciaux, ou les facultés de mouvement volontaire. L'animal continue à entendre, toucher, goûter et sentir comme auparavant ; il peut marcher, courir, sauter et se servir de ses membres en les dirigeant et en en coordonnant les mouvements avec une exactitude parfaite. Les fonctions respiratoires et circulatoires sont également intactes.

Cette absence remarquable de symptômes rentrant dans le domaine des fonctions sensitives spéciales et motrices du corps fait qu'il devient difficile d'attacher une signification physiologique définie aux lobes occipitaux.

Mais l'ablation ou la destruction des lobes occipitaux n'a pas été entièrement sans retentir sur l'état mental et physique de l'animal, et ceci, de manière à suggérer des inductions ou hypothèses importantes relatives à leur fonction. C'est un fait extraordinaire, et, pour quelques-uns, à peine croyable, que les graves opérations de la trépanation du crâne, de la mise à découvert, et l'ablation de portions considérables de la substance cérébrale, n'exercent sur la santé physique de l'animal qu'une influence fort peu perturbatrice. Mais quelques heures après l'opération, ils mangent et boivent, et semblent (à l'exception de la paralysie sensitive spéciale, ou motrice, ou tout autre phénomène limité) dans leur état normal. Cet état se maintient jusqu'à ce qu'un travail inflammatoire commence et s'étende, mais plusieurs jours peuvent s'écouler avant que la perturbation constitutionnelle soit de nature à troubler dans une mesure appréciable le sentiment de bien-être de l'animal, ou son appétit pour les aliments et la boisson. J'ai, dans le cours de mes expériences, enlevé séparément chaque partie des hémisphères cérébraux; mais outre les affections spéciales du mouvement et de la sensation que l'on peut attribuer à la destruction des centres spéciaux, jamais je n'ai vu d'affection de l'appétit pareille à celle qui suit la destruction des lobes occipitaux. Ceci ne résulte pas de la gravité de l'opération, car l'ablation des lobes occipitaux s'effectue peut-être plus facilement que celle de n'importe quel centre sensitif ou moteur. L'ablation des lobes frontaux est une opération aussi grave, si ce n'est plus, que l'ablation des lobes occipitaux; pourtant après cette première opération les animaux conservent leur appétit, mangent et boivent en apparence avec autant de plaisir qu'auparavant. Après l'ablation ou la destruction des lobes occipitaux, l'appétit disparaît, et les animaux refusent les aliments pour lesquels ils avaient beaucoup de goût autrefois. C'est ce dont je me suis assuré chez divers animaux et de diverses manières. Toutefois la soif persistait, et presque tous les sujets de mes expériences acceptaient l'eau qu'on leur offrait, ou la trouvaient eux-mêmes, alors qu'on ne pouvait leur persuader de manger. En même temps que ce refus de manger s'observait généralement chez les animaux un état de dépression et d'apathie, et pour la plupart ils succombèrent promptement. Toutefois j'eus à noter une très-remarquable exception, tendant en apparence à faire rejeter toutes les conclusions qu'aurait semblé garantir l'état que manifestaient les autres animaux.

Chez ce sujet, dont les lobes occipitaux furent séparés et enlevés suivant une ligne passant verticalement au travers de l'extrémité antérieure de la scissure occipitale supérieure (o, fig. 26), une guérison entière se produisit ; c'est le seul exemple de ce genre que j'aie vu après de pareilles opérations sur le cerveau.

De même que les autres animaux sur lesquels on avait pratiqué la même opération, ce singe refusa de manger, mais buvait de l'eau de temps à autre. Ce refus de manger dura pendant cinq jours, l'animal n'ayant sucé qu'un ou deux quartiers d'orange qu'il accepta, et refusant tous les mets qu'il préférait autrefois. Pendant cette période, il avait l'habitude de courir de côté et d'autre avec un singe de ses camarades dont il s'était constitué le protecteur ;

il manifestait des signes indubitables de mauvaise humeur quand quelqu'un y touchait.

Vers la fin du cinquième jour, après avoir cherché à le tenter par divers aliments, je lui offris une pomme de terre froide. Il la prit, la flaira à diverses reprises, et enfin, comme s'il lui fût venu une idée nouvelle, il la mangea avec une satisfaction évidente. A partir de ce moment, il se nourrit régulièrement et guérit. En ce qui concerne l'état mental de l'animal, on n'observait qu'un certain degré d'apathie et d'indifférence générale ; c'était avant l'opération un singe très-vif et fort intelligent. Il y avait aussi quelque affection de la vue, mais elle n'était pas de nature toutefois à gêner ses modes accoutumés d'activité, mais se manifestait particulièrement par des erreurs dans l'appréciation des distances. L'autopsie révéla qu'il y avait une lésion incomplète des plis courbes.

Malgré la guérison d'un animal, je pense, d'après une observation prolongée des effets d'une destruction locale de diverses régions des hémisphères cérébraux, qu'il y a une relation de cause à effet entre l'ablation des lobes occipitaux et la disparition de l'appétit. Si nous analysons les conditions de la faim et de la soif, nous voyons que la cause immédiate de la sensation de soif est un état de sécheresse du pharynx, qui est l'expression locale d'un besoin général d'eau. La sécheresse du pharynx est une sensation purement tactile. Dans l'hémianesthésie cérébrale, outre les surfaces cutanées, les muqueuses de la bouche et des narines sont entièrement anesthésiées.

L'ablation des lobes occipitaux n'affecte toutefois pas la sensibilité tactile, soit de la peau, soit des muqueuses des orifices du corps ; par conséquent les conditions de la manifestation locale de la soif subsistent, et la soif n'est pas nécessairement affectée.

Toutefois les conditions de l'appétit diffèrent de celles de la soif.

La cause immédiate de la faim consiste en un état local de l'estomac ; dans ce cas, la sensation appartient véritablement aux sensations organiques. Les sensations organiques ou viscérales constituent un groupe distinct des sensations tactiles ou cutanées. C'est ce qu'établit un fait bien connu : lorsque la sensibilité tactile de la peau et des membres ne réagit plus sous l'influence de n'importe quel excitant, dans des cas d'hémianesthésie cérébrale par exemple, une pression profonde exercée sur le foie, les reins, les ovaires, ou sur les viscères internes, provoque la même douleur qu'à l'état normal. En thèse générale, l'état des viscères n'est pas perçu nettement par la conscience, excepté quand l'état est très-anormal, dans les affections inflammatoires par exemple. Dans de pareils cas, la douleur peut être plus ou moins exactement rapportée au viscère affecté ; mais le plus souvent des états morbides des viscères se révèlent par l'intermédiaire d'autres nerfs sensitifs, souvent distants du siège du mal, par ce qu'on appelle la sympathie ou synaesthésie. Ainsi un état morbide des organes de la génération se manifeste souvent par une névralgie infra-mammaire et des états morbides de l'estomac et des intestins, par une névrose de la cinquième paire, telle que le mal de tête, de dents, etc.

Mais bien que les viscères, excepté à un degré avancé de maladie, n'aient pas une expression bien définie dans la conscience, ils constituent la base principale, selon qu'ils sont sains et vigoureux, ou abattus et malades, de cette sensation indéfinissable et non' localisable de bien-être et de malaise que chacun connaît.

D'autant plus que ces sensations de système, transmises par le pneumogastrique ou le grand sympathique, sont susceptibles d'être nettement localisées, et d'autant plus qu'elles constituent la base des vagues sensations de joie ou d'abattement, ou d'obscurs besoins, elles doivent être représentées dans les hémisphères cérébraux, ou centres de la conscience ou de la mémoire, et, selon toute probabilité, dans les lobes occipitaux. Je doute fort que la physiologie expérimentale soit compétente pour résoudre d'une manière définitive un problème qui comprend une telle part de subjectif.

Mais l'affection évidente d'une des sensations de système, provoquée par la destruction des lobes occipitaux, plaide en faveur de l'hypothèse que j'ai proposée. Anatomiquement aussi, les lobes occipitaux continus aux tractus sensitifs du pédoncule cérébral, l'hippocampus minor, peuvent être considérés comme n'étant qu'un prolongement de l'hippocampus major. Ce dernier est, ainsi qu'on l'a montré, en relations avec la sensibilité tactile, et comme il y a une grande analogie entre celle-ci et les sensations viscérales, l'hypothèse relative aux fonctions des lobes occipitaux est appuyée à la fois par des considérations physiologiques et anatomiques.

La principale objection qu'on peut faire à la théorie d'après laquelle les lobes occipitaux sont en rapport avec les sensations de système, objection dont je ne veux pas diminuer la valeur, est représentée par ce fait déjà mentionné : le singe qui a guéri de l'ablation des lobes occipitaux a recommencé à se nourrir après cinq jours d'abstinence. Si les lobes occipitaux sont les centres des sensations d'où dépend la faim, comment expliquer le retour apparent de l'appétit chez un animal qui n'a plus ces centres? En supposant que la relation entre les lobes occipitaux et le sentiment de la faim existe, est-il possible pour le reste du cerveau de se rattraper et de compenser pour les fonctions des centres perdus? Ceux qui croient à l'équivalence qualitative et quantitative des diverses régions du cerveau pourraient facilement répondre d'une manière affirmative. Toutefois, on a prouvé avec évidence, et l'on prouvera avec plus de clarté encore, que cette doctrine, qui est en contradiction directe avec la localisation de fonctions spécifiques, ne peut être soutenue.

Toutefois il est possible que, par un travail d'association, des fonctions primitivement et essentiellement dépendantes de certaines régions puissent, bien que temporairement suspendues par la destruction de ces régions, se manifester de nouveau. Bien que l'ingestion de nourriture dépende primitivement de la sensation de la faim, la nourriture est puissamment associée aux odeurs et saveurs, de sorte que l'aspect bien connu de la nourriture, combinée aux odeurs et saveurs bien connues qui proviennent du fait de leur introduction dans la bouche, tout ceci ajouté au lien automatique et mécanique entre la vue ou l'odeur des aliments et le fait de les manger, pourrait finir par compenser la perte de la sensation d'où dépendent primitivement les actes consistant à chercher et à ingérer ces aliments. Qu'il y ait quelque lien de ce genre établi chez le singe dont nous avons parlé plus haut, c'est, je crois, ce qu'indiquent quelques-uns des faits observés. Le premier semblant de désir de quelque chose autre que de l'eau se manifesta lorsqu'on lui offrit une orange, fruit de saveur et d'odeur marquées. Toutefois, on pourrait rapporter ce fait avec plus d'exactitude à la satisfaction de la soif plutôt qu'à la satisfaction de la faim. Mais à la fin du cinquième jour, bien que les aliments ordinaires ne pussent tenter l'animal, la vue et l'odeur d'une pomme de terre bien examinée sembla inspirer une nouvelle idée, et conduisit à l'absorption régulière d'aliments.

Je suis loin de considérer les faits que l'on avance pour démontrer la relation des lobes occipitaux avec les sensations viscérales, comme ayant le même poids que ceux qui ont trait à la localisation de régions de sens spéciaux. Des recherches nouvelles faites par

des méthodes nouvelles, aidées d'observations cliniques et pathologiques attentives, peuvent servir à
jeter de la lumière sur un sujet fort obscur.

La considération des sensations viscérales suggère
naturellement celle de l'appétit sexuel. Dans le cours
des observations faites sur le singe dont les lobes occipitaux avaient été enlevés, et qui guérit ultérieurement, j'ai noté certains faits qui indiquaient clairement que l'appétit sexuel n'avait pas été aboli par la
lésion. Le troisième jour après l'opération, on vit
l'animal s'efforcer par deux fois de s'accoupler à son
camarade. Ceci se produisit à un moment où l'animal n'avait pas encore recouvert son appétit, et
c'était un acte à peine compatible avec l'abattement
physique et les troubles constitutionnels qui, pour
quelques-uns, sembleraient plus propres à expliquer
l'anorexie que la lésion particulière des lobes occipitaux.

L'importance du phénomène réside autant dans le
fait de sa manifestation que dans cet autre, savoir :
indication que les lobes occipitaux ne sont pas le
siége de cet appétit. L'excitation de cet appétit ne
peut être venue *ab extra* de la manière ordinaire, car
le singe camarade était un mâle, et refusa de se prê-
ter aux manœuvres du premier. Elle semblerait donc
avoir été provoquée par une irritation centrale, et
les conditions étaient de nature à exciter par l'inflammation les centres de l'appétit sexuel, à supposer
que ceux-ci soient immédiatement contigus à la ligne
de section des lobes occipitaux. Les besoins organi-

ques qui constituent la base de l'appétit sexuel se groupent autour d'une forme spéciale de sensation tactile, et celle-ci peut être supposée comme ayant son centre en rapports étroits avec la région de l'hippocampe. De plus, ainsi qu'on le sait, l'un des plus puissants excitants de l'appétit sexuel chez les animaux inférieurs consiste en une odeur sexuelle spéciale, et bien que chez l'homme l'excitation de l'appétit sexuel par l'odeur ne soit pas si évidente, quelques-uns considèrent, et non sans raison probablement, la passion de certaines odeurs, particulièrement le musc, ses congénères et dérivés, comme alliée à un instinct érotique (Laycock, *Nervous diseases of Women*, 1840). Par conséquent, une région étroitement réunie aux centres de l'odorat et des sensations tactiles pourrait être considérée comme le siége probable des sensations qui constituent la base de l'appétit sexuel. Les circonvolutions occipito-temporales, ou celles qui unissent la partie inférieure et interne du lobe temporo-sphénoïdal à l'occipital, rempliraient ces conditions, et en même temps ils sont situés de manière à avoir été irrités par le travail inflammatoire provoqué par la section des lobes occipitaux. Je laisse aux recherches physiologiques et pathologiques ultérieures le soin d'apprécier cette hypothèse à sa juste valeur.

SECTION II

CENTRES MOTEURS

72. Nous avons montré dans le chapitre précédent (chap. VIII) que l'irritation électrique du cerveau du singe portée sur certains points définis de circonvolutions qui, en général, avoisinent la scissure de Rolando, donne naissance à certains mouvements définis et constants des mains, des pieds, des bras, des jambes, des muscles de la face, de la langue, de la bouche, etc. On a vu que des mouvements analogues, et souvent absolument identiques, résultaient de l'irritation des régions frontales des circonvolutions externes du cerveau du chat, du chien, du chacal, et des régions frontales anatomiquement correspondantes du cerveau lisse des rongeurs ; les régions caractérisées par l'analogie des mouvements ayant été désignées sur les figures et dans le texte par les mêmes lettres indicatrices.

En tant que constituant la base d'une analogie topographique entre le cerveau du singe et celui des vertébrés inférieurs, ces données ont une importance considérable. Les régions motrices du cerveau du singe sont situées plus en arrière que les régions correspondantes chez les animaux inférieurs, et occupent les lobes pariétaux plutôt que les lobes frontaux. La scissure de Rolando du singe correspond, ainsi que l'établit l'analogie des centres qui l'entourent, au sillon crucial du cerveau des carnivores. C'est ici un point de repère important grâce auquel nous pouvons juger du développement respectif de la région frontale proprement dite, chez les divers animaux. Dans le cerveau des carnivores, les centres situés au-devant de la scissure cruciale se réduisent à de très-petites dimensions relativement aux circonvolutions frontales du cerveau du singe; celles-ci, à leur tour, sont insignifiantes lorsqu'on les compare aux parties correspondantes du cerveau humain.

Les circonvolutions du cerveau du singe sont disposées de telle manière qu'il n'est pas facile de noter une ressemblance quelconque entre elles et les circonvolutions externes du cerveau des carnivores, qui courent presque parallèles les unes aux autres, de l'extrémité frontale à l'extrémité postérieure de l'hémisphère. Toutefois, si la scissure de Rolando, au lieu de s'étendre si loin en bas, se terminait brusquement au niveau de la scissure supéro-frontale (*sf*, fig. 26), on pourrait décrire une circonvolution supérieure et externe comme chez le chien, commençant à la frontale supérieure, embrassant la scissure de Rolando dans une courbe sigmoïde, constituée par les extrémités supérieures des circonvolutions frontale et pariétale ascendantes dans le lobule postéro-pariétal, passant de là aux lobes occipital et temporo-sphénoïdal. De même, aussi, si elle n'était interrompue par la scissure antéro-pariétale (*ap*, fig. 26), on pourrait tracer la continuité entre la seconde frontale et le pli courbe, comme chez le chien. Et l'on pourrait trouver une troisième circonvolution ininterrompue sur la frontale inférieure d'une part, et sur la temporo-sphénoïdale de l'autre.

Toutefois, la question qui nous occupe plus particulièrement en ce moment consiste en la détermination de la signification physiologique de ces régions. Le simple fait de l'excitation de mouvements ne prouve pas, ainsi qu'on l'a vu, que les régions irritées aient une signification motrice, car l'excitation d'un centre sensitif peut provoquer des actes réflexes ou associés. Les centres dont nous nous occupons en ce moment sont-ils directement moteurs, ou ne provoquent-ils des mouvements qu'indirectement ou réflexement quand on les excite? Telle est la question à laquelle ont répondu d'une manière différente les divers auteurs qui ont étudié ce sujet. Le caractère intentionnel défini, qu'il est facile de découvrir dans plusieurs des mouvements, l'analogie qu'ils offrent avec les activités volontaires ordinaires et les actes spéciaux des animaux, indiquent plutôt qu'ils résultent de l'excitation artificielle de l'activité fonctionnelle de centres immédiatement engagés dans la réalisation de mouvements volontaires, excitation véritablement motrice. Toutefois, comme la question est au nombre de celles auxquelles peuvent répondre des expériences directes, nous pouvons nous occuper de ces dernières. Si ces régions sont des centres de mouvements volontaires, la paralysie du mouvement volontaire devrait suivre leur destruction, et toute exception apparente à ce résultat doit pouvoir s'expliquer d'une manière satisfaisante, compatible avec cette théorie, si celle-ci est exacte.

Les expériences suivantes, faites sur des singes, répondent aux questions ci-dessus posées, d'une manière certaine.

La première expérience que j'ai à rapporter est instructive, parce qu'elle montre les effets respectifs de l'irritation et de la destruction des circonvolutions qui avoisinent la scissure de Rolando. L'hémisphère droit d'un singe avait été mis à découvert, puis soumis à l'irritation électrique. La région découverte comprenait la pariétale ascendante, la frontale ascendante, et les extrémités postérieures des circonvolutions frontales. On laissa guérir l'animal, afin de noter les phénomènes résultant de l'exposition du cerveau. Le lendemain, l'animal fut trouvé en parfaite santé. Vers la fin du jour suivant où se manifestèrent des signes d'inflammation et de suppuration, il éprouva des spasmes choréiques de l'angle gauche de la bouche et du bras gauche, spasmes qui revinrent fréquemment et qui revêtirent bientôt un caractère épileptiforme, affectant tout le côté gauche du corps. Le jour suivant, l'hémiplégie s'était établie, l'angle de la bouche étant tiré à droite, la joue gauche étant flasque, distendue par les aliments qui s'étaient accumulés en dehors de l'arcade dentaire; il y avait paralysie presque entière du bras gauche, et paralysie partielle de la jambe gauche. Le jour suivant, la paralysie motrice fut complète du côté gauche, et continua ainsi jusqu'à la mort, qui survint neuf jours plus tard. Le tact, la vue, l'ouïe, l'odorat et le goût subsistèrent intacts. A l'autopsie, on vit que les circonvolutions découvertes étaient entièrement ramollies; mais, à part cette lésion, le reste de l'hémisphère et les ganglions inférieurs étaient exempts de toute affection organique (fig. 52).

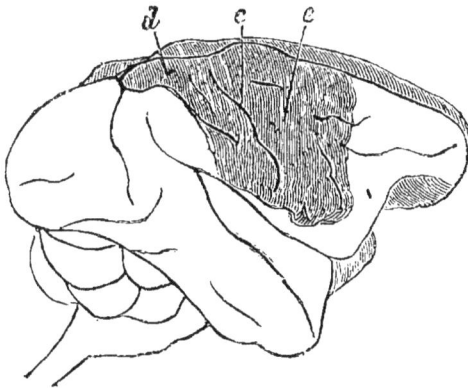

Fig. 52. — Lésion de la substance grise de l'hémisphère droit, causant l'hémiplégie complète du côté opposé, sans affecter la sensation (Roy. Soc.). — c, scissure de Rolando. — d, lobule postéro-pariétal. — e, circonvolution frontale ascendante.

Nous avons ici un cas évident : 1°, d'irritation vitale provoquant précisément les mêmes effets que le courant électrique, et 2°, de destruction par ramollissement inflammatoire, se terminant par la paralysie complète du mouvement volontaire du côté opposé du corps, sans lésion de la sensation.

Dans l'expérience suivante, la lésion fut plus circonscrite, et la paralysie fut relativement limitée. L'hémisphère gauche d'un singe fut mis à découvert, et la substance corticale détruite par le cautère dans le lobule postéro-pariétal (centre pédieux), la circon-

volution pariétale ascendante (mouvements de la
main et du poignet), et la partie supérieure de la
frontale ascendante (mouvements du bras et de la
jambe) (voy. f. 53, fig. 29). Les centres du biceps, des
muscles de la face, de la bouche et de la langue n'é-
taient pas compris dans la lésion. Dès que ceci fut
fait, la jambe droite fut trouvée pendante, le pied et
la cheville étant particulièrement flasques et inertes.

La main droite et le poignet pendaient flasques et
inertes, mais l'animal pouvait fléchir l'avant-bras et
résister contre l'extension, fait qui s'explique facile-

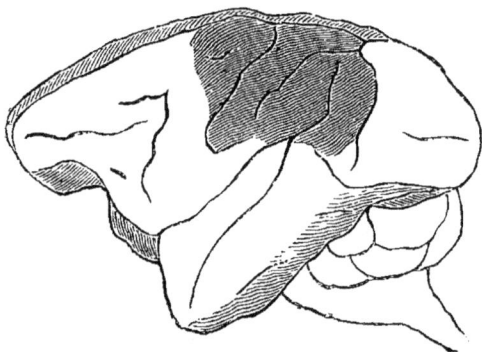

Fig. 53. — Lésion de l'hémisphère gauche, provoquant la paralysie motrice
de la jambe droite, du poignet et de la main gauches, de quelques-uns des
mouvements du bras droit, et la perte de la vue dans l'œil droit (Roy. Soc.)

ment si l'on se rappelle que le centre du biceps était
intact. Il n'y avait pas trace de paralysie faciale, ni
de distorsion de l'angle de la bouche. La sensibilité
cutanée et les divers sens spéciaux étaient intacts, et,
à part la paralysie signalée, l'animal était en bonne
santé, et mangeait avec plaisir. Chez cet animal, je
détruisis ultérieurement le pli courbe, ce qui amena

la cécité de l'œil droit. A l'autopsie faite le lendemain, on vit que la lésion siégeait dans les régions
motrices spécifiées et dans le pli courbe, le reste
du cerveau et les ganglions inférieurs restant intacts
(fig. 53).

Dans ce cas, la paralysie était limitée aux mouvements qui résultent de l'irritation électrique des
centres spécifiés. Dans l'expérience suivante, l'étendue de la lésion était encore plus circonscrite, et l'effet, en ce qui concerne les mouvements volontaires,
limité dans la même proportion.

L'hémisphère gauche d'un singe fut découvert dans
la région de la frontale ascendante sur une étendue
suffisante pour mettre à découvert (6) (fig. 29) le centre du biceps, ou de la flexion avec supination de
l'avant-bras. Le point exact étant déterminé par l'application des électrodes, on le cautérisa entièrement
de manière à détruire la substance grise corticale,
et rien de plus. Cette opération se manifesta immédiatement par la paralysie du mouvement de flexion
de l'avant-bras droit. Tous les autres mouvements des
membres étaient conservés, mais quand le bras droit
fut placé dans l'extension, l'animal fut incapable de le
fléchir, et le membre pendait dans une extension
molle quand on soulevait l'animal.

Il élevait des objets à sa bouche de la main gauche, les mouvements des jambes étaient intacts, il
n'y avait pas de paralysie faciale, et la sensibilité
cutanée, de même que les autres formes de sensibilité, était à l'état normal.

Comme l'animal mourut d'un excès de chloroforme quelques heures plus tard, pendant qu'on l'endormait, les observations sur le degré de permanence et sur le cours ultérieur des phénomènes furent brusquement interrompues. A l'autopsie, on vit que la lésion était exactement limitée au point ci-dessus indiqué, le reste du cerveau étant absolument normal (fig. 54).

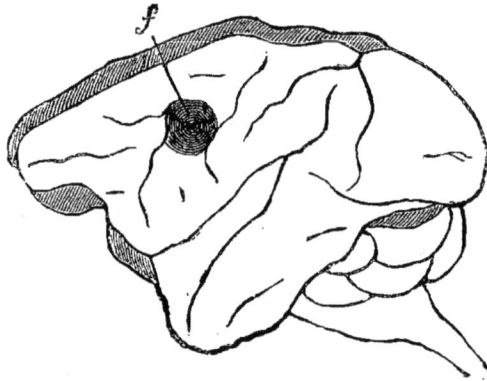

Fig. 54. — Lésion (*f*) de l'hémisphère gauche, provoquant la paralysie du biceps droit.

A ces expériences, j'en pourrais ajouter d'autres où, par suite de l'extension de la lésion d'abord circonscrite aux centres sensitifs (pli courbe, etc.), une paralysie limitée, telle que celle de la main, du poignet, se manifesta.

Les cas de ce genre coïncidaient toujours avec le ramollissement du centre moteur correspondant, centre déterminé par l'irritation électrique. Dans tous les cas, tant que l'observation put être continuée, la marche de la paralysie était de mal en pire, aucun

semblant d'action compensatrice ni de retour de la
faculté de mouvement ne se manifestant quand le centre était effectivement désorganisé. Aucune évidence,
à mon avis, ne prouverait d'une manière plus concluante que la destruction de la substance corticale
de ce que nous pouvons avec justesse appeler les centres moteurs du singe provoque la paralysie des mouvements déterminés par l'irritation électrique, et que
cette paralysie est absolument distincte de la paralysie sensitive sous quelque forme qu'elle se manifeste. L'on a établi que la paralysie de la sensation
tactile peut provoquer la paralysie du mouvement,
en abolissant celle qui sert de guide habituel au
mouvement musculaire. Dans ces expériences, la faculté motrice fut seule détruite, la sensibilité restant éveillée et intacte.

Quant à la durée de la paralysie motrice du singe
après les lésions de l'écorce, vu l'impossibilité où
l'on se trouve de prolonger les observations au delà
d'une limite relativement restreinte, on ne peut guère
dire autre chose que ceci,: il n'y a pas d'apparence de
réparation ou de compensation, du moins pendant
le temps où l'on peut conserver les animaux vivants.
Toutefois, sur ce point, la pathologie humaine supplée
à ce que la physiologie expérimentale ne peut nous
fournir. On pourrait rapporter de nombreux cas où,
par suite de l'invasion du ramollissement de l'écorce
de l'hémisphère dans les régions motrices correspondantes du cerveau humain, il s'est produit une hémiplégie permanente. Pour un exemple de ce genre, je

renvoie le lecteur à un cas rapporté par Lépine dans son admirable mémoire : *De la localisation dans les maladies cérébrales*, Paris, 1875. Le cas est rapporté sous le titre (p. 33) : « Destruction totale (large plaque jaune) de la circonvolution pariétale ascendante ; partielle du lobule de l'insula, de la circonvolution frontale ascendante, des lobes pariétaux supérieur (lobule postéro-pariétal) et inférieur. Intégrité absolue de la couche optique et du corps strié ; hémiplégie permanente et dégénérations descendantes consécutives. » Dans ce cas où les régions correspondant aux centres moteurs du singe étaient désorganisées, il y avait hémiplégie du côté opposé durant six ans. Les tractus moteurs du pont du même côté et de la pyramide antérieure du côté opposé avaient subi l'atrophie suivant une ligne correspondant à la transmission extérieure des impulsions motrices de l'hémisphère. Les diverses formes de la sensibilité n'étaient pas affectées.

Un autre cas attentivement rapporté est celui que rappelle Gliky (*Deutsche Archiv für Klin. med.*, déc. 1875). Le malade, après avoir éprouvé des attaques de convulsions unilatérales à gauche, devint entièrement hémiplégique de ce côté, sans que la sensibilité fût atteinte. Après la mort, on trouva une dégénérescence caséeuse qui comprenait les centres moteurs de l'hémisphère droit, savoir : la frontale ascendante et les extrémités postérieures des trois circonvolutions frontales, la pariétale ascendante, et le lobule postéro-pariétal. Une partie de la circonvolution supra-marginale était également comprise dans la lésion (voy. la description de la fig. 27). Divers autres cas analogues pourraient être cités de lésion partielle de l'écorce de l'hémisphère opposé sans maladie des ganglions inférieurs ou des tractus pédonculaires. Par conséquent, chez l'homme la désorganisation des centres corticaux que l'on appelle moteurs provoque une paralysie durable des mouvements volontaires du côté opposé du corps, fait auquel les expériences sur les singes devaient nous engager à nous attendre.

73. Toutefois, si nous passons du singe aux animaux inférieurs, chat, chien, lapin, nous nous trouvons en présence de faits qui, pour quelques-uns, semblent incompatibles avec la théorie d'après laquelle les centres analogues chez ces animaux auraient une signification motrice.

Nothnagel (*Virchow's Archiv*, Band LVII) a étudié les effets de la destruction par injection d'acide chromique dans des régions circonscrites des hémisphères du lapin. Hitzig, outre les recherches qu'il a faites avec son collègue Fritsch, a entrepris une nouvelle série d'expériences sur les chiens, détruisant les centres par l'extirpation de la substance grise (*Reichert's und Du Bois Reymond's Archiv*, 1874, p. 392). Des expériences analogues ont été faites par Schiff (*Archiv für Experiment. Path. u. Pharm.*, Band III, 1874) et par Hermann (*Pflüger's Archiv für Physiologie*, Band X, 1875). L'admirable mémoire de Carville et Duret (*Sur les fonctions des hémisphères cérébraux*, 1875) renferme la série la plus complète d'expériences et l'exposition la plus nette des effets des lésions destructives des centres moteurs chez les chiens.

Les centres pour les mouvements des membres des chiens résident, ainsi qu'il a été établi, dans la circonvolution sigmoïde (fig. 32).

Quand ils sont détruits, soit par excision, soit par cautérisation, les mouvements des membres opposés sont affectés d'une manière très-marquée. Si les centres de l'hémisphère gauche ont été détruits, l'animal, en essayant de se tenir debout, tombe à droite, les membres se repliant impuissants sous l'animal. Toutefois il n'y a pas, comme chez le singe, de paralysie motrice absolue, car l'animal réussit bientôt à se mettre sur ses pieds ; mais les membres droits tendent à se dévier et à céder, de telle sorte que l'animal glisse, marche sur le dos du pied, ou place celui-ci en diverses positions anormales. La marche, d'abord impossible, est bientôt essayée, l'animal tendant toujours à tomber, et tombant souvent en réalité, surtout si ses mouvements sont hâtifs. Mais peu à peu la puissance et le contrôle des membres reviennent, de telle sorte qu'à moins de mouvement brusque qui montre clairement la faiblesse du côté gauche, il serait difficile de remarquer quelque trouble de la motilité. Dans un espace de quelques jours souvent les effets, si marqués au début, ont pu presque entièrement disparaître, sinon d'une manière complète. La guérison entière, si l'animal ne meurt pas d'encéphalite, se produit plus ou moins vite. La parésie peut être limitée à des mouvements individuels, ou à un membre, selon que la lésion est exactement circonscrite en accord avec la position et l'étendue des centres préalablement localisés par l'irritation électrique. Ce fait est amplement mis en lumière par de nombreuses expériences de Hitzig.

Dans tous ces cas de désordres de la motilité, il n'y a pas, à en juger d'après la réaction sensitive, d'indication de l'affaiblissement de la sensibilité du membre. L'affection porte donc sur la motilité et non sur la sensibilité. Chez le chat, les phénomènes sont essentiellement les mêmes. Chez le lapin, les effets sont encore plus transitoires que chez le chat ou le chien, ainsi que j'ai pu m'en assurer par de nombreuses expériences. Comparées aux expériences faites sur le singe, celles qui ont été faites sur les chiens s'accordent pour établir que c'est le mouvement, et non la sensibilité, qui est affecté; mais elles diffèrent sur ce point important, que la paralysie est moins complète et moins durable. Les questions sur lesquelles les expérimentateurs ne sont pas d'accord sont : quelle est la vraie cause de l'affection de la motilité, et comment expliquer le caractère transitoire de cette affection ?

Je pense nettement que l'affection est du genre de celle qui résulte de la destruction des centres homologues dans le cerveau du singe, qu'elle est purement motrice, et qu'elle est telle qu'avec Carville et Duret nous pouvons l'appeler *paralysie de la motricité volontaire corticale*.

Pour comprendre bien la différence de degré de la paralysie chez le chien et le singe, il est nécessaire de se reporter à certains faits déjà signalés au début de cet ouvrage. Ainsi qu'on l'a montré, l'ablation entière des hémisphères agit différemment dans les divers genres et ordres d'animaux. Chez le poisson, la grenouille, le pigeon, l'ablation des hémisphères agit peu ou point sur les facultés de station et de locomotion. Sous l'influence de l'excitation du dehors, ces animaux nagent, sautent ou volent avec autant de vigueur et de précision qu'auparavant. Chez le lapin, l'ablation des hémisphères, tout en affectant d'une manière notable la motilité des membres antérieurs, ne détruit pas entièrement la faculté de station ou de progression coordonnée en réponse à des excitations du dehors.

Toutefois, chez le chien l'ablation des hémisphères exerce une influence bien plus marquée sur ces facultés, rendant la station et la locomotion absolument impossibles. Ces dernières pourraient-elles, avec le temps, être reconquises dans une certaine mesure? C'est très-probable, mais il est difficile de s'en assurer expérimentalement à cause du danger des opérations nécessaires pour trancher cette question. L'organisation indépendante ou automatique des centres inférieurs se montre ainsi variable, selon que nous remontons ou descendons l'échelle. Proportionnellement au degré d'indépendance, à la complexité et à la variété des formes d'activité motrice dont l'animal est ultérieurement capable, plus ses mouvements sont volontaires, moins ils sont automatiques, plus longue est aussi la période de l'enfance pendant laquelle l'animal acquiert peu à peu le contrôle volontaire de ses membres. Plusieurs des animaux inférieurs ont, à partir de leur naissance, leurs facultés de mouvement entièrement organisées ; chez la plupart, la période de dépendance est très-courte, comparée à celle des enfants de l'homme, ou des petits du singe. Chez ceux-ci, chaque mouvement précis est le résultat d'une longue et laborieuse éducation. Plus les mouvements sont sous le contrôle de la volonté, plus est marquée et durable la paralysie résultant de la destruction des centres corticaux ou des centres de mouvement volontaire. De là le caractère complet et durable de la paralysie consécutive à la lésion des centres moteurs corticaux de l'homme et du singe. Plus les mouvements sont mécaniques et automatiques dès la naissance, plus les troubles provoqués par la destruction des centres d'acquisition volontaire seront insignifiants. Voilà pourquoi chez le poisson, la grenouille, le pigeon, la destruction des centres moteurs corticaux a peu ou point d'effet. Là où le contrôle volontaire s'acquiert rapidement, ou bien où l'automatisme est héréditaire ; ou bien encore là où il s'établit rapidement (chien et lapin), les centres d'acquisition motrice volontaire peuvent être enlevés sans troubler complétement ni définitivement la faculté de locomotion. La locomotion est encore possible, par l'intermédiaire des centres inférieurs où ce mode d'activité est mécaniquement organisé, et où il peut être mis en jeu par diverses formes d'impulsion interne ou externe.

Outre ces différences dans l'organisation primitive des centres nerveux chez les différents animaux, il y a certains faits d'observation clinique chez l'homme, qui jettent une vive lumière sur le mécanisme des mouvements volontaires. Dans l'hémiplégie ou paralysie unilatérale du mouvement volontaire par la maladie des centres moteurs de l'hémisphère opposé, on remarque que les mouvements individuels ne sont pas tous affectés dans la même mesure, et, de plus, qu'à mesure que la blessure, qui a pendant quelque temps annulé l'activité fonctionnelle de ces centres, guérit, les mouvements reparaissent dans un certain ordre. Ainsi l'on voit qu'alors que la main et les bras sont entièrement paralysés, il peut subsister un certain contrôle sur la jambe. Les muscles de la face ne sont jamais aussi paralysés que dans les cas de maladie de la portion dure du facial, ou nerf moteur spécial des muscles de l'expression. Dans la paralysie d'origine cérébrale, la paupière peut encore se fermer, mais pas aussi exactement que celle du côté opposé, tandis que dans la paralysie faciale (ou de Bell) l'œil reste ouvert en permanence par suite de paralysie complète de l'orbiculaire des paupières. En généralisant ces faits, on peut dire que les mouvements les plus indépendants sont les plus affectés, tandis que les mouvements qui sont généralement associés à ceux du côté opposé — paupières, muscles de la face et jambe, — sont moins paralysés et reparaissent plus vite. Les mouvements indépendants, variés et délicats de la main sont les derniers à revenir du choc qui a été imprimé aux centres moteurs.

Les membres des quadrupèdes sont, en ce qui concerne le caractère de leurs mouvements, plus analogues aux membres inférieurs de l'homme qu'aux supérieurs, d'autant plus qu'ils ne sont susceptibles que d'un nombre relativement restreint de mouvements et, en règle générale, ne sont exercés que par une action alternante ou étant associés l'un à l'autre. Ce fait d'association bilatérale, conjointement avec le fait du plus grand degré d'automatisme des mouvements du quadrupède, sert à expliquer le caractère partiel et transitoire de la paralysie résultant de la destruction des centres moteurs corticaux chez ces animaux, comparé au degré et à la durée des effets de cette même lésion chez le singe et chez l'homme. L'immunité relative des mouvements bilatéralement associés dans des cas d'hémiplégie est ainsi expliquée par le docteur Broadbent (*Brit. and Foreign med. chir. Review*, avril 1866) : « Là où les muscles des parties correspondantes des côtés opposés du corps agissent constamment de concert, et n'agissent jamais indépendamment, ou du moins ne le font que difficilement, les noyaux nerveux de ces muscles sont ainsi unis par des fibres commissurales qui constituent *pro tanto* un seul noyau. Ce noyau complexe recevra des fibres de chaque corps strié et sera habituellement appelé en jeu par l'un et l'autre corps strié, mais sera capable d'être excité par l'un seul des deux, d'une manière plus ou moins complète, selon que les connexions commissurales entre les deux moitiés sont plus ou moins parfaites.

« D'après cette hypothèse, donc, si le centre d'action volontaire d'un côté est détruit, ou si un canal de puissance motrice est rompu, l'autre transmettra une impulsion au centre commun, et celle-ci se communiquera d'une manière égale aux nerfs des deux côtés si la fusion entre les deux noyaux est complète, et il n'y aura pas de paralysie, — plus ou moins imparfaitement au nerf du côté affecté si la communication transverse n'est pas aussi parfaite, auquel cas il y aura un degré correspondant de paralysie. » (*Loc. cit.*, réimpression, p. 11.)

L'explication donnée par le docteur Broadbent, de l'affection relativement légère des mouvements bilatéralement associés dans la maladie cérébrale des centres moteurs, tout en s'appliquant aux centres moteurs corticaux qui agissent naturellement dans la direction descendante par l'intermédiaire du corps strié, s'applique particulièrement aux lésions du corps strié et de la partie motrice du pédoncule cérébral.

Sous l'influence d'un seul corps strié, les centres mésencéphaliques et spinaux unis entre eux peuvent être excités à agir selon le degré de leur fusion ou de leur union. Ceci concorde entièrement avec les faits d'observation clinique, et peut s'appliquer aux mouvements associés des membres chez les quadrupèdes. Toutefois, il faut quelque chose de plus pour expliquer la nature transitoire de la paralysie chez les chiens, comparée à la paralysie permanente résultant de la destruction des centres corticaux moteurs du singe et de l'homme. Chez le chien, nous l'avons vu, une guérison en apparence complète peut se produire une semaine après l'ablation des centres corticaux, tandis que la durée de la paralysie chez le singe ou chez l'homme est indéfinie.

Si nous disons avec Hermann, que la guérison des chiens contredit formellement la théorie des fonctions motrices de l'écorce, comment expliquer la paralysie observée chez l'homme et le singe?

En admettant que les fonctions motrices des centres corticaux sont établies d'une manière définitive, comment expliquer la guérison rapide dans un cas, et la permanence du mal dans l'autre?

L'on peut donner, et l'on a proposé, diverses explications de ces phénomènes. L'on peut supposer qu'un travail de compensation est effectué par les centres corticaux correspondants de l'autre hémisphère qui se chargent des fonctions de ceux qui ont été perdus; que l'influence des centres corticaux et du corps strié sur l'autre hémisphère joue un rôle important dans la compensation, du moins en ce qui concerne les mouvements bilatéralement associés; je crois, avec le docteur Broadbent, que c'est là un fait indubitable, et qu'il répond à des faits cliniques. On peut observer dans des cas d'hémiplégie, que lorsqu'on dit au malade de lever la jambe paralysée, il en est absolument incapable. Si toutefois on lui dit de lever la jambe saine, *puis* la paralysée, on peut observer un léger mouvement, et quand on a combiné quelque temps cet effort alternatif, il m'est arrivé de voir lever la jambe à une hauteur considérable. Nous avons ici un exemple net de l'impulsion volontaire de l'hémisphère sain appelant en jeu par voie d'association des noyaux moteurs généralement excités par l'hémisphère qui se trouve actuellement malade.

Mais l'action compensatrice des centres corticaux de l'autre hémisphère relativement aux mouvements bilatéraux de l'homme, ne suffit pas pour expliquer complétement le caractère transitoire de la paralysie observée chez les chiens. Si la compensation est effectuée par les centres corticaux de l'autre hémisphère, il devrait s'ensuivre que l'extirpation de ceux-ci aussi chez un animal qui a une première fois guéri, ramenât la paralysie qui a primitivement résulté de la destruction unilatérale des centres moteurs. Toutefois, ainsi que l'ont montré Carville et Duret, tel n'est pas le cas. Ces expérimentateurs enlevèrent à un chien les centres des mouvements des membres dans l'hémisphère droit. Il s'ensuivit la paralysie des membres gauches. Six ou huit jours après, l'animal était guéri de cette paralysie. Les centres correspondants de l'hémisphère gauche furent alors détruits. Il se produisit la paralysie des membres droits, mais aucune paralysie gauche ne reparut.

Cette expérience suffit pour renverser la théorie de la compensation par les centres moteurs de l'hémisphère opposé.

Mais, ce qui peut sembler plus difficile à concilier avec la fonction motrice des centres corticaux, c'est le fait que même après la désorganisation des centres pour les mouvements des membres dans les deux hémisphères, la faculté de produire des mouvements spontanés des membres n'a pas absolument disparu. Tout d'abord, l'animal fait des efforts désordonnés et de vains essais pour se dresser sur ses jambes qui se dérobent constamment sous lui; mais après quelque temps on remarque une amélioration notable, et enfin l'animal peut réussir à se tenir assez bien debout, et même à marcher. Ces faits ont été démontrés par Carville et Duret, et bien que je n'aie pu réussir à conserver vivants les animaux jusqu'à ce qu'il se produisît une telle amélioration, je puis confirmer cette reproduction de mouvements spontanés.

Comment se reconquiert ce contrôle volontaire apparent sur les membres, après la destruction des centres supposés volontaires? Carville et Duret pensent que la compensation est effectuée par d'autres parties des hémisphères qui se chargent d'accomplir la fonction des parties détruites, et considèrent que ces faits justifient l'énoncé d'une *loi de la substitution fonctionnelle* d'une partie d'un hémisphère par une autre, hypothèse qui coïncide avec la *loi de suppléance* de Flourens, Longet et Vulpian. Toutefois, l'on peut demander pourquoi cette suppléance fonctionnelle d'un centre par un autre, si elle existe réellement, ne se manifesterait pas chez le singe et chez l'homme. Si elle existe, elle devrait exister non-seulement pour les chats et chiens, mais aussi pour les singes. Mais les faits sont en contradiction flagrante avec cette théorie ; car la paralysie qui résulte de la destruction des centres corticaux moteurs chez l'homme et le singe subsiste indéfiniment. Que devient alors la loi de suppléance fonctionnelle ? Cette hypothèse est en opposition évidente avec les faits de localisation spécifique des fonctions, démontrée par les faits rapportés plus haut, et acceptée d'ailleurs par Carville et Duret eux-mêmes. Si nous supposions qu'il fût possible que les fonctions de centre des jambes qui appartiennent au lobule postéro-pariétal pussent être remplies par le gyrus angulaire voisin, nous aurions une très-remarquable suppléance d'un centre moteur par un centre sensitif ; une région maintenant centre sensitif, devenant centre des mouvements volontaires, ou bien étant à la fois centre moteur et centre sensitif, s'il n'y a pas de solution de continuité de la fonction. Si l'hypothèse reposait sur quelque chose de certain, nous pourrions nous attendre à la suppléance d'un centre sensitif par un centre moteur.

Un pareil mode d'explication ne me paraît pas le moins du monde plus justifiable que la supposition que l'organe de la vue pourrait accomplir les fonctions de l'ouïe, ou qu'un nerf pourrait être maintenant moteur, plus tard sensitif, ou accomplir les deux fonctions simultanément.

Si toutefois l'on veut entendre par cette loi de substitution qu'il n'y a pas d'établissement direct de centres nouveaux à la place de ceux qui ont été per-

dus, mais que ceux qui subsistent peuvent indirectement, sans se charger de fonctions nouvelles, compenser la perte, du moins dans une certaine mesure,
il y a moins d'objections à cette manière de représenter les faits. Afin d'expliquer la conservation de
la spontanéité et du contrôle coordonné des membres chez les chiens, après l'ablation des centres moteurs corticaux, il est nécessaire d'anticiper quelque
peu sur l'examen des fonctions des ganglions inférieurs (voy. plus loin chap. x).

La destruction du corps strié (substance ganglion
naire et fibres pédonculaires correspondantes) du
chien provoque une hémiplégie bien plus complète
que la destruction des centres moteurs de l'écorce,
hémiplégie en apparence permanente, comme chez
l'homme et le singe. Les membres pendent flasques,
et l'animal ne peut se tenir sur ses pattes, ni s'en
servir pour avancer. D'autre part, chez l'homme et le
singe, la différence du degré de paralysie consécutive
à la destruction du corps strié ou à celle des centres
corticaux moteurs, est moins marquée, et la durée
est indéfinie dans les deux cas. Toutefois, chez le lapin la destruction des corps striés des deux côtés produit bien moins d'effet que chez le chien, car le lapin peut encore se tenir debout, bien que les pattes
de devant soient faibles, et qu'elles tendent à se dé-
rober et à se replier sur elles-mêmes. Il y a toutefois
peu de trouble dans la faculté de locomotion, car l'a-
nimal sautera et bondira à maintes reprises, si on
l'excite.

On ne doit expliquer ces différences qu'au moyen du principe déjà souvent énoncé, savoir : que les différentes espèces d'animaux se trouvent à leur naissance, avec des degrés variables dans l'organisation primitive des facultés de locomotion dans les centres mésencéphaliques.

Cet automatisme se rencontre au plus haut degré chez le poisson, la grenouille, le pigeon ; à un moindre degré chez le lapin, et moins encore chez le chat et le chien ; chez l'homme il existe à peine. Plus le contrôle des membres dépend dès le commencement, et continue à dépendre ultérieurement de l'acquisition volontaire, plus aussi la destruction des centres moteurs corticaux provoque la paralysie motrice. Par conséquent, chez l'homme et le singe où la volonté prédomine, et où l'automatisme ne joue qu'un rôle secondaire dans l'activité motrice, la destruction des centres moteurs corticaux provoque une paralysie très-marquée. Toutefois, à mesure que les mouvements nécessitant tout d'abord l'éducation de la volonté tendent à s'organiser ou à devenir automatiques, moins les lésions des centres corticaux retentissent sur eux. C'est pourquoi, chez le chien où l'acquisition du contrôle des membres se fait rapidement, la destruction des centres corticaux produit un effet bien moins marqué, les mouvements étant dans une forte proportion, devenus indépendants de ceux-ci par suite d'organisation dans les centres inférieurs. Le corps strié est le centre où les mouvements primitivement dépendants de la volonté propre tendent à s'organiser.

Que les centres individuels distincts dans l'écorce soient réunis dans le corps strié, c'est ce qu'indiquent les expériences déjà citées du docteur Burdon Sanderson (51). Il a établi que l'excitation du cône de fibres médullaires correspondant à un centre cortical peut produire par le corps strié, le même mouvement qui résulte de l'excitation de la substance grise du centre même. Nous verrons plus tard que les couches optiques accomplissent une fonction analogue à l'égard des centres sensitifs (87). Dans les couches optiques et le corps strié, l'association entre certaines impressions et certains actes devient si mécanique ou organique que si l'on enlevait à un chien tous les centres situés au-dessus des ganglions inférieurs, ceux-ci suffiraient, lors de l'application d'excitants du dehors, à accomplir tous les mouvements coordonnés de locomotion. Nous avons déjà vu que chez le chien, la grenouille, le pigeon, les centres mésencéphaliques seuls sont capables d'une pareille coordination. Le pigeon, sans ses hémisphères cérébraux, n'est pas l'homologue fonctionnel du chien privé de ses hémisphères, mais du chien qui conserve ses couches optiques et corps striés. Toutefois, en pareil cas, le chien n'aurait pas plus de spontanéité que le pigeon privé de ses hémisphères, et serait comme lui un fragment de mécanisme, ne pouvant agir qu'en réponse à une excitation du dehors.

Mais, le chien auquel on n'a enlevé que les centres moteurs corticaux est dans une situation très-différente. Il conserve ses centres sensitifs, c'est un animal conscient, sentant, capable d'idéation et d'émotion (voy. chap. xi). Ce n'est pas simplement un mécanisme dont l'activité dépend uniquement de l'excitation du dehors, mais il a en lui les ressorts de l'action sous la forme médiate d'impressions renouvelées ou idéales, il est ainsi capable d'actes spontanés. Toutefois, comme les impressions renouvelées occupent la même place, ou coïncident avec l'activité physiologique des mêmes parties qui sont engagées dans la conscience des impressions présentes (f. 91), les impressions ravivées peuvent mettre en jeu l'appareil automatique du mouvement aussi bien que les impressions présentes ou immédiates. L'on rencontre souvent des exemples de ce mode d'action sous l'influence de l'émotion chez l'homme. L'émotion peut atteindre et exciter les centres automatiques indépendamment de la volonté.

Dans ces cas, et chez le chien privé de ses centres corticaux, le chemin de l'impression à l'action ne passe pas, ainsi que dans le cours ordinaire de la volonté, à travers les centres moteurs corticaux jusqu'au corps strié, et de là en descendant, aux noyaux et nerfs moteurs, mais il passe directement à travers les ganglions inférieurs.

Par conséquent, un chien privé de ses centres moteurs corticaux peut encore être capable d'actes spontanés et de locomotion coordonnée sous l'influence d'impressions présentes ou passées, ou d'états émo-

tionnels. Toutefois, il ne se produira que les mouvements qui ont été automatiquement organisés dans
les corps striés. Les mouvements locomoteurs étant
devenus automatiques, pourront donc être facilement
exécutés, et le chien pourra marcher d'un pas apparemment aussi assuré qu'auparavant. Mais les formes d'activité qui ne sont pas habituelles et qui ne
sont pas devenues automatiques, seraient impossibles. L'on peut affirmer avec confiance, et peut-être
sera-ce un jour établi par les expériences, que tous
les tours particuliers qu'un chien pourrait avoir appris seraient aussi complétement paralysés par l'a-
blation des centres corticaux, que les mouvements
variés et complexes de la main et du bras d'un singe
le seraient par la même lésion. Ce mode d'explication
du recouvrement apparent de la faculté de volonté
chez les chiens privés des centres moteurs corticaux,
me semble plus en harmonie avec les données expérimentales et l'observation clinique que l'hypothèse
de la suppléance fonctionnelle directe d'un centre
par un autre, qui, si bien qu'elle puisse servir à
expliquer de tels phénomènes chez le chien, implique d'ailleurs tant de contradictions et d'incompa-
tibilités manifestes.

74. J'en viens maintenant à l'examen des opinions
de Nothnagel, Schiff et Hitzig sur la fonction de ces
régions corticales. Nothnagel pense que l'affection de
la motilité pa la destruction de ces centres est due
à la paralysie du *sens musculaire* (Muskelsinn). Il
pense que le recouvrement du mouvement établit que

le centre (Endstation) du sens musculaire n'est pas détruit par lui-même, mais que la destruction des centres corticaux n'a fait qu'interrompre le trajet des impressions centripètes, et ainsi, que les phénomènes sont analogues à ceux de l'ataxie locomotrice. (*Archiv. de Virchow*, 57, 1873.)

Hitzig, dans ses commentaires sur les expériences faites par Fritsch et lui, attribuait l'affection de la motilité à une conscience incomplète de l'état des membres, état analogue à l'ataxie du tabes dorsalis. Il pensait qu'il restait encore un chemin de l'*âme* (Secle) au muscle, puisque le mouvement n'était pas entièrement paralysé, mais que le chemin centripète du muscle à l'*âme* était de manière ou d'autre interrompu. Il en conclut : « Cette interruption s'est probablement produite dans l'endstation du chemin hypothétique du sens musculaire (Muskelsinn); en tout cas, elle siège dans le centre détruit. » (*Reichert's u. Du Bois Reymond's Archiv.* 1870.) Dans ses expériences ultérieures (*Idem*, 1873, et *Untersuchungen in das Gehirn*, p. 59), Hitzig évite l'expression de « sens musculaire », et dans ses dernières recherches (*Reichert's und Du Bois Reymond's Archiv.* 1874) il décrit l'effet de la destruction des centres corticaux comme étant la perte de la *conscience musculaire* (Muskelbewusstsein).

Schiff (*Archiv. für Exp. Pathologie und Pharmacologie*, Bd. III, 1874, p. 171) pense que les mouvements des membres résultant de l'excitation des centres corticaux sont de nature réflexe et que l'affection de la motilité par la destruction de ces centres, est essentiellement une ataxie dépendant de la perte de la sensibilité tactile. Pour appuyer cette théorie, il montre que les agents qui annulent l'excitabilité réflexe annulent également l'excitabilité des centres corticaux, tandis que les nerfs moteurs continuent à être excitables. J'ai déjà répondu à cet argument (51) et montré que les différentes parties des centres nerveux diffèrent en ce qui concerne leur degré d'excitabilité sous l'influence du narcotisme chloroformique.

Savoir si la sensation est excitée avant que se produise le mouvement musculaire, est un problème qui ne peut être résolu chez les animaux inférieurs ; mais le fait de convulsions localisées chez l'homme lors d'irritation de l'écorce, font bonne justice de cette supposition; car l'on trouve que dans ces cas où il se produit des convulsions limitées, les mouvements ne sont précédés de, ni associés à aucune sensation autre que celle qui accompagne les contractions musculaires violentes. Mais la preuve la plus concluante de l'insoutenabilité de l'hypothèse de Schiff consiste en ce fait que la sensibilité à la douleur, au toucher, etc., est absolument intacte après la destruction de ces centres. Personne n'a jamais observé d'absence de réaction aux excitations tactiles de nature à indiquer la perte de la sensibilité tactile, soit chez l'homme, soit chez les singes ou chiens; et le genre d'argument que Schiff met en avant pour établir cette perte de la sensibilité tactile n'est pas fait

pour contre-balancer les indications les plus positives
de la conservation de cette sensibilité. Schiff prétend
que parce que les animaux dont les centres corticaux
détruits *ressemblent* par leur allure aux animaux
dont les colonnes médullaires postérieures ont été
sectionnées, et parce que dans ce dernier cas l'ataxie
est due à la diminution ou à l'abolition de la sensation de contact; pour ces raisons donc, l'ataxie
cérébrale provient d'une cause analogue. Toutefois
une simple ressemblance ne constitue pas l'identité,
quand bien même nous eussions à admettre que la
ressemblance est poussée au dernier degré. La ressemblance fait absolument défaut dans le cas du
singe, où il n'y a pas ataxie, mais paralysie complète,
et les phénomènes observés chez le chien, phénomènes sur lesquels Schiff s'appuie pour édifier sa
théorie, sont évidemment dus à un état de parésie
motrice qui n'équivaut pas à la paralysie complète,
état qui a déjà été expliqué.

Par conséquent, l'hypothèse de Schiff, reposant
principalement comme elle le fait sur la maigre base
d'une ressemblance douteuse, contredite par des
faits tels que la paralysie totale du mouvement avec
conservation de la sensibilité chez l'homme et le
singe, et par ce fait que la sensibilité tactile dépend
d'une région tout à fait différente du cerveau (67),
ne saurait être soutenue.

Les opinions de Nothnagel et de Hitzig diffèrent
de celle de Schiff principalement sur ce point, c'est
qu'ils attribuent les affections de la motilité qui ré-

sulte de la destruction des centres corticaux à la perte de la sensibilité musculaire, et non tactile. Nothnagel, particulièrement, décrit cet état comme étant dû à la perte du « muskelsinn », tandis que Hitzig préfère l'expression : « perte du muskelbewusstsein ». Il dit de ses chiens : « Sie hatten offenbar nur ein man- gelhaftes Bewusstsein von den Zuständen dieses Glie- des, die Fähigkeit sich vollkommene vorstellungen über dasselbe zu bilden, war ihnen abhanden ge- kommen. » (*Unt. u. d. Gehirn.*, p. 60.) Cette con- science musculaire comprend plusieurs facteurs, surtout, ainsi qu'il le dit, notre « perception de l'état des muscles et, à moindre degré, des articula- tions, de la peau, etc. » (*Op. cit.*, p. 61.)

Le sens musculaire est généralement considéré comme dépendant d'impressions centripètes, déri- vées soit de la contraction musculaire seule, ou bien de celle-ci jointe aux impressions coïncidentes nais- sant de la peau, des fascia, des ligaments et articula- tions durant l'acte de la contraction musculaire. C'est là ce que Nothnagel entend par sens musculaire, et il considère les centres corticaux des membres comme étant en quelque sorte directement reliés avec les voies de ces impressions centripètes, de telle sorte que lors de la destruction des centres, il survient des affections de la motilité résultant de la perte ou de l'affaiblissement des sensations qui accompagnent et dirigent la contraction musculaire. Hitzig ne définit pas, les citations rapportées plus haut étant mises de côté, d'une manière plus expresse les conditions de la conscience musculaire; mais comme, à l'exemple de Nothnagel, il considère l'affection de la motilité comme résultant de la perte ou de la diminution du sens ou de la conscience musculaire, il en faut conclure qu'il regarde ces centres comme étant le siége de ce sens.

La perte du sens musculaire, sans affection des autres formes de sensibilité commune ou tactile, est un état dont l'existence est purement hypothétique. Ni Hitzig, ni Nothnagel, ni aucun des expérimentateurs qui ont étudié ce sujet, n'ont pu fournir la moindre preuve d'affaiblissement ou de perte des formes ordinaires de la sensibilité en ce qui concerne les excitations tactiles, thermiques ou douloureuses, lorsque les centres corticaux sont détruits. Il n'y a pas plus de preuves de la destruction du sens musculaire, que de celle du sens tactile. L'affection de la motilité ne ressemble à l'ataxie que chez le chat, le chien, etc.; mais elle fait défaut chez l'homme et le singe, car chez ceux-ci il y a paralysie motrice complète avec conservation nette de l'ancienne sensibilité aux diverses formes d'excitation cutanée. L'argument tiré de la simple ressemblance devient donc insuffisant lorsqu'on établit une comparaison plus générale des cas. Mais de plus on a montré que l'état qui peut avec vérité être décrit sous le nom de perte du sens musculaire ou de conscience musculaire dépend de la lésion d'une région entièrement différente du cerveau, savoir la région de l'hippocampe, ou centre de la sensibilité tactile. En même temps qu'est abolie la sensibilité à toute forme d'excitation cutanée, se produit un état de paralysie motrice qui, ainsi qu'on en trouve des exemples dans des cas d'hémianesthésie cérébrale, est due à la perte de ces impressions centripètes qui accompagnent et dirigent la contraction musculaire. Dans cet état, la faculté motrice persiste; mais il n'y a pas conscience de la position du membre, ni de l'état de contraction des muscles, et, à moins d'être guidé par l'œil, le membre est en réalité un rouage de mécanisme entièrement en dehors du domaine de la conscience. Du sens musculaire, il n'y a plus trace. L'individu ne peut plus diriger volontairement ou apprécier l'étendue de ses mouvements si ce n'est en s'aidant de la vue, et lorsque ses yeux sont clos il peut vouloir pendant un instant et croire qu'il a agi, quand le membre n'a pas remué, ou bien qu'il a été arrêté au milieu de l'action.

75. Toutefois, Bain (*The senses and the intellect*, 1864) et Wundt (*Menschen u. Thier-Seele*, vol. I, et *Physiolog. Psychologie*, 1874) soutiennent que nous avons un sens musculaire ou conscience des contractions musculaires, indépendamment des impressions centripètes nées de l'acte même de la contraction musculaire.

Bain, qui le premier mit cette théorie en avant, s'exprime ainsi : « Comme les nerfs qui se rendent aux muscles sont surtout des nerfs moteurs grâce auxquels les mouvements musculaires sont excités par le cerveau et les centres nerveux, ce que nous en

pouvons déduire avec le plus de certitude, c'est que
la sensibilité qui accompagne les mouvements musculaires coïncide avec le courant centrifuge de l'énergie nerveuse et ne résulte pas, comme dans le cas de
sensation pure, d'une influence qui afflue par les nerfs
centripètes ou sensitifs. » (*Op. cit.*, 2ᵉ éd., p. 92.)
D'après cette hypothèse, les centres moteurs et les
nerfs moteurs seraient à la fois le moyen grâce auquel s'effectue la contraction musculaire, et le moyen
par lequel naît la conscience de l'effort musculaire.

Toutefois, il n'y a pas de preuve pathologique ou
physiologique qui vienne appuyer la théorie d'après
laquelle les nerfs moteurs seraient aussi la voie par
où se transmettent les impressions nées de la contraction musculaire. Dans ces cas (ataxiques en général), où le sens musculaire est affecté ou aboli, les
lésions organiques n'envahissent pas les nerfs moteurs ou les colonnes motrices de la moelle épinière.
Pourtant, malgré l'intégrité des tractus moteurs, nous
remarquons une affection notable du sens musculaire. Toutefois, l'on peut dire que dans ces cas la
perte du discernement musculaire doit être attribuée
à l'absence de ces sensations généralement associées
à la contraction musculaire, et qui concourent à ce
discernement sans constituer la base essentielle de
ce sens spécial. Mais si l'abolition complète des diverses formes de sensibilité ordinaire d'un membre
supprime pratiquement le sens musculaire, nous devons, d'après le principe : *Entia non sunt multipli-
canda,* mettre en doute l'existence d'un sens mus-

culaire, à moins que l'on puisse établir que nous pouvons avoir une conscience de l'effort musculaire indépendante du fait et de l'étendue de la contraction musculaire elle-même. Telle est la seule condition qui puisse faire exclure la possibilité d'impressions centripètes des muscles, de la peau, des ligaments, etc.

Un grand nombre d'arguments plausibles établissent que nous pouvons avoir conscience de l'effort dans de telles conditions.

Parmi les faits mis en avant, il y en a toutefois quelques-uns qui ont peu de portée. Dans cette catégorie rentrent les expériences de W. Arnold (*Die Verrichtugen der Wurzeln der Rückenmarksnerven*, Heidelberg, 1844). Arnold a coupé les racines postérieures des nerfs de la jambe d'une grenouille, et observa que lorsqu'on faisait sauter l'animal, il se servait de la jambe opérée avec autant de vigueur et de précision apparente que de la jambe saine. De là on conclut que l'animal doit avoir conservé la conscience de l'effort musculaire; autrement il n'aurait pu se servir de sa jambe de la manière qui a été rapportée. Toutefois nous savons que la précision des mouvements locomoteurs de la grenouille est tout aussi grande lorsque les hémisphères cérébraux sont entièrement enlevés, et que le mouvement réflexe bilatéral des jambes se produit facilement chez cet animal lors d'excitation cutanée unilatérale. Le discernement psychique, fonction qui appartient aux hémisphères, ne constitue pas un facteur essentiel dans la coordination des mouvements locomoteurs de la grenouille. L'expérience d'Arnold n'est autre chose qu'un exemple très-ordinaire d'actes réflexes bilatéralement coordonnés, et elle peut être démontrée sur une grenouille privée d'hémisphères cérébraux, et dépourvue par suite de toute faculté vraiment psychique. Chercher à établir les conditions du discernement psychique chez l'homme en raisonnant sur les actes responsifs ou réflexes de la grenouille, n'est pas un procédé qui nous semble devoir mener à des conclusions sur lesquelles on puisse compter. Certains faits observés dans des cas d'hémiplégie chez l'homme, auxquels fait allusion la citation suivante de Wundt, sont plus rapprochés de la question.

« Les sensations qui accompagnent la contraction des muscles ont-elles leur origine dans les fibres nerveuses qui transmettent l'impulsion motrice du cerveau aux muscles, ou bien y a-t-il des fibres sensitives spéciales dans les muscles? C'est ce qu'on ne peut savoir avec certitude (voy. toutefois 23). Pourtant certains faits donnent plus de probabilité à la première supposition. S'il y avait des fibres nerveuses spéciales, elles devraient être unies à des cellules centrales spéciales, et ainsi, selon toute probabilité, les organes centraux pour la perception de ces sensations différeraient de ceux qui envoient l'impulsion motrice; il y aurait deux systèmes nerveux indépendants : l'un centripète, l'autre centrifuge. Mais dans l'un, l'intermédiaire de la sensation, l'on ne pourrait considérer comme excitants que les changements survenus dans le muscle, la contraction ou peut-être le travail électrique du nerf du muscle, qui accompagne la contraction. Maintenant l'on sait que ce travail marche du même pas que l'énergie de la contraction musculaire, et nous devons nous attendre à ce que la sensation musculaire s'accroisse ou diminue avec la somme de travail interne ou externe fourni par le muscle. Mais tel n'est pas le cas, car la force de la sensation ne dépend que de la puissance de l'impulsion motrice émanant du centre qui agit sur l'innervation des nerfs moteurs. » (Wundt, *Menschen. u. Thier-Seele*, 1, p. 222, traduit par Bain, *op. cit.*, p. 94, note.) Wundt rapporte alors des exemples où le malade souffrant de parésie musculaire peut encore sentir qu'il accomplit un grand effort musculaire, bien que le membre soit à peine remué. Ceci semblerait établir que la conscience de l'effort est indépendante de la contraction musculaire même. On peut ajouter à ceci certains faits que j'ai moi-même à plusieurs reprises observés dans des cas d'hémiplégie. J'ai vu que des malades souffrant de paralysie complète due à une maladie du corps strié disent avoir conscience de produire un grand effort alors qu'on leur dit de remuer le membre paralysé, bien que le membre reste absolument inerte.

Prenant d'abord le cas de parésie, nous trouvons une explication de l'effort considérable en apparence ne produisant qu'un léger mouvement, dans les associations formées par l'expérience passée. Un mouvement lent et difficile étant associé dans l'expé-

rience à une grande résistance ou au soulèvement
d'un poids considérable, suggérera nécessairement à
l'esprit une idée analogue, alors même qu'aucun
poids ne serait effectivement soulevé. Par suite, le
malade qui ne peut mouvoir ses membres que lentement et difficilement croit son bras appesanti par
du plomb ou quelque autre substance lourde.

Cette projection objective d'associations subjectives est bien représentée dans la parésie des muscles
oculaires. Dans des cas de parésie du droit externe,
le malade est apte à croire que les objets sont situés
beaucoup plus en dehors qu'ils ne le sont réellement.
L'espace de temps nécessaire pour que le droit externe affaibli se contracte coïnciderait à l'état normal avec un trajet plus considérable, par conséquent,
une distance latérale plus considérable de l'objet; il
s'ensuit que par l'association cette sensation subjective est projetée au dehors à une plus grande distance objective. C'est une simple illusion musculo-
optique; elle est analogue aux illusions optiques de
distance que provoque le rapetissement artificiel de
l'objet lorsqu'on le regarde par le gros bout du té-
lescope. Toutefois, dans les cas où, malgré une paralysie complète, le sentiment de l'énergie mise en
jeu est encore perçu par le malade qui cherche à
mouvoir son membre paralysé, les associations subjectives n'expliquent pas les phénomènes, et à première vue il semble qu'il y ait de bonnes raisons
pour attribuer la conscience de l'effort aux conditions de l'impulsion motrice centrale.

Toutefois, il est nécessaire d'exclure entièrement les mouvements avant qu'on puisse adopter une pareille explication. Maintenant, bien que le malade hémiplégique ne puisse pas mouvoir son membre paralysé, quoiqu'il ait conscience de faire de grands efforts, on trouvera qu'il produit un puissant effort musculaire d'un genre ou d'un autre. Vulpian a appelé l'attention sur ce fait, et je l'ai vérifié à maintes reprises, que lorsqu'on dit à un malade hémiplégique de fermer son poing paralysé, dans ses efforts pour ce faire, il accomplit involontairement ce mouvement avec la main qui est saine. En fait, il est presque impossible d'exclure une telle source de complications, et à moins de la prendre en considération, l'on peut tirer des conclusions fort erronées relativement à la cause du sentiment de l'effort.

Dans le cas de contraction musculaire et d'impressions centripètes concomitantes, bien que l'action ne soit pas celle que l'on cherche à produire, les conditions de la conscience de l'effort existent sans que nous soyons obligés de le considérer comme dépendant de l'innervation centrale ou de courants centrifuges.

Toutefois, il est facile de faire une expérience assez simple qui expliquera d'une manière satisfaisante le sentiment de l'effort, même quand ces contractions inconscientes de l'autre côté, telles que les produisent les hémiplégiques, sont exclues.

Si le lecteur étend son bras droit et tient son index dans la position nécessaire pour tirer la gâchette d'un pistolet, il peut, sans mouvoir réellement son doigt, mais en faisant seulement semblant, faire l'expérience d'un sentiment d'énergie déployée. Ici donc, nous avons un cas net d'énergie et de conscience d'énergie sans contraction réelle des muscles de l'une ou de l'autre main, et sans effort physique perceptible. Si le lecteur recommence l'expérience et fait bien attention à l'état de sa respiration, il observera que sa conscience d'effort coïncide avec une fixation des muscles de la poitrine, et que, proportionnellement à la somme d'énergie qu'il sent mise en jeu par lui, il tient sa glotte fermée et contracte activement ses muscles respiratoires. Qu'il place son doigt comme auparavant, et qu'il *continue à respirer* tout le temps, et il verra que si grande que soit l'attention dirigée par lui sur son doigt, il ne ressentira pas la moindre trace de conscience d'effort jusqu'à ce qu'il ait réellement bougé le doigt lui-même, et alors elle est rapportée localement aux muscles qui agissent. Ce n'est que lorsque ce facteur essentiel respiratoire, toujours présent, est laissé de côté ainsi que cela a été fait, que la conscience de l'effort peut, avec quelque degré de plausibilité, être attribuée au courant centrifuge. Il y a dans la contraction des muscles respiratoires les conditions nécessaires d'impressions centripètes, et celles-ci sont capables de provoquer le sentiment général de l'effort. Quand ces efforts actifs sont contenus, il n'y a pas de conscience de l'effort, excepté du moins celle qui a ses conditions dans la contraction locale du groupe de muscles sur lequel l'attention est dirigée, ou dans d'autres contractions musculaires appelées en jeu d'une manière inconsciente par la tentative.

Je ne puis trouver un seul cas de conscience de l'effort qui ne puisse s'expliquer de l'une ou l'autre des manières décrites ici. Dans tous les cas, la conscience de l'effort est conditionnée par le fait actuel de la contraction musculaire. Qu'elle est sous la dépendance d'impressions centripètes provoquées par l'acte de la contraction, c'est ce que j'ai déjà essayé d'établir. Quand les voies des impressions centripètes ou les centres cérébraux de celles-ci sont détruits, il n'y a pas trace de sens musculaire. Il a déjà été établi que les organes centraux pour la perception des impressions qui ont leur origine dans la contraction musculaire diffèrent de ceux qui envoient l'impulsion motrice. Mais lorsque Wundt prétend qu'il n'en peut être ainsi parce qu'alors la sensation marcherait toujours de pair avec l'énergie de la contraction musculaire, il néglige le facteur important de la fixation des muscles respiratoires, qui constitue la base du sentiment général de l'effort à tous ses degrés.

Tout d'abord notre conscience de l'étendue et de l'énergie de nos contractions musculaires, et la faculté de discernement musculaire, proviennent des impressions centripètes engendrées par la contraction même. L'association de l'impression sensitive et du mouvement correspondant devient toutefois si complète, grâce à l'éducation, et le nœud est si bien serré, que nous pouvons, par induction en apparence, apprécier le degré exact et l'étendue du mouvement nécessaire à l'accomplissement d'un but quelconque. De plus, il est possible, en ravivant l'impression sensitive, de rappeler à l'idée le mouvement qui a coïncidé avec elle, quand bien même les muscles auxquels on rapporte le mouvement seraient séparés du corps.

Weir-Mitchell donne dans son excellent ouvrage sur les *Lésions des nerfs* plusieurs remarquables exemples de ce genre.

« Si nous faradisons le trajet des nerfs dans le moignon, ou au-dessus, nous pouvons provoquer la sensation d'après laquelle il nous semblerait sentir plier ou s'étendre des doigts ou un pouce perdus, et, chose plus remarquable encore, on peut croire sentir remuer des parties dont l'homme a conscience, mais qu'il n'a pas essayé d'agiter depuis des années. Dans un cas, j'agissais sur les nerfs de manière à étendre complétement un pouce qui pendant plusieurs années était constamment resté dans un état de flexion forcée sur la paume de la main. Lorsque j'interrompis le courant sans prévenir le malade, ce dernier s'écria que son pouce était de nouveau fléchi sur la paume, et le même résultat fut obtenu en déplaçant les conducteurs de manière à exclure les nerfs du courant. Dans un cas d'amputation de l'articulation scapulo-humérale, où toute conscience du membre avait depuis longtemps disparu, je faradisai brusquement le plexus brachial, lorsque le malade me dit tout à coup : « Voilà de nouveau ma main ;

« elle est repliée et me fait mal. » Ces impressions sont exactement localisées par le malade, de telle sorte que la faradisation du musculo-cutané ou du cubital provoque la sensation de mouvement dans les parties où se distribuent ces nerfs. Il est naturellement impossible que les nerfs moteurs excités transmettent une impression au centre, et nous devons conclure que l'irritation des troncs sensitifs peut produire des impressions d'action musculaire dans le sensorium. » (*Op. cit.*, p. 359.)

L'explication de ces curieux phénomènes est bien donnée par Weir-Mitchell. L'excitation des nerfs sensitifs appelle à l'idée le mouvement qui y est attaché, c'est-à-dire le mouvement qui avait en réalité, dans l'expérience passée, coïncidé avec la sensation maintenant ravivée par l'excitation faradique. Nous avons ici un puissant argument en faveur de l'origine centripète des impressions d'activité musculaire. D'après la *loi de contiguïté* de Bain, « les actions, sensations et états d'impression, se produisant simultanément ou dans une succession immédiate, tendent à croître ensemble ou à adhérer les uns aux autres, de manière que si l'un d'eux est ultérieurement présent à l'esprit, les autres ont une tendance à se présenter simultanément à l'esprit. » L'idée du mouvement associé surgit alors dans la conscience, quand la sensation correspondante est artificiellement réexcitée. Toutefois, le registre organique des impressions sensitives se distingue anatomiquement de celui des mouvements, et ce n'est que par l'association de l'expérience présente qu'un lien organique s'établit entre les deux. Nous avons une mémoire des sensations et une mémoire des mouvements organiquement distinctes, mais par l'association elles s'unissent. Telle est la mémoire complexe des actes de discernement musculo-sensitif.

Et de même que par l'excitation de la partie sensitive du nœud, les mouvements associés se présentent à l'esprit, de même nous pouvons théoriquement supposer que l'excitation de la partie motrice rappellera à l'esprit la sensation associée. Weir-Mitchell établit ainsi que c'est là ce qui a lieu en réalité. « Les personnes qui ont un bras amputé peuvent souvent vouloir un mouvement de la main, et, en apparence, l'exécuter dans une mesure plus ou moins étendue. » Un petit nombre ont une liberté d'action entière et indolore, en ce qui concerne toutes les parties de la main. « Ma main est ouverte maintenant; elle est fermée, » disent-ils. « Je touche mon pouce avec le petit doigt.» «Ma main est maintenant dans l'attitude de celle de l'écrivain, etc. » Entre ces cas et ceux où il y a conscience d'un membre immobile, tous les degrés de la différence des mouvements peuvent se rencontrer, avec des variétés également considérables relativement à la douleur qui s'y joint, qui est peut-être la plus vive chez ceux qui veulent avec énergie un mouvement qu'ils ne peuvent visiblement pas exécuter. » (P. 357.)

Dans quelques-uns de ces cas, les muscles qui meuvent la main subsistent, et par suite, comme la possibilité d'impressions centripètes subsiste, de tels cas doivent être exclus. « Dans d'autres, tels que les cas d'amputations de l'articulation scapulo-humérale ou de l'humérus, les muscles qui agissent sur la main sont entièrement absents; toutefois il y a ici conscience aussi claire et définie du mouvement des doigts et de leur changement de position, que dans les cas précédents. » Weir-Mitchell pense que ces faits tendent à appuyer l'opinion soutenue par Bain et d'après laquelle, dans l'acte même de la volition, l'expérience sensitive étant mise de côté, la quantité et l'étendue du mouvement est de suite donnée. Une opinion analogue est émise par Hughlings-Jackson (*Brit. med. Jour.*, 9 oct. 1875). Toutefois le cas est évidemment parallèle au ravivement du mouvement dans l'idée quand la sensation a été représentée. Ici le mouvement est voulu, et la sensation correspondante relative à la position et à l'état des doigts est rappelée à l'idée. Toutefois, il n'y a qu'un ravivement d'expériences passées, chose très-différente d'actes présents de discernement musculaire. Il n'y a pas plus de raison pour que nous ne puissions rappeler à l'idée des mouvements passés et les sensations associées, après que le membre qui les a acquis a été amputé, qu'il n'y en a pour que nous ne puissions rappeler des sensations visuelles après l'extirpation des yeux. Mais de même que nous ne pouvons plus voir clair après la destruction des yeux, de même nous ne pouvons plus exercer le discernement musculaire, ou acquérir l'expérience musculo-sensitive, quand les muscles ont été amputés. Nous conservons ce que nous avons acquis, mais nous ne gagnons plus rien. Mais, que nous exécutions les mouvements réellement, ou qu'ils ne soient que représentés à l'idée, la conscience de l'étendue et de l'énergie des mouvements dépend, selon moi, en tout cas, d'impressions affluentes ou centripètes. Dans le cas de mouvements réels, les impressions naissent directement à la périphérie; dans le cas de mouvements idéaux, les impressions sensitives naissent par l'excitation associée des centres qui constituent le registre organique des impressions nées primitivement à la périphérie (voy. chap. xi).

Les centres d'impulsions centrifuges ou motrices sont anatomiquement distincts de ceux des impressions centripètes ou sensitives. Les uns peuvent être détruits, les autres restant intactes.

Les centres corticaux pour les mouvements des membres sont en rapport uniquement avec les impulsions centrifuges et se différencient clairement des voies et des centres terminaux des impressions centripètes sur lesquelles s'appuie le discernement musculaire. La destruction des centres centripètes abolit le sens musculaire, ou conscience musculaire, bien que la faculté de mouvement subsiste. La destruction des centres centrifuges abolit la faculté de mouvements volontaires et empêche par suite l'exercice du discernement musculaire, mais la transmission et la perception d'impressions centripètes continuent à se faire normalement.

76. On aurait fait l'épreuve de la dépendance du sens musculaire relativement aux impressions centripètes, si l'on pouvait établir avec certitude que le discernement musculaire peut encore s'exercer lorsqu'on fait contracter artificiellement les muscles au moyen de l'excitation électrique. Bernhardt (*Archiv. fur Psychiatrie*, vol. III, 1872, p. 648) a fait à ce sujet quelques expériences, mais, par suite de la difficulté que l'on éprouve à exclure la sensation de la pression cutanée, il n'est arrivé à aucune conclusion positive. Bien que Bernhardt lui-même penche pour considérer le sens musculaire comme une *Function der Seele*, aidée seulement par des impressions centripètes, ses expériences établissent qu'une distinction de poids peut être faite lorsque les muscles sont excités à la contraction par le courant électrique seul.

« Gesunde Menschen unterschieden in dieser « Feinheit aber auch, wenn die Beugung des Fin- « gers, und damit das Heben der Gewichte durch « die electrischen Strom bedingt war. »

D'après la loi de perception du poids par le sens de la pression cutanée seule, il faut ajouter le tiers du poids primitif, quel qu'il soit, pour produire une différence distinctement appréciable. Mais dans les expériences de Bernhardt sur le pied, on vit que l'addition de poids de 3 à 5 Loth (1 1/2 à 2 1/2 oz.) à un poids primitif de 1 livre, 1 livre 1/2 pouvait se distinguer nettement; et ce poids est moins que la moitié de l'augmentation que la pression cutanée seule peut faire percevoir.

En ce qui concerne l'appréciation du poids avec le doigt, on vit que la sensibilité était bien plus exquise. 3 drachmes se différenciaient facilement de rien du tout, et pour les poids plus considérables (1 livre par exemple) l'addition de 5 drachmes se percevait distinctement, ce qui fait une différence d'environ 1/16, faculté de discernement qui correspond à peu près à celle du sens musculaire qui peut s'apercevoir de l'addition de 1/17 du poids primitif. Par conséquent, ces résultats établissent que le discernement est plus fin que ne l'est celui qui peut être effectué par la sensation de pression seulement, et que, par conséquent, il dépend du discernement musculaire.

Des expériences que j'ai entreprises à ce sujet, aidé du docteur Lauder-Brunton, donnèrent des résultats indiquant la conservation du discernement musculaire quand les muscles furent excités à la contraction par le courant galvanique. La méthode que j'adoptai consistait à déterminer, les yeux bandés, dans le premier cas, les différences de poids qui pouvaient être appréciées par ma main posée à plat sur un coussin, et ensuite, à expérimenter le discernement musculaire du même poids, le poing étant fléchi de manière à soulever le poids avec les doigts. Au moyen d'expériences répétées, faites avec des poids variant de une à six onces, le discernement moyen par le sentiment de la pression cutanée était à peu près un tiers; tandis que le discernement musculaire concordait à peu près avec un dix-septième, ce qui est la règle générale.

Les mêmes expériences furent alors faites de la même main, pour la pression cutanée, et par l'excitation galvanique des fléchisseurs de la main, appliquée de manière à provoquer l'élévation réitérée du poids au moyen des doigts. Le sentiment de pression était encore au niveau de la moyenne, et de nouveau le discernement musculaire fut trouvé presque aussi exact que dans les expériences précédentes, alors que l'élévation des doigts dépendait de l'effort volontaire.

La part de la pression cutanée étant ainsi faite dans les deux cas, le discernement musculaire au moyen des impressions centripètes nées de la contraction musculaire seule, indépendante de l'impulsion motrice volontaire, est nettement établi.

C'est aussi un fait très-important, noté par Leyden (*Archiv. de Virchow*, XLVII), que les malades ataxiques, qui sont dits conserver le discernement musculaire malgré l'abolition de la sensibilité cutanée, ne peuvent discerner les poids avant qu'ils soient devenus assez considérables. L'on suppose que ceci est dû à une diminution seulement, résultant de l'absence des sensations de pression généralement associées. Mais je pense que le discernement de poids lourds appelle en jeu le sens général de l'effort, qui, ainsi que nous l'avons vu, doit être plus exactement

attribué à la région des muscles respirateurs, et que
la distinction dans ce cas est réalisée par l'étendue de l'effort physique et de la fixité des muscles
de la poitrine nécessaires au soutien d'un poids considérable; il n'est aucunement question du sens
musculaire du membre, à moins que ceci ne soit
entièrement éliminé par une respiration facile et
continue durant tout le travail. Quand il en sera
ainsi, on verra que la sensation de résistance locale
est le seul élément de la différenciation des poids.

77. Parmi les réactions provoquées par l'électrisation de la région antérieure ou motrice des hémisphères, il y en a une de caractère particulier, c'est
celle qui résulte de l'excitation de 12 chez le singe
et du point correspondant dans le cerveau du chien
et du chacal. La tête et les yeux sont dirigés du côté
opposé et en même temps les pupilles sont très-dilatées. De plus, chez le chacal, la tête prend l'attitude
caractéristique de l'attention. Chez le singe aussi, il
y a une expression d'attention ou de surprise. Il est
très-probable que ce centre est celui qui préside à
ces mouvements qui expriment l'observation attentive. C'est à l'action associée de ce centre que j'attribue la plus grande partie de la réaction motrice lors
de l'excitation de la circonvolution temporo-sphénoïdale supérieure du singe. Outre la rétraction subite de l'oreille, signe réflexe particulier de l'excitation de sensations auditives subjectives, l'animal
tournait presque constamment sa tête et ses yeux du
côté opposé, mouvement qui indiquait la concentra-

tion subite de l'attention sur l'origine du son. Des mouvements analogues furent, mais non dans tous les cas, également provoqués chez les chats, chiens, etc., par l'excitation de centres sensitifs variés, quand la réaction était vive ; ces mouvements étaient de ceux qui coïncideraient avec une plus grande réceptivité, et avec une plus grande attention aux impressions sensitives. Celles-ci, bien qu'excitées subjectivement, seraient naturellement rapportées par l'animal à des sources extérieures, et l'attention se concentrerait d'après cette donnée.

Ce qui peut résulter de l'excitation concomitante et égale des centres correspondants dans les deux hémisphères, n'a pas été déterminé expérimentalement. Toutefois, *à priori*, nous ne nous attendrions pas à une convergence des yeux, mais plutôt à une fixité des yeux avec dilatation des pupilles accommodées à une longue distance. Les deux yeux sont naturellement associés ensemble, l'un regardant en dehors, l'autre en dedans. Toutefois, par suite de l'action croisée des deux hémisphères, le mouvement en dehors, ou mouvement du côté opposé, doit être regardé comme le mouvement primitif. C'est ce qui justifie d'ailleurs la déviation latérale des yeux que l'on observe dans les cas d'hémiplégie chez l'homme. Dans l'hémiplégie droite par hémorrhagie dans l'hémisphère gauche, la tête et les yeux se dévient d'abord à gauche, du côté sain. Ceci est évidemment dû à l'action du centre moteur de l'hémisphère droit, qui, n'étant plus contre-balancé par

le centre gauche correspondant, provoque la déviation de la tête et des yeux à gauche.

La fonction motrice de ce centre est ainsi clairement établie, le mouvement étant la conséquence de
son excitation, la paralysie celle de sa destruction.
La paralysie est transitoire; mais ceci s'explique par
le principe déjà énoncé, d'après lequel les mouvements associés sont rarement paralysés d'une manière permanente ou complète.

RÉGIONS ANTÉRO-FRONTALES DU CERVEAU

78. L'irritation électrique des régions situées au-
devant et au-dessous de 12, dans le cerveau du singe,
fut en général suivie de résultats négatifs. Cette région négative comprend également l'insula de Reil,
que l'on peut considérer comme le point de départ
des circonvolutions frontales. De même, chez le chat
et le chien, les régions situées au-devant du membre
antérieur du gyrus sigmoïde peuvent être considérées
comme ne donnant pas de résultats extérieurs, les
phénomènes qui se produisent étant de caractère
irrégulier, et dus sans doute à la conduction des courants aux parties voisines.

La seule exception aux résultats négatifs de l'excitation des régions antéro-frontales que j'aie observée
dans le cas du singe, est que chez un animal, l'excitation de ces régions provoqua des mouvements des
yeux. Ceux-ci n'étaient pas constants, les yeux se dirigeant tantôt en haut, tantôt latéralement. Pas de

dilatation des pupilles. Il se peut que ces effets n'aient été que des coïncidences. L'ablation ou la destruction par le cautère des lobes antéro-frontaux n'est pas suivie de résultats physiologiques définis. Les animaux conservent leurs appétits et leurs instincts, et peuvent manifester des émotions. Les facultés sensitives, la vue, l'ouïe, le toucher, le goût et l'odorat, demeurent intacts. Les facultés de mouvement volontaire subsistent dans leur entier, et il y a peu de symptômes qui indiquent l'existence d'une lésion aussi étendue, ou l'ablation d'une si grande partie du cerveau. J'ai enlevé presque totalement les lobes frontaux en suivant le trajet de la ligne *a b* (fig. 55) chez trois singes avec les mêmes résultats négatifs, et, chose plus remarquable, j'ai vu que l'ablation de ces lobes chez un animal qui avait guéri de l'ablation des lobes occipitaux ne manifesta aucun symptôme indiquant une affection ou une lésion des facultés motrices ou sensitives spéciales.

Pourtant, malgré cette apparente absence de symptômes physiologiques, je pouvais remarquer un changement très-marqué dans le caractère et la conduite de l'animal, bien qu'il soit difficile d'exprimer en termes précis la nature de ce changement. Les animaux opérés furent choisis à cause de leur caractère intelligent. Après l'opération, bien qu'ils pussent, pour ceux qui n'avaient pas comparé leur état présent avec leur passé, sembler atteindre le niveau ordinaire de l'intelligence du singe, ils avaient subi une modification psychologique considérable. Au lieu,

comme auparavant, de s'intéresser vivement à ce qui
les entourait, et d'examiner avec curiosité tout ce
qui tombait dans leur champ d'observation, ils
étaient apathiques, mous, ils sommeillaient et ne ré-
pondaient qu'aux sensations ou impressions actuelles, ou faisaient alterner leur abattement avec des
excursions inquiètes et sans but de côté et d'autre.
Bien que n'étant pas réellement privés de l'intelli-

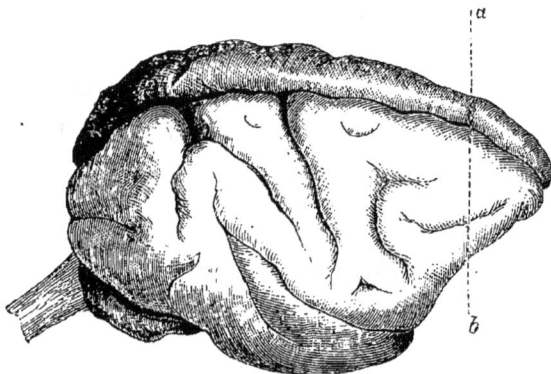

Fig. 55. — Cerveau du Singe.
ab, indique la ligne de section pour l'ablation des lobes frontaux.

gence, ils avaient perdu, selon toute apparence, la
faculté d'observation intelligente et attentive. On
pouvait supposer qu'une lésion aussi grave provoquerait une somme de troubles constitutionnels et une
fièvre suffisante pour expliquer leur langueur et leur
antipathie pour tout effort; mais ceci ne saurait s'accorder avec ce fait qu'ils continuaient à manger et à
boire abondamment, et qu'ils ne manifestaient aucun symptôme d'abattement physique lorsqu'ils
étaient en humeur d'errer de côté et d'autre. En
fait, après de telles opérations, le trouble constitu-

tionnel ne commence à se manifester que lorsque l'encéphalite débute (c'est la règle générale), et celle-ci ne se montre que rarement dans les vingt-quatre heures, et peut ne pas se manifester pendant plusieurs jours, pendant lesquels on a amplement le temps d'observer attentivement et de mettre à l'épreuve d'une manière variée les facultés, les forces, l'attitude de l'animal.

Par conséquent, ni la méthode d'excitation, ni la méthode de destruction n'indiquent avec clarté quelle peut être la fonction physiologique des lobes frontaux. Que l'ablation de la région frontale des hémisphères du chien ne provoque aucun symptôme positif dans le domaine de la sensation ou du mouvement volontaire, c'est ce qu'établissent également les expériences de Hitzig. Et que des affections très-étendues des lobes frontaux de l'homme puissent exister sans symptômes manifestes durant la vie, est établi de même par de nombreux cas pathologiques, parmi lesquels on peut citer le célèbre *American crow-bar case*, auquel il a déjà été fait allusion (48).

Les rapports anatomiques des lobes frontaux sont de nature à indiquer l'existence de liens avec les ganglions moteurs et les tractus moteurs plus particulièrement. La base du corps strié est dirigée vers la face frontale des hémisphères, et la grande masse des fibres de la couronne rayonnante qui s'irradient du corps strié ont évidemment leur distribution corticale surtout dans les régions frontales.

La signification motrice de ces parties est donc indiquée par les recherches anatomiques; mais, néanmoins, l'irritation électrique ne réussit pas à provoquer des mouvements, et la destruction ne provoque
pas de paralysie motrice. Les relations qu'il peut ÿ
avoir entre ces régions et la fonction du mouvement
est donc fort obscure, et jusqu'à ce que, expérimentalement, plus de lumière soit faite sur ce sujet,
l'explication de cette relation doit rester plus ou
moins hypothétique. Comme les phénomènes résul
tant de la destruction de cette région ont un caractère plus psychologique que physiologique, une considération plus longue des fonctions des lobes frontaux
doit être réservée jusqu'au moment où le côté subjectif ou psychologique des fonctions du cerveau
sera discuté (chap. xi).

NOTE AU CHAPITRE IX

Depuis que ce chapitre a été écrit, j'ai eu connaissance de certaines idées remarquables émises par le
docteur Brown-Séquard à la Société de biologie (voy.
Gazette des hôpitaux, janvier 1876), et publiées dans
le *Lancet* de janvier, 1, 15 et 29; 1876.

Brown-Séquard pense que l'action croisée des hémisphères cérébraux est une doctrine insoutenable,
et considère chaque hémisphère comme suffisant à
l'innervation des deux côtés du corps. Il prétend
avoir recueilli à diverses sources, anciennes et mo-

dernes, deux cents cas d'hémiplégie provenant de lésions du même côté du cerveau.

La paralysie par lésion du cerveau, il l'attribue, non, selon l'usage adopté, à la perte de fonction de la partie malade, mais à une influence d'arrêt sur les centres moteurs, provoquée par l'irritation provenant du siége de l'affection ou de son voisinage. Comme exemples de lésions irritantes et déprimantes de ce genre, il cite toutes sortes de processus pathologiques, tels que tumeurs, hémorrhagies, abcès, etc., de situation, de durée, d'étendue indéfinies; il rapporte aussi les effets de la cautérisation du cortex cerebri des cochons d'Inde, chats, etc.

J'ai peu à ajouter comme commentaire de ces idées, en outre des divers faits et arguments rapportés dans le chapitre précédent.

Dans la masse hétérogène des cas rapportés par Brown-Séquard, pas un, à mon avis, ne satisfait aux exigences de l'évidence scientifique dans une question de ce genre.

Mais, même en les admettant tous, la déduction logique que l'on peut établir sur de pareils faits mis à côté des centaines de milliers de cas de paralysie croisée, serait, non que la doctrine de l'action croisée est insoutenable, mais qu'il peut y avoir des exceptions, de même qu'il y a des exceptions à la règle générale d'après laquelle le cœur est à gauche et le foie à droite. Dépasser ces affirmations, c'est simplement rendre absurdes toutes les lois bien établies dans le diagnostic clinique des lésions cérébrales, lois qui ne sont pas le produit d'idées préconçues, mais qui reposent sur l'évidence irréfragable de faits indubitables.

Quant aux exemples expérimentaux de paralysie directe par suite de la cautérisation de l'écorce du cerveau du même côté, de Brown-Séquard, comme je n'ai jamais rencontré de tels résultats, mais toujours le contraire, bien que j'aie fait de nombreuses expériences sur divers animaux, je n'essaye pas de donner d'explications. Pour quelles raisons expérimentales la cautérisation de la substance grise de l'écorce est-elle considérée comme un irritant, je ne sais. Je trouve que la destruction de la substance grise par le cautère produit exactement les mêmes résultats que l'excision de la région au moyen d'un scalpel. De plus, j'ai observé que l'introduction du cautère dans le noyau lenticulaire du corps strié, dont je pense que Brown-Séquard admet les fonctions motrices, provoque la paralysie motrice du côté opposé du corps sans excitation préalable, qui se produirait nécessairement si le cautère agissait réellement comme un irritant. Les expériences ci-dessus rapportées au sujet des régions motrices et sensitives du cerveau, aussi bien que les faits d'observation clinique au sujet des phénomènes unilatéraux et convulsifs localisés par suite de lésion cérébrale, font de la distinction entre les lésions irritantes et les lésions destructives, une tâche relativement facile et comportant une certaine certitude.

Plus récemment Goltz (*Archiv. für Physiologie* de

Pflüger, Bd. XIII) a publié le résultat de ses recherches sur les effets de la destruction de l'écorce du cerveau chez les chiens. Il enleva la substance grise au moyen d'un jet d'eau forcé dirigé sur la surface, méthode qu'il croit préférable à l'excision ou à la cautérisation, comme étant moins susceptible de provoquer une hémorrhagie abondante, ou une inflammation ultérieure. Il trouve que lorsque de grands tractus de substance grise sont ainsi détruits, la paralysie de la sensation tactile, de la vision et du mouvement, se manifeste du côté opposé du corps. Il pense que ces symptômes sont déterminés plus par l'étendue que par le siége de la lésion. Les effets de la destruction de l'écorce sont de deux sortes : permanents et transitoires. La paralysie complète du côté opposé, il l'attribue à la dépression irritative des centres profondément situés ; les autres, qu'il appelle phénomène d'insuffisance (Ausfallerscheinungen), et qui sont indiqués par une interprétation défectueuse, et un usage intelligent de la part de l'animal de son expérience sensitive et de ses facultés motrices, il les considère comme résultant directement de la lésion en question. Goltz ne connaît évidemment pas le résultat de mes expériences sur le cerveau des singes, rapportées dans le chapitre précédent, et qui ont été publiées séparément au commencement de 1875 (*Proc. Roy. Soc.*, 162), et qui définissent les centres sensitifs et moteurs respectifs et expliquent d'une manière satisfaisante les phénomènes qu'il décrit.

Ayant déjà discuté plus haut les principales questions soulevées par Goltz, je ne crois pas nécessaire
d'entrer dans un examen plus prolongé et plus particulier de ses opinions.

CHAPITRE X

79. Les ganglions de la base, *corps striés et couches optiques*, sont des masses ganglionnaires intercalées sur le trajet du système de fibres émissaires qui unissent l'écorce aux *pédoncules cérébraux*, et, par ceux-ci, à la périphérie. Les corps striés sont les ganglions interrupteurs du système émissaire du pied ou de la base du *pédoncule*, indication anatomique de leur signification motrice.

La substance ganglionnaire se groupe autour de l'expansion pédonculaire sous forme de deux grandes masses, dont l'une, pénétrant dans la cavité du ventricule latéral, reçoit le nom de noyau caudé, ou noyau intra-ventriculaire (fig. 49, SS); l'autre, située extérieurement au voisinage de l'insula de Reil, se nomme *ganglion lenticulaire* ou noyau extra-ventriculaire du corps strié (fig. 49, L). Quelle relation exacte existe-t-il entre les cellules ganglionnaires et les fibres pédonculaires qui unissent l'écorce au pédoncule? Il est difficile de le dire avec certitude, mais on peut considérer comme absolument établi qu'elles sont réellement reliées.

Il ne me semble pas possible de distinguer les fibres pédonculaires de la substance ganglionnaire, et l'on devrait les considérer comme un tout complexe. Car, bien que nous puissions, expérimentalement, déterminer les fonctions des centres corticaux et des fibres médullaires interposées entre eux et le corps strié, il est impossible de différencier expérimentalement les centres et fibres ganglionnaires de ceux, s'il en existe, qui ne font que passer en se rendant aux pédoncules cérébraux. Les diverses masses ganglionnaires dont se compose le corps strié ont-elles des rapports particuliers avec les centres corticaux individuels? Je doute que la simple étude anatomique soit compétente pour résoudre cette question; par conséquent, j'emploierai le terme corps strié pour désigner par là la substance ganglionnaire et les fibres en général qui en partent en convergeant vers le pédoncule, et sans essai de distinction.

80. Les *couches optiques* sont dans les mêmes rapports avec le *tegmentum* (tractus sensitifs du pédoncule) que le corps strié avec la base (*tractus moteurs*). Les fibres médullaires qui convergent vers les couches optiques ou qui en divergent semblent se distribuer dans les régions postérieures et temporo-sphénoïdales de l'hémisphère. Diverses masses ganglionnaires séparées ont été décrites par Luys comme constituant le corps de ce ganglion, sous les noms

de : 1 *centre antérieur*, 2 *centre moyen*, 3 *centre médian*, 4 *centre postérieur*, unis respectivement aux tractus olfactifs, optiques, tactiles et auditifs, et aux régions correspondantes du pédoncule cérébral.

Si probable que puisse être cette disposition, j'hésite à l'admettre pour des raisons d'anatomie seulement, d'autant plus que les recherches de Meynert l'ont conduit à des conclusions différentes de celles auxquelles est arrivé Luys.

81. L'irritation électrique des corps striés chez les singes, chats, chiens, etc. (chap. viii, 65), provoque une contraction tonique unilatérale des muscles de la face, du cou, du tronc et des membres, état de pleurosthotonos pendant lequel le corps est penché du côté opposé, et les membres sont maintenus dans une position indiquant la prédominance des fléchisseurs sur les extenseurs. Il n'y a pas distinction des effets comme après l'excitation de centres corticaux individuels, mais une contraction unilatérale générale. Ce résultat a été confirmé par les recherches de Carville et Duret.

Des lésions destructives du corps strié chez l'homme produisent l'hémiplégie du côté opposé, la sensibilité restant intacte.

Ce fait est considéré comme l'un des mieux établis de la pathologie cérébrale humaine. Il est pleinement confirmé par les lésions destructives du corps strié chez le chien et d'autres animaux. Les effets de l'excitation, joints aux résultats de la destruction du corps strié, établissent donc, sans aucun doute, que le corps strié a une signification purement motrice. Les relations anatomiques du corps strié avec les tractus moteurs du pédoncule cérébral sont donc vérifiées par la physiologie et la pathologie humaine.

82. La signification des *couches optiques* est un sujet sur lequel il y a grande diversité d'opinions, les faits pathologiques n'étant pas aussi constants et uniformes que dans les maladies analogues des corps striés. On a vu coexister la paralysie motrice avec des lésions des couches optiques, ou des couches optiques et du corps strié à la fois, mais on n'est pas d'accord pour savoir si les lésions des couches optiques provoquent également l'affaiblissement ou la perte de la sensibilité. On rapporte de nombreux cas (voy. les cas réunis par Luys, *Recherches sur le système nerveux*, 1865, p. 538 et seq.; Crichton-Browne, *West Riding Asylum Reports*, vol. V, 1876, p. 227) où les lésions des couches optiques ont été associées à une diminution ou abolition de sensibilité d'une forme ou d'une autre, du côté opposé du corps; tandis que, d'autre part, nombre de cas ont aussi été rapportés où une affection des couches optiques n'avait pas été associée à une affection analogue de la sensibilité.

Vulpian n'a vu que de la paralysie motrice résulter de lésions des couches optiques, mais il évite avec soin de tirer des conclusions de ces faits, relativement à la vraie signification fonctionnelle de ce ganglion. « Nous ne savons rien des fonctions spéciales des couches optiques. » (*Leçons*, etc., p. 659.)

Les faits de pathologie humaine étant ainsi incertains et en apparence contradictoires, et les opinions basées sur ces faits diamétralement opposées les unes aux autres, nous en venons à la physiologie expérimentale. Ici aussi les faits sont diversement interprétés par les différents investigateurs.

Je commencerai par examiner cette question à la lumière de mes propres recherches ; après quoi je discuterai quelques-unes des théories plus récentes qui sont opposées à celles que m'ont fait adopter mes expériences.

L'on a établi que l'irritation électrique des couches optiques ne provoque pas de manifestations motrices. Ceci suffit pour laisser immédiatement de côté les opinions de ceux qui voudraient attribuer des fonctions motrices à ces ganglions. Le fait que les lésions des couches optiques provoquent la paralysie motrice ne prouve rien au sujet de la vraie signification fonctionnelle de ces ganglions.

L'effet de la destruction des couches optiques chez le singe est démontré par l'expérience suivante.

L'hémisphère gauche d'un singe fut mis à découvert par la trépanation de la région de la circonvolution faisant pont entre le gyrus angulaire et le lobe occipital. A travers l'extrémité antérieure de ce gyrus, on introduisit horizontalement un trocart et une canule de petites dimensions, de manière à traverser les couches optiques. Lorsque le trocart fut retiré, un stylet à ailes étendues fut introduit, et on lui imprima un mouvement de rotation d'après la méthode de Noth-nagel (84), de manière à déchirer les tissus avec lesquels il serait en contact.

Quand l'animal fut sorti de son sommeil chloroformique, il ne manifesta que peu de symptômes de diminution de sensation du côté opposé du corps, à l'exception d'un certain degré d'hésitation et de prudence dans les mouvements des membres droits. Il ne se servait que de sa main gauche pour la préhension; mais les réactions aux excitations thermales tactiles subsistaient.

Pendant vingt heures après l'opération, cet état se maintint : peu ou point de changement. Ayant des raisons pour croire, d'après des mesures exactes, que le stylet n'avait pas entièrement pénétré les couches optiques, je chloroformai de nouveau l'animal, et j'introduisis un cautère en fil de fer dans le sillon de la canule, calculant attentivement la distance au moyen d'expériences sur un cerveau inanimé, afin de traverser entièrement les couches optiques.

Avant que l'animal recouvrît la conscience, l'œil gauche fut fermé. Quand il sortit de son narco-tisme et ouvrit son œil droit, la pupille droite fut trouvée dilatée. En essayant de marcher, il ne se servait que de ses membres gauches, les droits demeurant inertes. Une vive réaction suivit l'application d'un fer chaud au côté gauche ; mais rien ne se manifesta quand on l'appliqua à une région quelconque du côté droit, main, pied ou joue. L'animal circulait au moyen de ses membres gauches seulement, tournant à droite, et traînant ses membres droits. Il était évidemment aveugle, car il ne faisait aucun effort pour éviter des obstacles placés sur son chemin, avant qu'il eût heurté sa tête contre eux. Quand le bandeau fut enlevé de l'œil gauche, les mouvements furent plus libres, et les obstacles étaient attentivement évités. La direction du mouvement était alors principalement de droite à gauche. Il y avait un manque absolu de réaction aux excitations cutanées du côté droit.

On observa que bien que l'animal ne fît aucun usage de ses membres droits pour marcher ou pour prendre les objets, pourtant, dans ses efforts pour se mettre debout quand on l'avait couché sur le dos, il agitait librement ses quatre membres. A tous les autres points de vue, l'animal paraissait très-bien portant, mangeant et buvant bien. Lorsqu'on eut de nouveau vérifié l'état de la sensibilité cutanée, l'animal fut chloroformé à mort. A l'autopsie, on vit qu'il y avait une légère hernie du cerveau, de la grandeur d'une pièce d'un *shilling*, correspondant à l'ouverture faite par la couronne du trépan, et siégeant principalement à la partie supérieure de la circonvolution temporo-sphénoïdale supérieure (voy. fig. 56). Au centre de ce cercle, une ouverture conduisait aux couches optiques.

Celles-ci avaient été entièrement traversées par le cautère presque au centre du ganglion, une ligne ou deux au-dessous de la surface ventriculaire, de telle sorte que les extrémités antérieure et postérieure des couches optiques étaient séparées l'une de l'autre par une ligne de ramollissement et de désagrégation. Le cautère avait traversé le troisième ventricule, et avait atteint la surface ventriculaire des couches optiques droites.

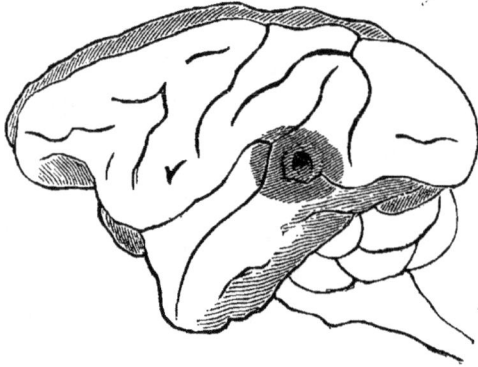

Fig. 56. — L'ombre indique la superficie de la lésion de l'hémisphère gauche dans l'opération faite pour détruire les couches optiques. Le centre plus sombre indique le canal menant aux couches optiques. Lésion provoquant l'hémianesthésie droite.

Ainsi qu'on l'avait prévu, le stylet à ailes n'avait pas pénétré dans les couches optiques, mais avait déchiré la substance médullaire sur une étendue considérable en dehors de ce ganglion. C'est ce qu'indiquait nettement la déchirure irrégulière et la décoloration facile à distinguer du trajet du cautère. Le reste du cerveau avait l'aspect normal.

Il faut naturellement noter que la lésion des couches optiques n'était pas le seul fait ici. La substance médullaire extérieure à ce ganglion était également lésée, et il y avait en outre quelque lésion de la substance corticale de l'hémisphère, au voisinage des centres de la vision et de l'odorat.

Il s'agit donc de savoir dans quelle mesure l'affection de la vue était, dans le cas présent, due à la lésion corticale et à la déchirure des fibres médullaires, la lésion des couches optiques étant mise de côté.

Le point principal dont je désirais m'assurer, et sur lequel mon attention fut surtout dirigée, était l'état de la sensibilité tactile. Celle-ci, bien que diminuée en apparence par la lésion qui avait entraîné la déchirure des fibres médullaires extérieures aux couches optiques, n'était pas entièrement abolie, jusqu'à ce que les couches fussent complétement désorganisées.

Sans essayer, pour le moment, d'apprécier le rôle de la lésion des couches optiques et de la lésion médullaire extérieure, nous avons dans cette expérience une preuve concluante de l'abolition de la sensibilité causée par une lésion des couches optiques des parties qui les entourent.

Il a déjà été démontré que la sensibilité est une fonction des centres corticaux. Les régions de sensation spéciale du cerveau du singe ont déjà été distinguées par les expériences rapportées au chapitre ix.

Ces expériences sont pleinement confirmées par celles de Veyssière (68), par lesquelles il a été établi que la section de la partie postérieure de l'expansion pédonculaire ou capsule interne, extérieure aux couches optiques, provoque l'hémianesthésie du côté opposé chez les chiens. Il a été démontré d'une manière plus concluante encore en ce qui concerne la conscience des impressions sensitives, que l'hémianesthésie se produit chez l'homme lorsque les régions correspondantes de l'expansion pédonculaire sont détruites par la maladie, comme dans les cas rapportés par Türck, Charcot, Demeaux, Bourneville, et autres.

Dans ces cas, ainsi que nous l'avons observé, nous avons simplement affaire à une interruption des voies centripètes, allant des organes des sens aux centres de sensation dans les hémisphères qui ont été individuellement isolés. Ces faits d'expérience et ces données pathologiques démontrent qu'il existe une séparation complète des voies et centres de sensation, des voies et centres d'impulsions motrices. Il a aussi été montré que dans le corps strié et la partie antérieure de la capsule interne, les voies motrices ont été entièrement distinguées des voies sensitives; car la destruction du corps strié ou des fibres pédonculaires correspondantes entraîne la perte du mouvement volontaire, sans affaiblir le moins du monde la sensibilité. Les centres corticaux de ces tractus ont aussi été localisés, et il a été établi que la perte de mouvement volontaire, sans perte de sensation, résulte de leur destruction.

La seule voie qui subsiste pour la transmission d'impressions sensitives de la périphérie à l'hémisphère passe par le *tegmentum cruris cerebri*, les couches optiques et ses connexions médullaires avec l'é-

corce. A l'exception du tractus olfactif, il n'y a pas
d'autre intermédiaire entre les hémisphères et les
organes des sens.

Affirmer, en présence de ces faits, que la sensation
peut encore subsister, malgré la destruction totale
des couches optiques, cellules et fibres médullaires,
c'est affirmer simplement une impossibilité matérielle. Toutefois, les phénomènes dépendront matériellement de l'étendue de la lésion des couches optiques, et nous avons ici, je pense, la clef de l'explication des différences des symptômes cliniques des
affections de ce ganglion.

Les couches optiques sont situées en un point où
les tractus sensitifs et moteurs du pédoncule cérébral
n'ont pas encore été nettement séparés et différenciés. Dans le corps strié et à la partie antérieure de la
capsule interne, la séparation des tractus sensitifs
et moteurs est complète ; mais dans la région des
couches optiques, ils sont encore plus ou moins con-
fondus.

Les recherches expérimentales et les cas de maladie de la moelle épinière ont établi qu'il est bien
plus difficile d'interrompre les voies des impressions
centripètes que celles des impulsions motrices ou
centrifuges. Une désorganisation bien plus complète
des trajets sensitifs doit se produire pour que la sensation soit entièrement abolie. La même loi semble
s'appliquer aux lésions des couches optiques. Une lésion assez étendue pour provoquer l'interruption des
tractus moteurs encore incomplétement séparés peut

provoquer l'hémiplégie sans perte de sensibilité. La perte de la sensibilité ne suit que la désagrégation complète, et dans ces cas seulement l'hémianesthésie et l'hémiplégie se présenteront simultanément. Par conséquent, les exemples que l'on a rapportés d'une soi-disant destruction des couches optiques sans perte de sensibilité, doivent être regardés comme n'étant que des lésions partielles; et à moins que l'on ne donne des preuves plus satisfaisantes que le simple examen à l'œil nu des couches optiques ces observations ne pourront pendant un instant être mises en regard des cas positifs, maintenant nombreux, où la perte de la sensibilité a été démontrée comme le résultat de lésions siégeant dans ce ganglion.

83. Si les couches optiques sont le centre de convergence ou *ganglion interrupteur* des tractus sensitifs du système, il faut nous attendre à voir résulter des lésions de ce ganglion des altérations des autres sens, outre celles de la sensibilité tactile. L'effet des lésions de la capsule interne située en dehors des couches optiques nous donne presque ce résultat. On a observé chez l'homme, en même temps que cette lésion, l'affaiblissement et l'abolition, non-seulement de la sensibilité tactile, mais aussi de la vue, de l'ouïe, du goût et de l'odorat du côté opposé. Nous avons déjà traité de la cause de l'altération de l'odorat dans la narine opposée (70). La désorganisation complète des couches optiques devrait amener des résultats analogues. Toutefois, sur ce point, il est besoin de nouvelles observa-

tions attentives, expérimentales aussi bien que cliniques.

Dans l'expérience faite sur le singe, et que nous
avons rapportée plus haut (82), l'état de la sensibilité tactile et celui de la vue furent seuls exami-
nés. Quant à la cécité unilatérale dans ce cas, il ne
peut y avoir aucun doute; mais les conditions de
l'expérience étaient de nature à compliquer la lésion
directe des couches optiques de lésions des fibres
médullaires, et d'augmenter les difficultés que l'on
rencontre dans l'appréciation des effets dus à l'une
et l'autre de ces deux causes.

Toutefois, la dilatation de la pupille me sembla
indiquer que dans ce cas la cécité dépendait surtout
de la lésion des couches optiques; je n'ai pas vu résulter cette dilatation de la destruction du pli courbe.
La dilatation de la pupille n'a pas été observée dans
les cas d'hémianesthésie cérébrale chez l'homme,
lorsque la lésion siége dans les fibres médullaires.

Les cas de pathologie humaine ne sont pas, à tous
les égards, satisfaisants ou complets. Luys a rassem-
blé un certain nombre de cas de lésions des couches
optiques où des troubles de la vue et de l'ouïe ont
été observés indépendamment des troubles des sensations tactiles; mais les cas rapportés ne sont pas
tous de nature à satisfaire aux exigences de l'évidence scientifique. Ainsi dans plusieurs cas c'étaient
des tumeurs. Des conclusions relatives à l'effet spécifique de lésions de ce genre ne doivent être ac-
cueillies qu'avec une prudence extraordinaire.

Toutefois, les tumeurs laissées de côté, il y a des lésions qui appuient plus ou moins les théories que Luys a toujours avec tant de fermeté émises au sujet du rôle sensitif des couches optiques (voir Luys : *Recherches sur le système nerveux*). Parmi les faits plus récents, et attentivement observés, il y en a un d'Hughlings-Jackson, qui présente certains traits de grand intérêt et de grande valeur (*A Physician's Notes on Ophthalmology*, deuxième série, p. 11. *Réimpression des London Hospital Reports*, vol. VIII, part. II, 1875). C'est un cas où l'on vit à l'autopsie, que « les couches optiques droites présentaient une dépression considérable sur leur moitié postérieure, où elles étaient plus molles que du côté opposé. On en fit la section : le tissu fut trouvé ramolli, de teinte grise jaunâtre. L'étendue du ramollissement était plus grande du côté interne, le tubercule postérieur étant détruit et désorganisé, le ramollissement allait jusqu'à la surface ventriculaire. Il ne s'étendait pas au delà des limites des couches optiques dans la substance blanche de l'hémisphère ou du pédoncule, et la moitié antérieure des couches et l'extrémité postérieure du corps strié étaient intacts. » Il n'y avait pas de lésions dans les autres régions du cerveau. Nous avons ici un cas simple et net de lésion des couches optiques, et les symptômes observés doivent manifestement être attribués à cette lésion. Les symptômes observés furent : faiblesse des mouvements à gauche, surtout dans la jambe, grande diminution de la sensibilité tactile à gauche, affaiblissement de l'odorat, ou du moins de la sensibilité ordinaire de la narine gauche, diminution douteuse du goût sur la moitié gauche de la langue, affaiblissement douteux de l'ouïe de l'oreille gauche, et, trait des plus intéressants de ce cas, hémiopie gauche des deux yeux, due à la paralysie du côté droit des deux rétines. Ce cas, bien que n'étant pas absolument concluant à tous les égards, en raison de la circonscription de la lésion, appuie solidement la théorie adoptée pour d'autres raisons, et d'après laquelle les couches optiques contiendraient les filets de tous les nerfs sensitifs qui naissent au-dessous des pédoncules cérébraux. L'hémiopie est un fait d'importance particulière, qui plaide fortement en faveur de l'opinion de Charcot, relative au mode par lequel les impressions rétiniennes parviennent aux centres visuels cérébraux. Ainsi que nous l'avons déjà décrit (65, fig. 45), les corps genouillés contiennent des fibres des deux rétines, savoir : des fibres du côté interne de l'œil opposé, et des fibres du côté externe du même œil. Toutefois, ces dernières continuent leur trajet jusqu'aux tubercules quadrijumeaux où elles s'entre-croisent avec leurs semblables, et montent à l'hémisphère opposé. Les corps genouillés des couches optiques droites renferment donc des fibres provenant du côté droit des deux rétines. Par conséquent, comme dans le cas actuel, les lésions des corps genouillés droits, ou de la partie postérieure des couches optiques droites, interrompent les voies des deux ordres d'impressions, et produisent l'hémiopie gauche en paralysant le côté droit des deux rétines. Le pli courbe de l'hémisphère droit est toutefois en relation seulement avec l'œil opposé, recevant les fibres du corps genouillé droit, directement i. e., les fibres du côté droit de l'œil opposé, et les fibres du côté gauche après leur entre-croisement dans les tubercules quadrijumeaux. Ceci est établi par le fait que la destruction du pli courbe du singe provoque la perte complète de la vi s ionns l'œil opposé, et par le fait que dans l'hémianesthésie cérébrale par lésion de la partie postérieure de la capsule interne, la vue n'est affectée que du côté opposé. Il est donc évident que les chemins se sont réunis dans leurs parcours vers le centre cortical ; cette union a lieu pendant leur trajet au travers des couches optiques ; c'est ce que démontre l'expérience rapportée plus haut, dans laquelle la perte de la vue de l'œil opposé résultait d'une lésion des couches optiques siégeant au centre de ce ganglion. Il semble donc probable que les effets des lésions des couches optiques sur la vision varieront selon le siége exact de la lésion. Nous nous attendrions à une hémiopie des deux yeux après une lésion occupant la région des corps genouillés ; une cécité totale unilatérale de l'œil opposé, si la lésion est centrale, et si la lésion est très-étendue, peut-être une perte totale de la vue de l'œil opposé, et une hémiopie nasale du même côté.

Dans les expériences faites sur les animaux inférieurs, ainsi qu'on l'a déjà remarqué, la détermina-

tion d'affections partielles de la vision est très-difficile.
Pour conclure définitivement sur des sujets de ce
genre, il faut s'appuyer surtout sur des recherches
pathologiques et cliniques attentives.

Il me semble que les diverses considérations anatomiques et physiologiques qui ont été mises en
avant, établissent d'une manière concluante que les
couches optiques renferment les fibres sensitives, et
que là où les faits pathologiques ne semblent pas
venir en appui à cette théorie, l'on peut donner de
l'absence de symptômes sensitifs une explication compatible avec les données expérimentales et pathologiques; tandis que, si l'on étayait sur des exemples négatifs l'opinion que les couches optiques n'ont pas
de relation particulière avec les tractus sensitifs,
cette idée impliquerait des impossibilités anatomiques et physiologiques, et la contradiction flagrante
de cas positifs et bien établis.

84. Les considérations exposées plus haut ont été
fondées surtout sur les résultats de recherches cliniques et pathologiques chez l'homme, et d'expériences sur les singes.

Des expériences sur les lapins, chiens et autres
animaux, ont conduit les observateurs à des opinions
diverses au sujet du rôle des couches optiques.

Fournié (*Recherches expérimentales sur le fonction-
nement du cerveau*, 1875) provoqua des lésions destructives des couches optiques en injectant dans leur
substance une forte solution de chlorure de zinc. Il
vit que la destruction des couches optiques par ce

procédé amenait la perte de sensibilité. Toutefois sa méthode n'échappe pas à de sérieuses objections. Grâce à la diffusion de la solution caustique dans des régions autres que celles où l'on désire localiser son action, il se manifeste des résultats si complexes que les conclusions qu'on en peut tirer doivent être fort douteuses.

Nothnagel (*Archives de Virchow*, LXII, 1874), qui commença par employer une méthode analogue, l'injection d'acide chromique, l'abandonna dans ses expériences sur les couches optiques à cause de la diffusion. Il adopta la méthode qui consiste à désorganiser ces ganglions au moyen d'une canule et d'un trocart à ailes étendues, pouvant s'ouvrir et se tourner après avoir été enfoncé à la profondeur convenable. Il prétend pouvoir, grâce à cette méthode, produire une destruction complète et localisée des ganglions inférieurs.

Se basant sur ces expériences, Nothnagel rapporte que la destruction des couches optiques des lapins ne paralyse ni le mouvement, ni la sensibilité. Il ne semble pas qu'il y ait de distorsion des membres ou du tronc, et les animaux réagissent contre les excitations cutanées comme auparavant, bondissant quand on leur pince la queue ou les extrémités, et réagissant de la manière accoutumée aux excitations sensitives générales. Même lorsque les noyaux lenticulaires des corps striés étaient détruits en même temps que les couches optiques, les animaux continuaient à réagir aux excitations cutanées, à bondir quand on les pinçait, conservant la faculté de la progression coordonnée, mais incapables d'accomplir volontairement tous ces mouvements. Maintenant, si l'on compare ces phénomènes, principalement les résultats combinés de la destruction des deux ganglions inférieurs aux résultats de l'ablation totale des hémisphères cérébraux, il est difficile de voir ce que Nothnagel a ajouté aux faits déjà soigneusement et exactement déterminés par les expériences de Flourens, Longet et Vulpian, etc. Pratiquement, la destruction des deux ganglions inférieurs, pratiquée par Nothnagel, équivaut (bien que ce soit, à mon avis, un mode opératoire moins satisfaisant) à l'ablation complète des hémisphères cérébraux. Si la sensibilité peut persister après l'ablation des hémisphères cérébraux, et si les réactions aux excitations cutanées, ou sensitives que manifestent les animaux privés de leurs hémisphères cérébraux, sont des preuves de sensation ou de conscience d'impressions sensitives, nous pouvons alors admettre que les phénomènes décrits par Nothnagel indiquent que la sensation n'est pas abolie par la destruction des couches optiques. Mais il me semble surprenant que cet expérimentateur ait si entièrement ignoré le point litigieux, et qu'il ait réglé à sa satisfaction personnelle, d'une manière si aisée, et sans ajouter un seul fait nouveau à ceux qui sont déjà clairement déterminés par les autres expérimentateurs, une question si importante dans la physiologie cérébrale. J'ai, à plusieurs reprises, insisté sur le fait que nous ne devons pas prendre de simples réactions aux impressions sensitives pour des indications de vraie sensation. Si elles doivent être considérées comme telles, il nous faut séparer clairement l'homme des animaux inférieurs; car il a été établi d'une manière concluante que chez l'homme la conscience des impressions sensitives, ou sensation vraie, est une fonction des hémisphères cérébraux.

85. Cependant, je suis loin d'admettre que les réactions manifestées par les lapins après la destruction des couches optiques soient de nature à justifier l'affirmation de Nothnagel, qui prétend qu'elles ne diffèrent pas des réactions normales. J'ai vu, et Nothnagel l'a également remarqué, que, bien que l'animal réagît encore vigoureusement et se mît à bondir quand on lui pinçait la patte du côté opposé à celui de la lésion des couches optiques, il laissait mettre sa patte dans n'importe quelle position, si anormale et désagréable qu'elle fût, et si les couches optiques étaient détruites des deux côtés, on pouvait placer les membres en toute position sans provoquer de manifestations d'inquiétude ou de malaise de la part de l'animal. Dans ces cas, on suppose que la paralysie motrice fait défaut, les centres corticaux et les corps striés étant intacts.

Toutefois, il suffit de pincer la queue d'un animal dans cet état pour le faire tressaillir et bondir.

Mais j'ai vu également que, bien qu'en pinçant les extrémités du côté opposé à la lésion, on fasse réagir l'animal et qu'on lui fasse rétracter la patte, en même temps, on peut appliquer de ce même côté (figure, membres, oreilles, jusqu'à l'angle de l'œil) un fer chaud qui, sur un animal à l'état normal, provoquerait la douleur, sans qu'il se produise la moindre réaction.

Ni l'indifférence relative à la position des membres, la paralysie motrice volontaire étant supposée absente, ni le manque de réaction aux excitations thermiques douloureuses, ne permettent de conclure que la sensibilité reste intacte après la destruction des couches optiques. A mon avis, ces faits indiquent tout le contraire, et j'attribuerais la réaction, lors du pincement, à ce fait que cette forme d'excitation est plutôt destinée à appeler l'activité purement responsive des centres mésencéphaliques.

86. Les diverses données physiologiques et pathologiques qui ont été mises en avant pour établir que la destruction du corps strié provoque la paralysie du mouvement volontaire, et que la destruction de l'une des couches optiques entraîne la paralysie sensitive du côté opposé du corps, ne suffisent toutefois pas pour déterminer la fonction particulière de ces ganglions en tant que distincts des centres corticaux. Car nous avons vu que la paralysie de la motilité volontaire et celle de la sensibilité peuvent également résulter de lésions de l'écorce et des fibres médullaires, indépendamment des lésions des ganglions inférieurs, et comme les lésions de ces ganglions interrompent nécessairement le système centrifuge entre l'écorce et la périphérie, les hémisphères

ne peuvent conséquemment plus accomplir leurs
fonctions, en ce qui concerne la transmission des
impulsions motrices au dehors, aussi bien que la
réception des impressions faites sur les organes périphériques des sens. Nous devons donc nous assurer
auparavant si l'on peut observer quelques différences
particulières entre les symptômes qui accompagnent
la lésion des centres corticaux, et ceux qui suivent
les lésions des ganglions de la base, différences susceptibles d'indiquer quelles sont les fonctions particulières qui incombent à chacun de ces ganglions.

En ce qui concerne ce point, il est nécessaire de
se mettre de nouveau en garde contre l'extension des
conclusions que l'on a tirées de l'expérimentation
pratiquée sur une classe ou sur un ordre d'animaux,
à d'autres classes ou à l'homme, sans les restrictions
voulues.

Chez l'homme et le singe, il y a peu de différence
(si toutefois il y en a) entre la destruction complète
des centres moteurs corticaux et la destruction du
corps strié. Il y a la même impuissance et flaccidité
des muscles du côté opposé, la même distorsion latérale par suite de l'action non contre-balancée des
muscles du même côté. Le degré de paralysie des divers mouvements se correspond évidemment, les
mouvements les plus complexes et indép endants
étant les plus affectés, et la durée de la paralysie est,
autant qu'on en peut juger, aussi considérable dans
un cas que dans l'autre.

Tandis que la destruction du corps strié provoque

d'un seul coup, par une lésion fort restreinte, l'hémiplégie du côté opposé, le même effet ne peut être
produit que par une lésion fort étendue de l'écorce,
où les centres moteurs sont étendus et étalés sur une
grande surface. Par conséquent, l'hémiplégie complète du côté opposé par lésions de l'écorce serait naturellement plus rare que dans les maladies du corps

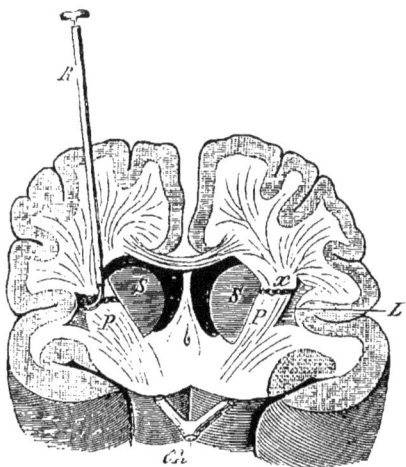

Fig. 57. — Section transverse verticale du cerveau du Chien, faite au-devant
de la commissure optique (Carville et Duret). — S, S, noyaux caudés des
corps striés. — L, noyau lenticulaire. — P, P, expansion pédonculaire.
— Ch, chiasma optique. — x, section de l'expansion pédonculaire d'où
résulte l'hémiplégie. — R, stylet de Veyssière pour sectionner la capsule
interne.

strié. Seulement, les mouvements dont les centres
auront été organiquement détruits dans l'écorce par
une lésion, seront abolis d'une manière permanente ; et si les autres ne sont que fonctionnellement
affectés par le fait de la lésion, la guérison aura lieu
quand les causes de trouble, telles que l'interruption

de la circulation, auront diminué, ou qu'elles auront été compensées. Toutefois, dans le cas des chiens, il y a une différence très-marquée entre les lésions des centres corticaux moteurs et celles du corps strié. Le trouble de la motilité par la destruction des centres corticaux est plutôt une parésie qu'une paralysie, et l'affection est relativement passagère. Carville et Duret ont trouvé que si les fibres médullaires entre le corps strié et l'écorce sont sectionnées, l'effet est exactement le même que si la substance corticale grise eût seule été détruite, résultat auquel il fallait s'attendre *a priori*. Toutefois, lorsque la section (V. fig. 57, *x*) passe à travers le corps strié, de manière à détruire les fibres qui descendent des circonvolutions, et aussi les liens propres qui unissent les cellules ganglionnaires aux fibres pédonculaires (opération qui remplit les conditions de la véritable destruction du corps strié telle que je l'entends), il se produit une hémiplégie complète. Les membres deviennent généralement impuissants, et il se produit le plus souvent une distorsion latérale du corps du côté de la lésion, en forme de courbe. L'animal ne peut conserver son attitude normale, et tombe, ou bien, s'il essaye de s'agiter, il est contraint, par l'action du côté non paralysé, à tourner en rond. La destruction des deux corps striés rend l'animal absolument impotent et abattu.

D'autre part, chez les lapins, la destruction des centres corticaux moteurs produit un trouble moteur moins marqué et moins durable que chez les chiens. La destruction du corps strié d'un côté, ainsi que l'établissent les expériences de Nothnagel et les miennes propres, engendre la parésie des membres opposés et la distorsion latérale du côté de la lésion, mais l'animal peut encore conserver sa position sur ses pieds et sauter çà et là lorsqu'on l'excite, avec une certaine énergie, et par des mouvements relativement faciles et libres. Lorsque les deux corps striés sont détruits, l'animal peut conserver son attitude normale, bien que les membres, surtout les antérieurs, tendent à céder et à s'étaler.

Les membres peuvent être placés dans n'importe quelle position sans que l'animal résiste, ni qu'il essaye de les déplacer, si on agit avec douceur. Mais si on le pince, il se sauve. Un animal dont les deux corps striés ont été détruits reste généralement immobile si on le laisse tranquille, mais j'en ai vu un qui agissait spontanément, sans source apparente d'irritations externes. J'ai également acquis la preuve évidente de la conservation de l'appétit et du désir de manger, dans l'existence d'efforts irréguliers et d'essais infructueux de la part de l'animal pour faire les mouvements nécessaires à la préhension et à la mastication des aliments. Par conséquent, un lapin dont les corps striés seuls ont été détruits, diffère essentiellement de celui dont les hémisphères cérébraux ont été entièrement enlevés, par la conservation de la spontanéité et des sources intérieures de l'action (V. chap. xi).

87. Ces différences relatives dans les effets de la des-

truction des centres moteurs corticaux et des corps
striés chez l'homme, le singe, le lapin, jettent une
vive lumière sur les fonctions particulières de ces
ganglions.

Chez le lapin, les facultés de locomotion coordonnée ne sont abolies ni par la destruction des corps
striés, ni par celle des centres corticaux, ni par celle
des uns et des autres à la fois. Chez le chien, la
destruction des corps striés paralyse complétement,
du moins pour un temps, toutes les facultés motrices,
qui ne sont que partiellement et passagèrement affectées par l'ablation des centres corticaux ; tandis
que chez le singe et chez l'homme, la destruction des
corps striés n'ajoute que peu à la paralysie motrice
complète qui résulte de l'ablation des centres corticaux. Ces différences ne peuvent s'expliquer d'une
manière satisfaisante que d'après les principes déjà
énoncés à plusieurs reprises, à savoir que les animaux diffèrent beaucoup relativement au degré d'indépendance d'organisation de leurs activités motrices dans les centres mésencéphaliques et inférieurs.
Ceci est beaucoup plus manifeste chez le lapin que
chez le chien, ainsi que l'établit la différence marquée entre les résultats de l'ablation des hémisphères
cérébraux chez les différents animaux. Les mouvements qui nécessitent primitivement un effort de
volonté, — par là nous entendons un acte conditionné
par des impressions présentes ou renouvelées, discer-
nées par la conscience, — tendent à devenir automatiques par la répétition, et moins les mouvements

sont variés et complexes, plus cette organisation automatique s'établit rapidement.

Il est évident, d'après les faits d'expérience sur les chiens, que les corps striés sont les centres où se produit cette organisation. Ils constituent pour ainsi dire les centres d'intégration automatique ou subvolontaires des divers centres volontaires moteurs distingués dans les hémisphères.

Les activités plus complexes et plus variées de l'homme et du singe dépendent plus de l'effort vraiment conscient, et sont plus longues à acquérir, plus longues à devenir automatiques. Pourtant nous savons que, par une répétition constante et accoutumée, des modes d'action qui ont été acquis par une longue et difficile éducation, et par des efforts de conscience, deviennent plus tard assez faciles pour être accomplis sans attention, si ce n'est sans conscience. D'après les faits de physiologie comparée, nous avons des raisons pour considérer les corps striés comme les centres où s'organisent ces mouvements habituels ou automatiques. Les couches optiques jouent vis-à-vis des centres sensitifs le même rôle secondaire que les corps striés vis-à-vis des centres moteurs des hémisphères. Les faits déjà rapportés et qui établissent que les régions de la vraie sensation siégent au-dessus de ces ganglions montrent clairement qu'ils ne sont pas les centres de la vraie activité consciente. Mais bien que la conscience des impressions sensitives doive précéder tout acte volontaire qui y répond, nous voyons que, par l'éducation et la répétition fréquente, l'acte devient assez facile pour suivre l'impression sans qu'il y ait discernement de la conscience, ni attention ; le lien entre l'impression et l'action se trouvant organiquement constitué entre les centres sensitifs et moteurs, de manière à présenter le caractère d'actes réflexes en dehors du domaine de la conscience. Dans ce cas, nous pouvons supposer que les impressions faites sur les organes des sens montent vers les couches optiques, et de là passent directement dans les corps striés, au lieu de passer par le cercle plus considérable et conscient, par les centres moteurs et sensitifs des hémisphères. Ce cercle plus étroit ou automatique suffit aux besoins de la locomotion chez le chien ; c'est ce qu'établit le fait que, malgré l'interruption du grand cercle par l'excision des centres moteurs corticaux de cet animal, les mouvements qui répondent aux impressions immédiates, ou (lorsque les centres sensitifs de l'écorce subsistent) aux impressions idéales, peuvent encore s'accomplir avec une certaine précision et sûreté. La destruction des corps striés anéantit les centres d'organisation de ces activités motrices, et l'animal est étendu impotent et paralysé.

Toutefois, chez l'homme, le cercle plus étroit, passant par les couches optiques et les corps striés, ne paraît pas suffisant, car l'interruption du cercle conscient au travers des hémisphères, par la lésion des centres moteurs corticaux, produit une paralysie très-complète et très-durable.

Ceci tend fortement à établir que même les actions les plus accoutumées ou automatiques de l'homme nécessitent le concours des centres d'activité consciente, théorie adoptée et vigoureusement défendue par le docteur Ireland (*Can unconscious Cerebration be Proved? Journal of mental science*, octobre 1875).

Mais bien que les ganglions de la base ne puissent par eux-mêmes suffire à l'exécution des mouvements habituels de l'homme, il y a beaucoup de raisons pour croire qu'ils le peuvent dans une grande mesure, en se basant sur le fait que l'exécution des actes habituels n'a que peu à faire avec l'activité consciente des hémisphères dans les autres branches d'action.

Nous pouvons rendre cette pensée, en disant que dans les actes qui nécessitent un discernement de la conscience et des efforts volontaires, le cercle plus considérable des hémisphères se trouve impliqué, mais que dans les actes qui sont devenus habituels et automatiques, le cercle plus considérable est beaucoup soulagé par le lien organique qui existe entre l'impression et l'action, et qui a été établi dans les ganglions sensitifs et moteurs de la base. Les couches optiques et les corps striés constituent donc un mécanisme sensorio-moteur, d'après le docteur Carpenter. Toutefois, je n'emploierais ce terme que dans le sens d'*afférent-efférent*, puisqu'il a été établi que la sensation, ou conscience des impressions, n'est pas une fonction des ganglions de la base. Par conséquent, la réaction entre les couches optiques et les corps striés étant au-dessous du domaine de la conscience, elle est aussi en dehors de la sphère d'activité psychique proprement dite.

CHAPITRE XI

LES HÉMISPHÈRES AU POINT DE VUE PSYCHOLOGIQUE

88. Nous avons jusqu'ici considéré le cerveau principalement sous son aspect objectif ou physiologique, et nous sommes arrivés à cette conclusion que le cerveau est un système complexe de centres moteurs et de centres sensitifs.

Par leur côté subjectif, les fonctions du cerveau sont synonymes d'opérations mentales dont l'étude appartient à la science psychologique et à la méthode subjective. Aucune recherche purement physiologique ne peut expliquer le phénomène de la conscience. Toutefois, en éclairant le substratum anatomique de la conscience, l'expérience physiologique peut servir à élucider quelques-unes des relations encore obscures qui existent entre les conditions normales et les conditions anormales du cerveau, entre les manifestations psychiques normales et celles qui ne le sont pas.

Ce travail n'a pas pour objet de tenter une analyse de l'esprit ou des lois des actes mentaux, mais simplement de discuter, à la lumière des faits révélés par les recherches expérimentales rapportées au chapitre précédent, quelques-unes de ces relations entre les fonctions psychologiques ou physiologiques du cerveau, et parmi elles, celles qui s'offrent à l'examen du médecin et du psychologue physiologiste.

Il est maintenant si bien établi et reconnu que le cerveau est l'organe de la pensée et que les opérations mentales ne sont possibles que par et dans le cerveau, que nous pouvons sans discussion partir de ce fait comme d'un point définitivement acquis.

Mais comment se fait-il que des modifications moléculaires dans les cellules cérébrales coïncident avec des modifications de la conscience; comment, par exemple, les vibrations lumineuses tombant sur la rétine excitent-elles la modification de conscience nommée sensation visuelle? Ce sont là des problèmes que nous ne saurions résoudre. Nous pouvons réussir à déterminer la nature exacte des changements moléculaires qui se produisent dans les cellules cérébrales lorsqu'une sensation est éprouvée, mais ceci ne nous rapprochera pas d'un pouce de l'explication de la nature fondamentale de ce qui constitue la sensation. L'un est objectif et l'autre est subjectif, et aucun d'eux ne peut s'exprimer en fonction de l'autre. Nous ne pouvons pas dire qu'ils soient identiques, ni même que l'un passe dans l'autre, mais seulement, selon l'expression de Laycock, qu'ils sont en relation l'un avec l'autre, ou, avec Bain, que les changements physiques et les modifications psy-

chiques sont les côtés objectif et subjectif d'une
« unité à deux faces ».

« Nous avons bien des raisons pour croire qu'il y
a, accompagnant toutes nos opérations mentales,
une suite matérielle ininterrompue. Depuis l'entrée
d'une sensation, jusqu'aux actes responsifs centrifuges, la succession mentale n'est pas séparée durant
un instant d'une succession physique. Des horizons
nouveaux s'offrent à nos yeux ; il y a un résultat mental de la sensation, de l'émotion, de la pensée, abou-
tissant à des manifestations extérieures de paroles ou
de gestes. Parallèle à cette série mentale, existe une
série de faits physiques, l'agitation successive des
organes physiques... Tandis que nous parcourons le
cercle mental de la sensation, de l'émotion et de la
pensée, il y a un cercle continu d'effets physiques. Il
serait inconsistant avec tout ce que nous savons sur
l'acte cérébral, de supposer que la chaîne physique
aboutit brusquement à un vide physique occupé par
une substance immatérielle ; laquelle substance immatérielle, après avoir travaillé seule, communique
ses résultats à l'autre bout de la chaîne physique et
détermine la réponse active ; deux rivages maté-
riels avec un océan immatériel interposé. Il n'y a,
en fait, pas d'interruption de la continuité nerveuse.
La seule supposition plausible est que le mental
et le physique avancent simultanément, comme des
jumeaux non séparés. Par conséquent, lorsque nous
parlons d'une cause mentale, d'un agent mental,
nous avons toujours une *cause à deux faces ;* l'effet

produit n'est pas celui de l'âme seule, mais toujours de l'âme accompagnée du corps. » (Bain, *Mind and Body*, 1873, p. 131.)

D'après cette affirmation, les données expérimentales doivent prouver que les opérations mentales sont, en dernière analyse, le côté subjectif de substrata sensitifs et moteurs. Cette opinion a été clairement et fréquemment émise par Hughlings-Jackson ; je me trouve souvent tout à fait d'accord avec les déductions physiologiques et psychologiques qu'il a tirées des données cliniques et pathologiques : *Clinical and physiological researches on the nervous system*. Réimpressions du *Lancet* 1873.

89. L'activité physiologique du cerveau n'est toutefois pas entièrement confondue avec ses fonctions psychologiques. Le cerveau en tant qu'organe de mouvement et de sensation, ou de conscience présentative, est un seul organe composé de deux moitiés ; le cerveau en tant qu'organe de l'idéation, ou conscience représentative, est un organe double, chaque hémisphère étant complet par lui-même. Quand un hémisphère est enlevé ou détruit par la maladie, le mouvement et la sensation sont abolis d'un côté ; mais les opérations mentales peuvent encore s'effectuer complétement par l'intermédiaire de l'hémisphère qui reste intact. L'individu dont la sensibilité et la motilité sont paralysées par une lésion du côté opposé du cerveau (mettons le droit) n'est pas paralysé mentalement, car il peut encore sentir, vouloir et penser, et comprendre d'une manière intelligente

avec l'hémisphère qui lui reste. Si ces fonctions ne s'effectuent pas avec la même énergie qu'auparavant, elles paraissent du moins ne pas souffrir en ce qui concerne leur intégralité.

90. Pour que les impressions faites sur les organes particuliers des sens excitent la modification subjective nommée sensation, il leur faut arriver aux cellules de leurs centres corticaux respectifs, et y provoquer certains changements moléculaires.

Si le pli courbe est détruit ou fonctionnellement inactif, les impressions faites sur la rétine et sur l'appareil optique provoquent les mêmes modifications physiques qu'auparavant, mais sans conscience : les changements produits n'ont pas de côté subjectif.

L'appareil optique sans le pli courbe peut se comparer à la chambre noire sans plaque sensible. Les rayons lumineux sont concentrés comme d'habitude, mais ne produisent pas d'action chimique, et ne laissent pas de trace quand l'objet est enlevé, ou que la lumière est exclue. Le pli courbe ressemble à la plaque sensibilisée. Les cellules subissent certaines modifications moléculaires qui coïncident avec certains changements subjectifs qui constituent la conscience de l'impression ou la sensation visuelle particulière. Et de même que la plaque sensibilisée recueille, par certaines décompositions chimiques, la forme de l'objet présenté à la chambre obscure, de même le pli courbe recueille, par des modifications de cellules, les caractères visuels de l'objet regardé. Nous pouvons pousser la comparaison plus loin encore. De même que la décomposition chimique produite par les rayons lumineux peut être fixée et peut constituer une image permanente de l'objet sur laquelle on peut fixer les yeux, de même les modifications de cellules qui ont coïncidé avec la présentation de l'objet à l'œil subsistent d'une manière permanente, constituant la mémoire organique de l'objet même. Quand les mêmes modifications de cellules sont de nouveau provoquées, l'objet est représenté, ou revient à l'idée. Cette comparaison ne signifie pas que les objets sont photographiés dans le pli courbe comme sur la plaque, mais seulement qu'il se produit des modifications permanentes des cellules, et qu'elles sont les représentations physiologiques des caractères optiques de l'objet offert à l'œil. Les caractères optiques sont simplement des vibrations lumineuses, et peu d'objets sont connus par elles aussi seules. La perception de l'objet nécessite d'autres sens, et peut-être des mouvements, et l'idée de l'objet, en tant que tout, et le renouvellement des modifications cellulaires dans chacun des centres qui coopèrent à l'acte de la connaissance, car ce qui est vrai du pli courbe ou centre visuel, l'est aussi, *mutatis mutandis*, des autres centres sensitifs. Chacun d'eux est le fondement organique de la conscience de ses propres impressions sensitives et chacun d'eux est le fondement organique de la mémoire de ces impressions sous forme de certaines modifications cellulaires, dont la reproduction est la représentation, ou le renouvellement de l'idée des caractères sensitifs individuels de l'objet. La cohésion organique de ces éléments par l'association rend possible le rappel du tout par la réexcitation d'un seul groupe des caractères.

91. Les centres sensitifs doivent donc être considérés non-seulement comme les organes de la conscience des impressions sensitives immédiates, mais comme le registre organique d'expériences sensitives spéciales. Cette mémoire organique est le fondement physique de la rétentivité, et la propriété de la réexcitabilité constitue la base organique du souvenir et de l'idéation. Nous avons donc une base physiologique pour la loi à laquelle Bain arrive par d'autres voies, savoir, que « la sensation renouvelée occupe exactement les mêmes parties, et les occupe de la même manière que la sensation originale. » D'après Spencer, le renouvellement de la sensation est un faible ravivement des opérations qu'avait fortement excitées la présentation de l'objet. L'ébranlement moléculaire, si nous pouvons ainsi l'appeler, de la sensation présente, ébranlement qui s'étend des organes périphériques des sens, est ravivé dans la sensation idéale, mais en général il ne l'est pas d'une manière assez puissante pour s'étendre à la périphérie; toutefois, dans de rares exemples, le ravivement central peut être assez intense pour ramener réellement l'impression périphérique. Ceci a lieu dans certains états morbides décrits sous le nom d'idées fixes, ou dans des hallucinations sensitives provenant d'un état

maladif du cerveau, comme dans l'épilepsie et la folie.

La mémoire organique d'impressions sensitives constitue la base fondamentale de la connaissance. Si les impressions des sens s'évanouissaient ou ne duraient qu'autant que l'objet est présent, le cercle de l'acte intellectuel conscient serait borné au présent, et nous n'aurions pas de véritable connaissance. La connaissance implique la conscience de la concordance et de la différence. Nous ne pouvons dire que nous savons que lorsque nous reconnaissons l'identité ou la différence entre les modifications de conscience présentes et passées. Nous savons qu'une certaine couleur est verte, en reconnaissant une analogie ou identité entre la sensation présente et une certaine sensation colorée passée, ou une différence entre celle-ci et quelque autre couleur du spectre. Si nous n'avions pas de mémoire organique du passé, susceptible d'être réexcitée pour servir de terme de comparaison, nous serions incapables de reconnaître une analogie ou une différence. Nous pourrions avoir conscience de temps à autre, mais il n'y aurait pas de continuité dans le temps, et la connaissance serait impossible. Le fondement de la conscience de concordance est la réexcitation par le présent des mêmes opérations moléculaires qui ont coïncidé avec une impression passée ; celui de la différence consiste en la transition d'une modification physique à une autre. Par conséquent, les centres sensitifs, outre qu'ils sont les organes de la sensation ou de la conscience des impressions présentes, contiennent, par suite de la persistance et de la reproductibilité des modifications physiques coïncidentes, les matériaux et la possibilité de connaissances simples et complexes, du moins, en tant que celles-ci dépendent de l'expérience sensitive seulement.

La destruction du centre visuel aveugle l'individu non-seulement présentativement, mais aussi représentativement, ou idéalement, et toutes les connaissances où les caractères visuels entrent pour une partie, ou pour le tout, deviennent mutilées et imparfaites, ou sont entièrement déracinées de la conscience. La destruction de l'œil n'aveugle l'individu que présentativement, mais sa mémoire visuelle et l'idéation visuelle subsistent. Il serait très-intéressant de s'assurer si, chez un individu né aveugle, le centre visuel (65) présente, en ce qui concerne soit la forme des cellules, soit leurs opérations ou autre chose, des particularités différant de celles du cerveau normal. Si elles pouvaient être reconnues, nous ne serions pas loin de la connaissance des caractères propres à la base physique d'une idée.

92. Jusqu'ici, nous ne nous sommes occupés que des éléments primaires de l'idéation sensitive. Aristote a dit : *Nihil est in intellectu quod non prius fuerit in sensu*, mais ceci n'est vrai qu'en tant que l'homme est un organisme sentant, et non actif.

Toutefois l'homme est doué à la fois de fonctions passives, ou sensitives, et de fonctions actives, ou motrices, et ces dernières ont également leur côté

idéal, et constituent un facteur intégrant de la composition de l'âme.

Si le dicton est compris comme impliquant que
l'intelligence commence avec la sensation, il peut
être accepté comme vrai. Les sources de l'activité
consciente, ou les incitations à la volition, sont des
sensations présentes, ou ravivées par l'idée, avec ce
qui les accompagne. Les sensations sont accompagnées
dans la conscience de sentiments qui peuvent être divisés en deux grandes classes, plaisirs et douleurs.
De même que les sensations sont le côté subjectif
de certaines modifications physiques des nerfs et
centres nerveux, de même les sensations agréables
ou douloureuses peuvent être considérées comme
l'expression subjective d'harmonie ou de discordance
physique entre l'organisme et les influences qui agissent sur lui. Une sensation douloureuse est un désaccord physiologique incompatible avec la santé ou
le bien-être ; une sensation agréable est une harmonie physiologique amenant la santé et le bien-être.
Bain exprime ce fait comme étant une loi de conservation individuelle : « Les états de plaisir sont unis à
un accroissement, les états de douleur à une diminution d'une des fonctions vitales, ou de toutes celles-ci.»

Comme la sensation ravivée ou idéale occupe les
mêmes parties que celles qui sont en jeu dans la sensation actuelle, les sentiments ravivés, ou émotions,
sont localisés dans les mêmes parties. Les centres
sensitif, idéatif et émotionnel sont donc un et identiques. Les sentiments qui accompagnent les sens

plus intellectuels, la vue et l'ouïe, sont les éléments primaires des émotions esthétiques fondées sur les harmonies de la vue et du son.

95. Les sens diffèrent beaucoup en ce qui concerne la prépondérance relative, dans leur composition, de l'élément intellectuel ou discernant, et émotionnel ou sensitif, et aussi en ce qui concerne leur pouvoir de revivre sous forme d'idées ou de sentiments. Dans la vue, l'élément émotionnel est subordonné à l'intellectuel, ou peut faire entièrement défaut, et nécessite chez la plupart l'éducation ; dans les sensations de la vie organique, l'élément émotionnel est au maximum, et l'intellectuel, ou discernant, au minimum. Généralement les sensations organiques, à une ou deux exceptions près, sont obscures et ne peuvent se localiser, à moins qu'elles ne s'élèvent au niveau où leur intensité devient douloureuse ; et l'activité physiologique, saine ou morbide, s'exprime subjectivement, comme la sensation vague et indéfinissable du bien-être ou du malaise ; *euphoria* ou *dysphoria* (Laycock).

Les sensations organiques et leurs centres cérébraux, probablement les lobes occipitaux, sembleraient donc être la base générale ou le fondement des émotions douloureuses ou agréables en général. Des états morbides des viscères et de leurs centres cérébraux sont incompatibles avec des émotions agréables de quelque sorte que ce soit. De même que l'état sain des viscères produit une sensation agréable, et que leur malaise produit des sensations d'a-

battement ou de douleur; de même inversement,
d'après le principe que le sentiment ravivé occupe
les mêmes régions que le sentiment primitif, les émotions agréables exaltent les fonctions vitales, et les
émotions désagréables les affaiblissent et produisent
des troubles viscéraux organiques. On n'a pas encore
recherché expérimentalement si les divers viscères
sont représentés individuellement dans les hémisphères cérébraux. Toutefois cela n'a rien d'improbable,
et l'ancienne localisation de certaines émotions dans
certains viscères, bien que grossière, n'est pas sans
reposer quelque peu sur un fait physio-psychologi-
que positif. Des états morbides des viscères, ou des
centres de sensation organique qui agissent et réagissent réciproquement les uns sur les autres, peuvent donner naissance à l'hypochondrie ou à la mé-
lancolie; et de même que les troubles viscéraux
s'expriment souvent par des névroses sympathiques
localisées, de même l'individu mélancolique rapporte
ses sensations obscures à quelque être défini objectif comme étant la cause de ses souffrances. Il s'ima-
gine que ses organes sont rongés par quelque hor-
rible animal, ou que son corps est le théâtre d'orgies
diaboliques. La forme particulière de l'hallucination
variera selon l'individu et l'éducation qu'il aura re-
çue, mais elle revêtira toujours quelque forme ef-
frayante ou nuisible.

94. Les besoins physiologiques de l'organisme, en
tant qu'ils provoquent des sensations localisées et
faciles à discerner, s'expriment subjectivement sous

forme d'appétits définis ou désirs qui sont les corré-
latifs conscients de besoins physiologiques. La faim
est le désir de satisfaire une sensation locale qui peut
se rapporter à l'estomac où les besoins physiologiques
de l'organisme se concentrent. La base de la sensa
tion de faim et de l'appétit des aliments réside dans
les branches stomacales du nerf vague et dans les
centres cérébraux de celui-ci. Et comme les conditions locales de l'estomac peuvent diminuer ou augmenter la sensation de faim, de même une maladie
du centre nerveux peut provoquer une faim dévo-
rante ou sitophobie, fait dont on rencontre des exemples dans la folie.

Le besoin physique de l'eau s'exprime localement
par le desséchement de la gorge, qui est la base de la
sensation de soif et de l'appétit de la boisson. Les
sensations sont toutefois, dans ce cas, plus tactiles
que purement organiques, et ceci peut expliquer le
fait que des lésions qui causent l'abolition de l'appétit des aliments, ainsi que nous l'avons vu résulter
de la destruction étendue des lobes occipitaux, n'a-
bolissent pas l'appétit pour la boisson.

L'appétit sexuel, bien que naissant des besoins organiques de certains organes glandulaires, se con-
centre autour d'une certaine sensation tactile dont
l'action réflexe explique la satisfaction que l'on donne
à ces organes, demandant à entrer en exercice. L'appétit sexuel n'apparaît qu'avec le développement de
ces glandes. Leur apparition trouble considérablement les autres fonctions organiques, et s'exprime

subjectivement tout d'abord sous la forme d'excitabilité émotionnelle, ou par d'obscurs désirs, des besoins morbides ou des accès hystériques. Longtemps avant que le lien entre une sensation définie et un acte défini ayant pour but la réalisation de celle-ci ait été établi dans la conscience, les glandes génératrices peuvent se satisfaire réflexement durant le sommeil, qui est par excellence la période de l'excitabilité réflexe.

De même que l'irritation morbide des organes de la génération peut exciter un appétit sexuel morbide, de même inversement l'appétit sexuel morbide peut être excité par l'irritation pathologique des voies cérébrales et des centres cérébraux des sensations unies à l'exercice des fonctions génératrices. Au premier cas appartiennent le satyriasis et la nymphomanie que l'on observe parfois en même temps que les affections du lobe moyen du cervelet; au dernier, les diverses manifestations morbides de l'appétit sexuel dans la folie, où les centres sont organiquement ou fonctionnellement atteints. De certains faits d'expérience, nous pouvons avec raison conclure que les centres de la sensation sexuelle sont probablement localisables dans les régions qui unissent les lobes occipitaux à la région inféro-interne du lobe temporo-sphénoïdal.

Comme les organes reproducteurs constituent chez la femme un élément si prépondérant dans leur constitution physique, ils doivent être représentés dans les hémisphères cérébraux par des centres proportionnellement plus considérables, fait qui s'accorde avec l'excitabilité émotionnelle plus grande de la femme et le développement relativement plus considérable des lobes postérieurs du cerveau.

95. Les diverses sensations, les divers sentiments et désirs présents ou ravivés dans la pensée, seuls, ou associés, constituent les impulsions à l'action, les motifs de la volition.

L'expression extérieure de certaines impressions sensitives, physiologiquement pénibles ou agréables, a lieu instinctivement ou indépendamment de l'éducation individuelle, leur réalisation dans la conscience, en tant que sensation de plaisir ou de douleur ne faisant que suivre exactement leur manifestation active ou coïncider avec elle. Tels sont les actes spinaux réflexes et les expressions réflexes des émotions qui, nous l'avons vu, peuvent se manifester par les lobes optiques et les centres mésencéphaliques, indépendamment des hémisphères.

Toute action vraiment volontaire, d'autre part, est le résultat de l'éducation dont la durée varie entre des limites excessivement considérables, dans les différentes classes d'animaux, et suivant les actes individuels de volition chez le même animal.

A la naissance, l'enfant de l'homme et le petit du singe n'ont pas de volonté ; ils n'ont que les éléments de sa formation.

Les actions de l'enfant ne sont d'abord que des actions réflexes répondant à certaines excitations définies internes ou externes, et à une activité motrice générale ou indéfinie, déterminée non pas autant par une excitation définie quelconque, que par une tendance naturelle des centres nerveux à dépenser leur énergie surabondante en mouvement. C'est cette dernière tendance que Bain appelle *spontanéité*. Bien qu'il soit impossible de dire jusqu'à quel point cette dépense d'énergie dépend seulement de l'impulsion centrale et des impressions sensitives externes et internes générales qui agissent sur les centres nerveux, le terme *spontanéité* exprime assez bien un fait physiologique défini de l'organisation. Les actes provoqués par action réflexe, ou naissant spontanément, à mesure qu'ils apparaissent comme physiologiquement bons et subjectivement agréables, tendent à se continuer et à se répéter, tandis que des actions physiologiquement nuisibles et subjectivement pénibles sont réprimées ou évitées.

Le discernement conscient d'une sensation en tant qu'agréable, la persistance idéale de cette sensation sous forme de désir, et l'acte par lequel on l'associe aux choses vues, senties ou goûtées, s'effectuent longtemps avant que la sensation, actuelle ou ravivée, s'associe à quelque acte moteur distinct, qui en poursuive l'accomplissement ou la réalisation. Cette dernière n'est pas le résultat d'un heureux accident, ou d'efforts et d'erreurs réitérés. Bien que l'enfant possède dans les centres moteurs de ses hémisphères cérébraux le pouvoir d'accomplir des actes moteurs distincts, le choix individuel, ou l'excitation de l'un quelconque de ceux-ci, en réponse à une sensation présente ou ravivée, nécessite la formation, par l'éducation et la répétition, d'un lien organique entre le centre ou les centres sensitifs spéciaux, et le centre moteur spécial. Quelque objet particulier placé devant un enfant rappelle par la vue une sensation de plaisir, et excite le désir; mais au lieu de provoquer encore un acte défini pour satisfaire ce désir, il n'excite que des mouvements vagues et indéfinis des bras, jambes et muscles faciaux, expression de l'excitation générale des centres moteurs. Dans la suite des temps, le centre du mouvement spécial nécessaire à la satisfaction du désir peut être mis individuellement en jeu, et c'est ainsi que s'accomplit pour la première fois et franchement un acte volontaire défini. Il s'établit aussi tout d'abord un contrôle volontaire sur ces mouvements que l'excitation réflexe appelle si facilement en jeu.

Un enfant peut prendre volontairement avec sa main longtemps avant de pouvoir lever sa main à sa bouche, ou l'étendre pour saisir quelque chose. Ce fait est du même genre que le suivant : la main peut se refermer par action réflexe sur tout objet placé sur la paume longtemps avant que ce même acte puisse être accompli volontairement. Et il est curieux et intéressant d'observer chez l'enfant comment, dans le développement de la volonté, le premier acte franchement spécial, répondant à une sensation particulière ou à un désir, est répété pour répondre à tout désir en général, si ridiculement insuffisant qu'il soit, pour arriver au but recherché. L'activité indi-

viduelle des divers centres moteurs spéciaux ayant
été une fois bien établie dès le début, en réponse à
des sensations et à des désirs spéciaux, l'acquisition
volontaire marche en même temps, les centres étant
libres de former de nouvelles associations, et de devenir les moyens de transformer en action toutes les
impulsions variées, simples ou complexes, des centres sensitifs. Les fibres de communication entre un
centre moteur et les divers centres sensitifs peuvent
ainsi devenir innombrables.

La vitesse avec laquelle s'établissent les liens organiques entre les centres moteurs et sensitifs varie
selon le degré de complexité et de difficulté des
mouvements. Les mouvements complexes et em-
brouillés sont plus longs à acquérir que ceux qui
sont simples, et aussi ceux qui sont réflexement ou
héréditairement organisés. Par conséquent, les mouvements d'articulation en rapport avec l'exercice de
la parole sont plus longs à acquérir que ceux des
bras ou des jambes. Chez les animaux inférieurs, le
contrôle et la coordination des mouvements sont
presque complets à la naissance ou n'exigent que
peu d'éducation comparée à la longue impuissance
de l'enfant.

Quelques oiseaux sortent de l'œuf tout équipés,
comme Minerve de la tête de Jupiter.

Ce sont, dans une grande mesure, des automates
conscients. Ils sont capables d'acquérir l'expérience
sensitive, et d'associer les idées; mais ils ne peuvent
guère acquérir plus de mouvements qu'ils n'en ont

au moment de la naissance. Leurs centres moteurs corticaux comptent pour peu de chose, et peuvent être enlevés sans provoquer beaucoup de troubles dans leurs modes ordinaires d'activité.

Les lapins n'ont besoin que d'une éducation relativement courte pour perfectionner leurs facultés ; il en faut plus au chat et au chien, mais les chats et les chiens sont déjà avancés dans la vie, et ont accepté les soucis de la paternité, ou plutôt de la maternité, alors que l'enfant humain peut encore à peine lever un doigt pour se défendre.

L'éducation est d'autant plus nécessaire pour perfectionner la puissance du mouvement, que la volonté l'emporte davantage sur l'automatisme conscient. Plus les centres moteurs corticaux sont développés, et plus les facultés motrices sont paralysées par la destruction des centres moteurs des hémisphères.

Chez les lapins, l'automatisme conscient est plus marqué que chez le chien ; la période d'éducation est plus courte ; la faculté d'acquisitions motrices spéciales nouvelles est peu développée ; les centres corticaux sont peu développés, et leur ablation n'exerce qu'une influence perturbatrice légère et passagère sur les modes d'activité. Chez les chiens, la volonté joue un bien plus grand rôle dans les activités motrices ; la période d'éducation est plus longue ; la faculté d'acquisitions motrices spéciales au delà de la faculté locomotrice est plus considérable ; les centres moteurs corticaux sont plus développés et leur ablation entraîne une perturbation plus marquée de leurs facultés motrices, non toutefois en paralysant d'une manière permanente leur activité consciente, mais en abolissant leurs acquisitions motrices spéciales volontaires. Chez l'homme, la volonté domine ; l'éducation est longue et difficile ; la faculté d'acquisition motrice spéciale est illimitée ; les centres moteurs corticaux atteignent leur plus grand développement, et leur ablation provoque une paralysie assez complète et assez durable pour indiquer que l'automatisme par lui-même est à peine séparable des centres de conscience et de volition.

96. De même que les centres sensitifs constituent la base organique de la mémoire des impressions sensitives, et le siége de leur représentation, ou ravivement dans l'idée, de même les centres moteurs des hémisphères, outre qu'ils sont les centres de mouvements isolés, sont également la base organique de la mémoire des mouvements correspondants, et le siége de leur réexécution ou reproduction idéale. Nous avons ainsi une mémoire sensitive, une mémoire motrice, des idées sensitives et des idées motrices ; les idées sensitives étant des sensations ravivées, les idées motrices étant des mouvements ravivés ou idéaux. Les mouvements idéaux constituent dans nos opérations mentales un élément aussi important que les sensations ravivées en idée.

L'homme n'est pas seulement un organisme passif, ou récepteur capable d'enregistrer des impressions sur ses organes des sens, sous forme d'idées sensitives ou sentiments ; c'est aussi un organisme actif, ayant en lui des formes variées et complexes de l'activité motrice. Ces activités motrices, appelées en jeu par des sentiments définis ou sensations, présentes ou ravivées, constituent des mouvements volontaires, et la cohésion organique établie entre les centres moteurs et les centres sensitifs, persistant dans ces centres, est la base physique de nos acquisitions volontaires avec toute leur complexité, et dans leur multiplicité. Les centres moteurs et les facultés motrices, outre qu'ils offrent les conditions et la possibilité de mouvements volontaires variés et multiples, agrandissent beaucoup le champ de l'expérience sensitive et en compliquent les résultats. Par les mouvements de la tête et des yeux, nous élargissons beaucoup le champ, et nous compliquons les faits de la sensation visuelle, et par les mouvements des membres la limite de l'expérience tactile est mille fois plus reculée.

Il y a peu d'objets de connaissance qui nous soient connus par les seuls caractères sensitifs, par les impressions. La grande majorité d'entre eux implique l'activité de nos facultés sensitives et motrices, et nos idées sont un ravivement mixte de mouvements idéaux et de sensations idéales dans leurs associations fixes respectives. Nous en trouvons un exemple dans l'acquisition et la constitution des idées de forme, de relief, de poids, de résistance, etc.

Nos idées de forme ne sont pas seulement des

impressions optiques ravivées simplement bornées
à la couleur (excepté peut-être tant que l'objet regardé ne sous-tend pas un angle visuel plus grand
que celui qui peut être facilement inclus dans le
« punctum centrale » de la rétine), mais des impressions optiques combinées à des mouvements
oculaires idéaux. Notre idée d'un cercle est la combinaison d'un profil coloré idéal, avec un trajet circulaire idéal de nos yeux; ou bien avec les impressions tactiles coïncidant avec une circumduction
idéale de la main, ou du bras, ou peut-être avec ces
deux facteurs réunis. Les mêmes éléments font partie
de toutes les variétés de forme dont nous pouvons
nous faire une idée. Nos idées de distance, de poids,
de résistance, impliquent toutes, non-seulement les
facteurs sensitifs, mais, combinés à ceux-ci, des
mouvements musculaires. Raviver l'une quelconque
de ces idées, c'est réunir les éléments moteurs et
sensitifs de leur composition, et nous cherchons
en idée à répéter les mouvements qui furent impliqués dans l'acte primitif de la connaissance. Par
conséquent les idées, à moins qu'elles ne soient de
simples ravivements d'impressions sensitives, ou
d'actes moteurs définis, sans complications, n'ont
pas de siége circonscrit dans le cerveau ; mais elles
sont la réexcitation de tous les centres sensitifs et
moteurs particulièrement impliqués dans leur acquisition. Nous connaissons une orange à certaines
impressions particulières faites sur les organes de la
vue, du goût, de l'odorat et du toucher, et à certains

mouvements musculaires qui en donnent la forme ; et la représentation ou idée d'une orange est le résultat de la réexcitation associée des modifications cellulaires permanentes dans chacun des centres sensitifs et moteurs spéciaux engagés dans l'acte de la connaissance première.

Pratiquement rien ne paraît devoir limiter le nombre des associations combinées des centres sensitifs et moteurs. Les centres sensitifs établissent des associations organiques avec d'autres centres sensitifs, les centres moteurs, avec des centres moteurs ; les centres sensitifs, simples, ou en association complexe, avec les centres moteurs, simples ou en association complexe aussi. Dans cette variété et complexité de modifications permanentes et de cohésions organiques entre les centres sensitifs et moteurs des hémisphères, nous avons la base de toutes les acquisitions intellectuelles et volontaires. Chaque centre moteur peut entrer en association organique avec tous les centres sensitifs, ou avec chacun d'entre eux, chaque association définie représentant quelque acte discerné par la conscience. Dans la diversité des associations entre mouvements et sensations, il y en a de faibles, il y en a de plus solides : une association sensori-motrice peut être solide au point de faire penser que l'union est indissoluble. Telle est l'association entre le mouvement musculaire et le sens musculaire, assez puissante à l'état normal, pour que Bain ait pu être conduit à penser que ce dernier est le concomitant inséparable de l'impulsion

motrice. J'ai essayé d'établir que le lien, bien que
constant, n'est pas indissoluble ; distinction qui n'est
pas le moins du monde une affaire de subtilité critique, mais distinction fondamentale, entraînant
avec elle des conclusions physiologiques aussi bien
que psychologiques de la plus haute importance.

Les sensations qui accompagnent l'action musculaire se répétant aussi souvent que l'acte musculaire
lui-même, le lien organique entre les centres moteur et tactile est lié de telle façon que cette cohésion sensori-motrice entre, comme un radical chimique complexe, dans toutes les associations que les
centres moteurs peuvent former avec les autres centres moteurs et les centres sensitifs en général. Par
conséquent dans tous les mouvements volontaires
les centres tactiles sensitifs fonctionnent invariablement avec les centres moteurs et donnent l'é-
tendue ou le degré du mouvement accompli actuellement ou idéalement. Bain voudrait faire du sensitif
un *proprium* du moteur tandis qu'il n'en est qu'un
contingent ; accident inséparable à l'état normal ou
physiologique, mais séparable anatomiquement ou
pathologiquement.

Dans le travail de l'acquisition volontaire, les
cohésions s'établissent surtout entre des sensations
et des mouvements de droite, de telle sorte que les
liens organiques unissent surtout les centres sensitifs aux centres moteurs de l'hémisphère gauche
qui réalise et dirige les mouvements du côté droit.

97. Le développement de la volition, la formation

d'acquisitions permanentes, et l'établissement de cohésions organiques entre les centres sensitifs et moteurs des hémisphères cérébraux, se voient bien dans l'acquisition du langage articulé. Commençant par la vocalisation spontanée, et les mouvements spontanés de l'appareil articulateur, encouragé et aidé par les répétitions qu'il cherche à imiter de son maître, l'enfant acquiert peu à peu la faculté d'associer un certain son à une certaine articulation, de telle sorte que lorsque le son est donné, les mouvements appropriés de l'appareil articulateur et vocalisateur sont appelés en jeu pour le reproduire. Un lien organique s'établit solidement entre les centres auditifs et articulateurs, et ces liens se multiplient à l'infini, chaque son articulé étant représenté par une cohésion sensori-motrice définie : son-articulation.

Nous trouvons un autre développement de l'acquisition sensori-motrice dans l'établissement graduel de liens d'association entre certains caractères visibles et certaines articulations; ceci se produit de telle manière qu'un certain symbole visible est reconnu comme l'équivalent d'une certaine impression auditive, de telle sorte que l'un ou l'autre peuvent rappeler l'articulation qui convient, avec précision et exactitude.

Ici l'élément articulateur ou moteur est le point central de deux cohésions sensitives, l'une auditive, l'autre visuelle, toutes les deux étant regardées comme équivalentes.

Dans le cas de cécité, une cohésion analogue peut se former entre certaines impressions tactiles et les centres d'articulation, de telle sorte que par une impression tactile définie, aussi bien que par une impression auditive définie, une combinaison articulaire définie est sollicitée.

Un degré plus élevé de complexité s'observe dans l'acquisition de la faculté de représenter par des mouvements des doigts des signes qui à la vue appellent par associations certains sons et certaines articulations.

Des liens organiques s'établissent ainsi entre les centres de l'audition et de l'articulation, entre ceux de la vue et de l'articulation, ou entre ceux du toucher et de l'articulation ; il se forme aussi des liens complexes entre les centres de la vue et de l'ouïe, entre les centres d'articulation et ceux des mouvements de la main.

Ces liens organiques correspondent aux acquisitions du langage parlé et écrit, et à l'art de l'écriture.

On conçoit que toutes ces acquisitions et cohésions multiples et complexes pourraient se former sans qu'aucune association fût établie entre des sons articulés ou des signes écrits et certains objets ou certaines idées, en d'autres termes que le langage écrit et le langage parlé pourraient s'acquérir tout à fait indépendamment des objets qu'ils signifient. Car le lien entre les mots et les choses qu'elles signifient n'est autre chose qu'une association d'idées, les mots n'étant par eux-mêmes que des signes. Toutefois

l'association des sons articulés avec les choses signifiées est en général précédée du développement
de la faculté du langage et l'accompagne *pari passu*,
de telle sorte que la cohésion entre les centres d'audition et d'articulation devient de plus en plus complexe, à mesure que nous associons des sons articulés
définis avec certains objets vus, touchés, entendus,
flairés ou goûtés, c'est-à-dire les objets de connaissance en général.

Ainsi une articulation peut être appelée en jeu,
non-seulement par un certain son, mais par la vue
ou par le souvenir de l'objet signifié. Les centres
d'articulation deviennent donc le point moteur central d'un grand nombre de cohésions sensitives, qui
tendent toutes à évoquer une articulation, et qui, à
leur tour, tendent à être ravivées dans l'idée par l'articulation actuelle, ou idéale elle-même. L'articulation est le fait essentiel, la vocalisation lui étant subordonnée, et n'étant pas indispensable, ainsi qu'on
le voit lorsqu'on parle à voix basse.

Les associations primitives dans l'acquisition du
langage articulé se font entre des sons et des articulations, comme dans le langage parlé, ou entre
des signes visibles et des articulations, comme dans
le langage écrit, et entre ces deux-ci et les choses
signifiées, — directement dans le premier cas, indirectement dans le second; — mais des associations
secondaires peuvent s'établir entre des signes visibles et les choses signifiées, le lien par articulation
devenant accessoire, sinon inutile. Un son rappelle

rapidement la chose signifiée, sans l'intervention
d'une articulation. Toutefois, il est plus rare de voir
un signe visible rappeler la chose signifiée, sans intervention d'une articulation plus ou moins supprimée. Chez la plupart des individus on peut observer
une tendance, durant la lecture, à traduire les signes
écrits dans leurs articulations équivalentes. Moins
l'individu a reçu de l'éducation, moins il lit, et plus
cette tendance est manifeste ; et quelques personnes
ne peuvent lire en comprenant ce qu'elles lisent,
sans refaire réellement toutes les opérations articu-
latoires que représentent les caractères écrits.

98. Si les centres moteurs des hémisphères cérébraux ne sont pas simplement les centres d'impulsion des mouvements volontaires, mais aussi les
centres d'enregistrement et de renouvellement de
ceux-ci, il doit s'ensuivre que la destruction des centres moteurs corticaux provoquera une paralysie non-
seulement motrice objective, mais aussi motrice subjective, en d'autres termes, une paralysie de l'idéation motrice. Si par l'éducation une personne ac-
querrait la faculté d'exprimer ses pensées par des
mouvements symboliques de la main droite, la destruction des centres de la main dans l'hémisphère
gauche, provoquerait non-seulement une paralysie
de la main droite ; elle anéantirait aussi dans l'idéation l'association entre les idées et les mouvements
de la main droite. Si un sourd-muet-aveugle comme
Laura Bridgman associait des idées et des pensées à
des mouvements symboliques de la main droite en

particulier, cet individu deviendrait non-seulement hémiplégique, mais aussi aphasique, par la destruction des centres moteurs de la main dans l'hémisphère gauche.

L'enregistrement et le renouvellement idéal des mouvements volontaires doit en effet se faire dans les mêmes centres qui sont primitivement et particulièrement mis en jeu et développés. Par conséquent la mémoire, et le renouvellement en idée, de mouvements volontaires doit, du moins en ce qui concerne la main et le bras, se faire principalement dans l'hémisphère gauche, puisque l'éducation volontaire et les acquisitions motrices sont chez la plupart des individus une affaire de développement droitier.

Les centres moteurs de l'articulation offrent certaines particularités, au point de vue physiologique et psychologique.

Physiologiquement les centres articulateurs agissent bilatéralement ainsi que je l'ai démontré expérimentalement, le centre d'un hémisphère suffisant à innerver les muscles articulateurs des deux côtés. Par conséquent, la destruction du centre articulateur d'un hémisphère ne paralyse pas l'articulation ; si elle produit quelque effet, c'est une simple parésie d'action du côté opposé.

Mais tandis qu'en ce qui concerne la simple excitation physiologique des muscles articulateurs, il semble qu'il y ait peu ou point de différence entre les centres articulateurs droit et gauche, il y a entre

eux une différence notable en ce qui concerne l'en
registrement et la reproduction idéale des mouvements articulateurs.

99. Nous trouvons plusieurs des principes énoncés précédemment vérifiés d'une manière frappante
dans l'état remarquable, et au sens physio-psycholo-
gique, très-instructif, appelé aphasie.

Le sujet aphasique est privé de la faculté d'articuler la parole, très-généralement aussi, de celle d'exprimer ses pensées par l'écriture, tandis qu'il continue à comprendre le sens des mots qu'on lui
adresse, ou encore à apprécier la signification de l'é-
criture. Un aphasique sait parfaitement, ainsi que
l'expriment ses gestes, si un objet est appelé ou non
par son vrai nom, mais il ne peut prononcer le mot
même, ni l'écrire quand on le lui souffle. Quand il
l'essaye, il ne passe entre ses lèvres qu'une expression automatique, une interjection, ou quelque jar-
gon inintelligible; en écrivant, il ne trace que des
gribouillages insignifiants.

Cette affection est généralement, au commencement du moins, associée à un degré plus ou moins
considérable d'hémiplégie droite, mais l'affection
motrice du côté droit, surtout du bras, est souvent
légère et passagère, ou peut faire défaut dès le début,
la seule indication de paralysie motrice consistant
en un état de parésie ou d'affaiblissement des muscles phonateurs droits.

L'impossibilité de parler n'est pas due à la paralysie des muscles articulateurs, car ceux-ci sont mis

en action et employés pour la mastication et la déglutition par le malade aphasique.

La cause de cette affection a été établie par Broca
— et ses observations ont été confirmées par des milliers d'autres cas ; — cette cause est associée à la
lésion de la région de l'extrémité postérieure de la
troisième circonvolution frontale gauche où elle
butte sur la scissure de Sylvius et passe sur l'insula
Reil, région que j'ai montrée correspondre à la position du centre articulateur moteur chez le singe.
(Voy. fig. 63, 9 et 10.)[1]

[1] Je ne considère pas comme nécessaire, en l'état actuel de la médecine clinique et de la pathologie, d'entrer longuement dans l'examen
des cas et des arguments émis en faveur de la localisation précise de la
lésion qui cause l'aphasie. Je regarde comme établi au delà de toute
possibilité de doute, que les lésions de la région spécifiée plus haut
provoquent l'aphasie dans l'immense majorité des cas ; le problème
qui se pose à nous est celui-ci : pourquoi ces lésions provoquent-elles
l'aphasie et laissent-elles les autres facultés intactes ? C'est sortir entièrement de la question que de prétendre que la perte de la parole
n'est pas dans tous les cas due à une lésion locale de ce genre, car
naturellement tout ce qui paralysera les muscles articulateurs amè-
nera l'impossibilité de parler ; et tout ce qui interrompt les opérations
d'idéation et de pensée, tel qu'émotions soudaines et analogues, provoquera aussi cette même incapacité élocutrice. De pareils états ne
peuvent être classés sous le titre d'aphasie où nous avons un état défini de perte de la parole, tandis que toutes les autres facultés, sensation, émotion, pensée et volition, demeurent intactes.

En ce qui concerne les arguments des adversaires de la localisation,
s'il y en a, je citerai, en l'approuvant entièrement, le passage suivant
du docteur Broadbent, écrit en 1872, et que les observations des années qui ont suivi n'ont fait que corroborer et confirmer. « La question étant d'un intérêt capital en physiologie cérébrale, j'ai examiné
tous les cas en apparence exceptionnels dont j'ai pu trouver une relation écrite, et il est remarquable de noter combien d'entre eux se dérobent lorsqu'on le soumet à un examen attentif. Laissant de côté la
distinction entre les états auxquels ont été donnés le nom d'amnésie

L'une des causes les plus fréquentes de cette affection est le ramollissement de cette région, ramollissement qui suit l'arrêt subit de la circulation résultant de l'obstruction embolique des vaisseaux artériels qui lui apportent le sang ; l'activité fonctionnelle de la région est alors suspendue d'une manière temporaire ou permanente.

Grâce à la proximité (voir fig. 63) des centres moteurs de la main et des muscles faciaux, et par suite de la commune origine des troncs vasculaires qui nourrissent ces deux centres, il est facile de voir comment ils sont aussi compris dans les lésions des centres articulateurs, et pourquoi, en conséquence, la paralysie motrice de la face et de la main droite accompagne si souvent l'aphasie. Ce fait peut être

et d'aphasie, j'ai vu décrire sous le titre d'aphasie des cas de paralysie glosso-labio-pharyngienne d'une part, de démence de l'autre, ou encore l'aphasie ou articulation indistincte de malades qui n'ont jamais entièrement guéri d'un accès apoplectique ou convulsif, ou de l'embolie d'une grande artère cérébrale. L'on rapporte comme exemple d'aphasie sans maladie de la troisième circonvolution frontale gauche des cas où l'artère cérébrale moyenne gauche, artère nourricière de la région, était obstruée, où par conséquent la persistance de la parole eût constitué une objection plus grave à la théorie en question, que la perte de cette même faculté ; dans d'autres, sans qu'il y eût de lésion apparente de la substance grise corticale, la circonvolution était séparée des ganglions centraux et du cerveau par une lésion des fibres blanches ; ou bien encore, l'aphasie a été temporaire et dépendante de quelque état passager, et pourtant les cas ont été considérés comme exceptionnels parce qu'aucune lésion permanente n'a été trouvée après la mort. D'autre part, on a décrit comme exemple de maladie de la troisième frontale gauche sans affection de la parole, des cas où la description de la lésion montre bien que l'expérimentation a pris quelque autre circonvolution pour celle dont il s'agit. » (« Mecanism of Thought and speech ». *Médico-chirurgical transactions*, vol. LV, 1872.)

considéré comme une preuve nouvelle de ce que les lésions des centres moteurs corticaux engendrent la paralysie motrice du côté opposé.

L'immunité dont jouissent les muscles articulateurs à l'égard de la paralysie, dans les lésions unilatérales des centres articulateurs, s'explique par l'influence bilatérale de chaque centre, influence qui a été expérimentalement démontrée.

La perte de la parole actuelle ou idéale, par suite de la destruction des centres articulateurs, n'est pas plus difficile à expliquer au moyen des principes émis dans ce chapitre, que la perte de la vue présentative ou représentative par suite de la destruction des plis courbes. Ce qui constitue la difficulté apparente c'est l'explication de la perte de parole sans paralysie motrice, à la suite d'une lésion unilatérale des centres articulateurs de l'hémisphère gauche.

Cette difficulté peut s'expliquer au moyen des principes énoncés au sujet des acquisitions motrices en général. Comme le côté droit du corps est plus particulièrement engagé dans les actes moteurs volontaires, l'éducation porte principalement sur les centres moteurs gauches, et ces centres sont plus particulièrement la base organique des acquisitions motrices. Les centres articulateurs gauches, ainsi que l'affirme plus d'un expérimentateur, l'emportent sur les droits dans l'initiative des actes moteurs de l'articulation. Par conséquent ils sont plus particulièrement le fondement organique de la mémoire des articulations et de leur réveil dans l'idée. La destruction des centres articulateurs gauches supprime là branche motrice des cohésions qu'une longue éducation a établies entre les centres visuels et les centres auditifs et les centres d'idéation en général.

Des sons actuels ou idéaux n'appellent plus les articulations correspondantes, ni actuellement, ni idéalement. L'individu est muet, la partie motrice de la cohésion sensori-motrice (son-articulation) étant rompue. La vue des symboles écrits ne peut non plus reproduire l'acte articulaire équivalent, ni actuellement, ni en idée. L'individu est muet parce que l'élément moteur de la cohésion sensori-motrice, vue-articulation (sight-articulation), est détruit.

Des spectacles, des sons, des touchers, des saveurs, idéalement rappelés ne rappellent pas en même temps qu'eux l'articulation symbolique ; l'individu ne peut donc exprimer ses idées par le langage, et plus la complexité de l'idée réclame le secours du langage ou d'un certain parler intérieur, plus cette idée se trouve affaiblie par cette privation. Toutefois la pensée peut se produire sans langage, mais c'est une pensée particulière, aussi encombrée et limitée que les calculs mathématiques sans symboles algébriques. La pensée, ainsi que l'a observé Bain, est dans une grande mesure, le résultat du parler intérieur, *i.e*, elle est sous la dépendance de la réexcitation faible ou idéale des actes articulateurs qui symbolisent les idées ; c'est ce qu'établissent les mouvements inconscients des lèvres et de la langue exécutés plus ou moins par tout le monde ; mouvements qui peuvent

être si puissants que l'on en vient à parler bas. De
même la sourde-muette-aveugle Laura Bridgman
dont le langage consistait en mouvements symboliques des doigts, en pensant ou en rêvant, exécutait
d'une manière inconsciente les mouvements qu'elle
produisait quand elle parlait réellement son langage
des mains.

Et de même que les idées tendent à appeler leurs
représentations symboliques sous forme d'articulation ou de mouvements de la main ; de même le rappel actuel ou idéal des mouvements articulateurs ou
manuels tend par leur association à rappeler les autres parties de l'association, que ce soient de simples
sons, spectacles, saveurs, odeurs, ou leurs combinaisons. L'importance de cette union entre les centres
articulateurs et les centres d'idéation en général
sera plus pleinement établie quand nous parlerons
du rappel volontaire des idées, et du contrôle de
l'idéation. (103.)

100. Nous avons vu qu'une personne aphasique
par suite de la destruction de son centre articulateur (nous appellerons ainsi par abréviation les centres moteurs articulateurs de l'hémisphère gauche)
peut encore apprécier la signification des mots prononcés devant elle. A ce point de vue, elle ne diffère pas (et il n'y a pas de raison pour qu'elle le
fasse) d'une personne normale. Ses centres visuel,
auditif, etc. étant intacts, elle peut aussi bien qu'auparavant avoir des idées de vue, d'ouïe, de goût, de
tact et d'odorat. La différence consiste en ce que

chez l'individu aphasique le mot prononcé, bien qu'il rappelle l'idée ou la signification exacte, ne peut appeler actuellement ou idéalement le mot lui-même, les centres de l'exécution et de l'idéation des mots ayant été détruits. L'appréciation de la signification des mots parlés s'explique facilement par le fait que dans le travail de l'éducation il se forme directement une association entre certains sons et certains objets sensibles, association qui accompagne si elle ne précède l'établissement de l'association cohésive entre ces sons et certains actes articulateurs. La cohésion ou association entre le son et la signification reste intacte dans l'aphasie ; c'est la cohésion entre le son et l'articulation qui est rompue par l'ablation du facteur moteur du lien organique.

L'association entre des signes visibles et les choses signifiées est toutefois secondaire par rapport aux associations établies entre les sons et les choses signifiées, et entre les sons et les articulations, car la parole précède l'écriture. Dans le premier cas, quand l'individu apprend à lire, les symboles visibles sont traduits en articulations et en sons qui apparaissent avant de rappeler la chose signifiée. Cette traduction se fait chez tous au début et reste apparente chez les personnes qui ne sont pas très-exercées à la lecture, car elles ne comprennent qu'en articulant tout le temps d'une manière plus ou moins complète. De même qu'un individu apprenant une langue étrangère est tout d'abord obligé de traduire les mots dans la sienne propre avant d'en obtenir le sens, mais finit, à force de se familiariser et de s'exercer, par associer directement les mots nouveaux à leur sens, sans l'intermédiaire de sa langue paternelle, et même par penser dans la langue nouvelle, de même il est possible que par une longue expérience de lecture une association directe s'établisse entre les symboles visibles et les choses signifiées, sans l'intermédiaire de l'articulation. En pareil cas une personne dont le centre de parole sera désorganisé pourra encore comprendre la signification du langage écrit. D'autre part, une personne qui n'a pas établi l'association directe entre les symboles visibles et les choses signifiées, et qui est encore obligée de traduire par l'articulation, ne pourra plus comprendre le langage écrit bien qu'elle puisse encore comprendre le langage parlé, après la destruction de son centre de parole.

Quand on apprend à écrire, on greffe une nouvelle association sur celle qui existe déjà entre les sons et les articulations. Cette nouvelle cohésion est établie entre des sons et certains mouvements manuels symboliques dirigés par la vue, lesquels tracés symboliques sont les équivalents de certains actes articulateurs. Dans le premier cas, cette association des sons, ou des sons et des choses signifiées avec les mouvements de la main, s'établit par l'intermédiaire des centres articulateurs, car les sons ou les idées sont d'abord reproduits actuellement ou intérieurement par des articulations avant que leurs équivalents symboliques écrits soient établis et reconnus.

Par l'éducation et par la familiarisation qui résultent d'une longue habitude d'exprimer les idées par des symboles écrits, il s'établit, sans l'intermédiaire de l'articulation, une association directe entre les sons et les idées d'une part et les mouvements manuels de l'autre ; et plus il pourra se passer de la traduction par l'articulation, plus l'individu aphasique par suite de la lésion de son centre de parole pourra continuer à écrire.

Dans la grande majorité des cas d'aphasie que l'on rencontre dans les hôpitaux, l'association directe entre des sons et idées et les équivalents manuels des articulations n'a pas été établie, excepté pour un acte très-simple, tel que celui qui consiste à écrire son nom, et par suite, comme l'intervention de l'articulation est encore nécessaire avant que les idées puissent s'exprimer par l'écriture, la destruction du centre de paroles engendre non-seulement l'aphasie, mais l'*agraphie*.

Des exemples de ces divers états se rencontrent dans l'aphasie. Quelques-uns ne peuvent ni lire ni écrire ; d'autres peuvent écrire, mais non parler ; quelques-uns peuvent écrire leur nom, et rien d'autre ; tous comprennent le langage parlé, plusieurs comprennent l'écriture, d'autres ne comprennent rien du tout, ou du moins très-imparfaitement. Entre l'état normal centre de la parole et sa destruction totale se trouvent plusieurs degrés intermédiaires ; on en trouve des exemples dans l'aphasie partielle, dans les perturbations partielles de la parole. Dans certains cas il semble qu'il y ait une telle perturbation des centres que, bien que l'individu ne soit pas aphasique dans le sens de muet, les associations entre certaines articulations et certaines idées sont à tel point troublées qu'il ne sort qu'un pêle-mêle incohérent de mots quand le malade essaye de parler. C'est plutôt une ataxie que de l'aphasie au sens propre du mot.

Ainsi que nous l'avons dit, le centre de la parole est, dans la majorité des cas, situé dans l'hémisphère gauche. Mais il n'y a pas de raison, en dehors de l'éducation et l'hérédité, pour qu'il en soit nécessairement ainsi. On peut parfaitement concevoir que les centres articulateurs de l'hémisphère droit reçoivent une éducation analogue. Un individu qui a perdu l'usage de la main droite peut par l'éducation et la pratique acquérir de la gauche toute la dextérité de la droite. Dans ce cas les centres manuels moteurs de l'hémisphère droit deviennent les centres d'acquisitions motrices analogues à celles du gauche. En ce qui concerne les centres articulateurs, la règle semble être qu'ils reçoivent une éducation, et qu'ils deviennent le siége organique d'acquisitions volitionnelles du même côté que les centres manuels. Par suite, comme la plupart des personnes sont droitières, l'éducation des centres de mouvements volitionnels porte sur l'hémisphère gauche. C'est ce qui établit d'une manière frappante la production de cas d'aphasie coïncidant avec l'hémiplégie gauche chez les gauchers. On a maintenant la relation d'un certain nom-

bre de cas de ce genre. (Voyez thèse Mongié, Paris,
1866, citée par Lepine : *la Localisation dans les maladies cérébrales*, Paris, 1875. Russell. *Med. Times and
Gazette*, 11 juillet, 24 octobre 1874. Cas (inédit) communiqué oralement par mon ami le Dr Lauder Brunton, de l'hôpital Saint-Barthélemy.)

Ces cas font plus que contre-balancer toute exception à la loi que les centres articulateurs reçoivent
une éducation volitionnelle du même côté que les
centres moteurs manuels. Il n'est pas nécessaire de
regarder cette loi comme absolue, et nous pouvons
admettre des exceptions sans infirmer une seule conclusion concernant la pathologie de l'aphasie telle
qu'elle est établie plus haut.

Bien que le centre articulateur gauche soit celui
qui généralement reçoit l'éducation particulière de
la parole, il est facile de concevoir qu'une personne
devenue aphasique par suite de la destruction totale
et permanente du centre gauche de la parole puisse
acquérir de nouveau la faculté de parler par l'é-
ducation des centres articulateurs droits. Ils ont jusqu'à un certain point reçu de l'éducation en même
temps que ceux de gauche, par action associée, en
enregistrant automatiquement, selon l'expression de
Hughlings-Jackson, les actes volitionnels des centres
gauches. Cette faculté automatique peut, par l'éducation, devenir volontaire, bien qu'à l'âge où se manifeste d'ordinaire l'aphasie il y ait moins de faci-
lité et de plasticité dans les centres nerveux pour
former de nouvelles cohésions et associations. La

guérison rapide qui se produit si souvent dans les cas d'aphasie, surtout ceux où elle résulte de l'obstruction embolique des artères nourricières des centres gauches, doit être considérée moins comme une indication de l'éducation des centres droits, que comme une preuve du rétablissement de la circulation et de la nutrition dans des régions rendues temporairement inactives.

Mais il y a d'autres cas qui sembleraient indiquer que le recouvrement de la parole peut avoir lieu après une lésion ayant provoqué une destruction complète et permanente du centre de la parole gauche. Un cas qui me semble rentrer dans cette catégorie a été rapporté par les docteurs Batty Tuke et Fraser (*Journal of mental science*, avril 1872) qui toutefois l'ont cité comme un exemple opposé à la localisation d'un centre de parole ; il est certain qu'en un certain sens il l'est, car il contredit la localisation unilatérale absolue. Le voici dans ses traits essentiels. Le malade était une femme ayant perdu connaissance à la suite d'une hémorrhagie cérébrale. Quand elle revint à elle, on la trouva tout à fait muette, et elle resta dans cet état pendant un temps indéfini. Toutefois dans la suite des temps elle recouvra dans une grande mesure la faculté de parler, mais non entièrement. « Pendant toute la durée de son séjour on put remarquer deux particularités dans son langage — un empâtement de l'articulation des sons ressemblant à celui de la paralysie générale, et une hésitation au moment où elle allait nommer quelque chose — cette dernière circonstance étant beaucoup plus marquée quelques mois avant sa mort.

« L'empâtement semblait dû à une légère fixité de la lèvre supérieure tandis qu'elle parlait, mais il n'y avait pas de paralysie quand la lèvre était volontairement comprimée contre l'autre. Tout le monde remarqua l'inaction de la lèvre supérieure.

« L'hésitation était le plus marquée quand elle arrivait à un nom ; la durée de l'hiatus variait selon la rareté de l'emploi du mot. Vers la fin elle ne pouvait pas se rappeler même les termes les plus usités, et elle se servait de périphrases et de gestes pour indiquer ce qu'elle voulait dire. Elle était toujours soulagée et satisfaite quand on lui donnait les mots, et alors elle les répétait invariablement. Par exemple, elle disait : donnez-moi un verre de.... Si on lui demandait si c'était de l'eau, elle répondait : non; du vin? non ; du whisky? oui, whisky. *Elle n'hésitait jamais pour articuler le mot quand on le lui avait donné.* »

Elle mourut quinze ans après son accident, et l'on vit à l'autopsie qu'il y avait une destruction totale et perte de substance dans la région corticale de l'hémisphère gauche, correspondant au siége des centres articulateurs. (Fig. 63; 9, 10.) Ceci me semble être un des cas les plus évidents de la réacquisition de la faculté de la parole par l'éducation de centres articulateurs droits. La perte de la parole au début concorde avec l'effet ordinaire de la lésion du centre gauche de la parole. L'éducation du côté droit n'était pas parfaite, même après quinze ans, et cette hésitation particulière, et le fait que les auteurs eux-mêmes ont noté, particulièrement en italiques, savoir, que la parole avait souvent besoin d'être suggérée, s'accorde avec la faculté moins volitionnelle et plus automatique de l'hémisphère droit. L'aphasie étant essentiellement due à la destruction temporaire ou permanente des centres d'excitation et d'enregistrement organique des actes articulateurs constitue une preuve significative du fait qu'il n'y a pas d'interruption entre les fonctions physiologiques et psychologiques du cerveau, et que l'objectif et le subjectif ne sont pas séparés par un abîme infranchissable.

101. Nous avons maintenant tracé le développement du contrôle volontaire des mouvements, et le mode selon lequel s'organise dans les centres moteurs la mémoire des actes volitionnels. La conclusion à laquelle nous arrivons est celle-ci : le contrôle volontaire des mouvements s'établit quand un lien organique est établi entre une sensation discernée par la conscience et un acte moteur défini et distinct. Le contrôle volitionnel des mouvements individuels étant une fois établi, le travail de l'éducation se fait, et les conditions de la volition deviennent de plus en plus complexes. La volition de l'enfant inexpérimenté et laissé à lui-même a un caractère plus ou moins impulsif, son action étant conditionnée principalement par les impressions ou les idées du moment. Des associations n'ont pas encore été formées

entre les conséquences éloignées, douloureuses ou
agréables, des actions. *Experientia docet.* L'enfant
qui a acquis le contrôle distinct de ses mains est
poussé à toucher et à manier tout ce qui attire vivement sa vue. La vue d'une flamme brillante excite
le désir de la toucher. Cet acte est suivi d'une douleur physique aigüe, et une association s'établit entre
le contact d'un certain objet brillant et le sentiment
d'une vive douleur. Le souvenir vivace de la douleur
éprouvée dans une circonstance passée suffit pour
contre-balancer la tendance qui pousse l'enfant à la
manipulation de l'objet quand il se retrouve dans les
mêmes conditions. Nous avons ici un simple cas de
conflit des motifs, et la défaite ou neutralisation d'un
motif par un autre plus puissant. L'acte, s'il s'en produit un, est conditionné par le motif le plus fort. De
même la vue d'aliments pousse un chien affamé à s'en
emparer et à les dévorer. Si la satisfaction qu'il s'accorde est suivie de quelques coups de fouet quand il
s'empare de certains aliments, il s'établira une association entre la préhension de certains aliments et une
vive douleur physique; plus tard, la mémoire de la
douleur surgit en même temps que le désir de satisfaire la faim, et plus le souvenir du mal est vif, plus
l'impulsion de l'appétit est contre-balancée et repous-
sée. On dit alors que le chien a appris à mettre un
frein à son appétit.

A mesure que l'expérience s'accroît, la complexité
des associations entre les actes et leurs conséquences
augmente. Par l'expérience personnelle aussi bien

que par l'expérience faite et le témoignage des autres, les associations se forment entre les actions et leurs conséquences éloignées sous forme de plaisirs et douleurs, et l'on trouve qu'une satisfaction actuelle peut amener une douleur ultérieure plus vive, et qu'une action actuellement douloureuse peut amener un plus grand plaisir. Comme la grande loi de la vie est de *rivere convenienter naturæ*, éprouver le plus de plaisir possible, et éviter la douleur, au sens le plus élevé et le plus général, et non pour le moment présent seulement (loi qui ne peut être impunément violée), les actions sont conditionnées, non plus comme chez l'enfant ou l'animal inexpérimenté, par les désirs et sentiments actuels seulement, mais par les désirs présents modifiés par les sentiments idéalement ravivés de plaisir et de douleur proches et éloignés que l'expérience a associés à des actes définis.

Le motif de l'acte est donc la résultante d'un système complexe de forces ; plus il est complexe, plus l'expérience est vaste, et plus les associations formées entre les actions et leurs conséquences, proches ou éloignées, sont nombreuses. Les actes ainsi conditionnés sont considérés comme mûrs ou délibérés, par opposition aux volitions impulsives ; mais la différence n'est pas dans la nature, mais dans le degré de la complexité, car en fin de compte les actes conditionnés par la résultante d'un système d'associations complexe sont essentiellement du genre de ceux qui sont conditionnés par la simple impulsion du désir ou sentiment actuel, alors qu'aucune association capable de les modifier n'a encore été formée.

Mais ce qui est l'état normal chez l'enfant ou chez l'animal inexpérimenté peut être une véritable folie de la part de l'adulte dont l'éducation est faite. Si chez lui les actions sont conditionnées simplement par les désirs et sentiments présents, sans égard pour, et malgré les associations établies entre certains actes et leurs conséquences douloureuses, il y a retour au type volitionnel enfantin, la seule différence étant que dans un cas aucune association modératrice n'a été encore formée, tandis que dans l'autre, bien que formée elle ne sert de rien. Un individu qui agit ainsi agit sans raison, et si chez quelqu'un, malgré l'influence modératrice des associations passées, un désir ou sentiment présent arrive à atteindre une intensité telle qu'il l'emporte sur ces associations, on dit que cet individu agit malgré lui-même, ou, par métaphore, contre sa volonté. De pareilles tendances se rencontrent plus ou moins chez tous, mais on en trouve plus particulièrement des exemples dans certaines formes de la folie, où l'individu devient la victime de quelque désir morbide, et où il est poussé irrésistiblement, quelle que soit son horreur, à commettre des actes comportant des conséquences terribles.

102. La tendance qu'ont les sentiments et désirs à se traduire par des actions nous amène à considérer une autre faculté qui joue un rôle important

dans le gouvernement et le contrôle de l'idéation et de l'action.

Les éléments primaires des actes volitionnels de l'enfant et de l'adulte peuvent, en dernière analyse, se réduire à une réaction entre les centres de sensation et ceux de mouvement.

Mais outre la faculté d'agir en réponse à des sentiments ou désirs, il y a la faculté d'arrêter ou de modérer l'action malgré la tendance des sentiments et des désirs à se manifester par des sortes d'éruptions motrices.

L'action peut être réprimée directement ou indirectement.

Comme exemple de répression indirecte nous pouvons prendre la répression d'actes réflexes qui est provoquée par une excitation sensitive simultanée et plus considérable. A ceci répond dans l'acte volitionnel la répression ou neutralisation d'un motif par un autre plus fort.

Comme exemple de répression directe nous pouvons citer l'action modératrice du nerf vague sur le cœur. Elle est due à une influence du vague sur les ganglions cardiaques moteurs dont il modère l'activité. « Le cœur contient en lui-même de nombreux ganglions qui en font continuer les contractions, même quelque temps après qu'il a été séparé du corps. Les branches terminales du nerf vague dans le cœur sont de quelque façon en rapport avec ces ganglions, et quand il est irrité, les ganglions cessent d'agir sur la substance musculaire et le cœur reste absolument immobile, dans un état de relâchement. Les branches du nerf vague qui exercent cette influence ressemblent aux nerfs moteurs en ce qu'ils transmettent une impression faite sur eux vers la périphérie et non vers le centre ; elles y ressemblent aussi par leur origine, car bien qu'elles courent dans le nerf vague, elles dérivent en réalité du spinal accessoire, et ne rejoignent le nerf vague qu'à son origine. Les autres fibres du spinal accessoire vont aux muscles, et quand elles sont excitées, elles font agir les muscles ; mais celles qui vont au cœur se terminent non dans des fibres musculaires, mais dans des ganglions, et elles provoquent le repos au lieu du mouvement, le relâchement au lieu de la contraction. » (Lauder-Brunton : *On Inhibition, peripheral and central; West Riding Lunatic asylum medical Reports*, vol. IV, p. 181). Les centres de modération directe sont donc de caractère véritablement moteur, mais leur action est dépensée dans les centres moteurs propres.

Comme exemple de modération volitionnelle, nous pouvons prendre la lutte, accompagnée du sentiment de l'effort, engagée pour maintenir et retenir la tendance qu'ont les sentiments violents à se manifester par l'action. Le combat entre la modération et la tendance à une éruption motrice est indiqué par la tension où se trouvent les muscles bien que tenus en bride, de telle sorte que sous une apparence relativement tranquille il peut y avoir un feu violent menaçant de franchir toutes les limites.

Les centres modérateurs ne sont pas également développés et n'ont pas reçu la même éducation chez tous, et ils ne sont pas également développés chez un même individu en ce qui concerne les tendances particulières à l'action. Mais cette faculté modératrice me semble être l'élément fondamental dans la concentration attentive de la conscience, et le contrôle de la volition.

On a remarqué avec justesse que nous n'avons pas de contrôle volitionnel direct sur les centres d'idéation. Les idées une fois excitées centralement, ou par des impressions périphériques, tendent à s'exciter l'une l'autre, d'une manière purement réflexe, ainsi que l'ont indiqué Laycock et Carpenter. Laissées à elles-mêmes, les idées appellent les idées selon les associations par contiguïté et similitude : d'une manière cohérente à l'état de veille, quand tous les centres et sens sont fonctionnellement actifs ; d'une manière incohérente dans les rêves et le délire, alors que les divers centres fonctionnent irrégulièrement.

Mais nous pouvons concentrer l'attention sur une idée ou sur une classe d'idées et sur leurs associées immédiates, à l'exclusion de toutes les autres ; cette faculté est différemment développée chez les divers individus. Nous pouvons ainsi modifier et contrôler le courant de l'idéation, et jusqu'à un certain point appeler et retenir dans la conscience des idées particulières et des associations particulières.

Sur quel fondement physiologique repose cette faculté psychologique ? C'est là une question fort délicate, et à peine susceptible d'une démonstration expérimentale. Les considérations suivantes sont donc des spéculations plutôt que des déductions procédant de données expérimentales.

103. L'excitation volontaire des idées et la concentration de conscience qui contrôle le courant de l'idéation semblent toutes deux dépendre des centres moteurs. Le fait que l'attention implique l'activité des facultés motrices a été clairement énoncé par Bain et Wundt[1].

Bain (*The Emotions and the will*, 3e édition 1875) remarque : — « Il n'est pas évident à première vue que la rétention d'une idée dans l'esprit est opérée par des muscles volontaires. Quels mouvements s'opèrent tandis que je pense à un cercle, ou à saint Paul? Il ne peut y avoir de réponse à cette question, à moins de supposer que l'image mentale ou ravivée

---

[1] Irgend eine vorhandene centrale sninesreizung ruft andere hervor, die ihr verwandt sind, oder mit denen sie oft verbunden gewesen ist. Aber die vorstellungen die so in das allgemeine Blickfeld des Bevusstseins treten, sind zunächst ausserordentlich schwach, bis die Spannung der Ausfmerksamkeit hinzukommt, die auf eine oder eineige wenige sich concentrirt und dieselben in den Blickpunkt hebt. Diese Wirkung müssen wir uns ganz ebenso wie bei der apperception der äusseren Sinneseindrücke denken. Sie besteht in einer willkürlichen Innervation, welche in ihren stärkeren Graden auch hier deutlich als Spannungsgefühl sich verräth. Sie wirkt zurück auf die sinnes centren und verstärkt so unter allen den leise anklingenden Erregungen eine bestimme, die sich nun als deutliches Errinerungsbild in den mittelpunkt des Bevusstseins stellt. Wir empfinden diese Spannung der aufmerksamkeit immer dann als eine willkürliche Thätigkeit, wenn dieselbe zu beteutenderer stärke anwachsen muss, eine bestiminte Vorstellung in den Vordergrund zu ziehen. (Physiologische Psychologie, p. 795.)

. occupe la même place dans le cerveau et les autres parties du système, que la sensation originale, supposition que confirment un certain nombre de raisons émises dans le volume précédent (Contiguïté, 10). Maintenant, comme il y a un élément musculaire dans nos sensations, surtout celles des sens supérieurs, — toucher, ouïe, vue, — cet élément doit d'une manière ou d'une autre avoir une place dans le souvenir ultérieur de l'idée.

« Le cercle idéal est le rétablissement de ces courants qui provoqueraient un mouvement circulaire des yeux autour d'un cercle idéal ; la différence réside dans la dernière phase, ou dans l'arrêt brusque du mouvement actuel accompli par l'organe. » (P. 370.)

Dans ces lignes, et surtout dans les dernières, Bain me semble avoir nettement montré les éléments de l'attention, que je conçois comme étant une combinaison de l'activité des centres moteurs, et moteurs-modérateurs.

En rappelant une idée, ou en considérant attentivement une ou quelques idées, nous mettons en mouvement, mais d'une manière restreinte ou étouffée, les actes auxquels sont associés, dans la cohésion organique, les facteurs sensitifs de l'idéation.

Nous pensons à la forme en commençant, puis en arrêtant les mouvements des yeux et des mains par lesquels les idées de forme ont été acquises et persistent. Et de même que les impressions ou les idées sensitives tendent par l'association à rappeler des mouvements idéaux ou actuels, de même, inverse-

ment, l'excitation des mouvements tend à appeler
par l'association les divers facteurs sensitifs qui se
combinent à ces mouvements particuliers pour
constituer des idées complexes. Dans le cas d'idées
dont l'élément moteur n'est pas apparent, le mode
d'excitation peut être rapporté aux mouvements d'articulation auxquels sont associées les idées comme à
des symboles. De fait, c'est ici le mode le plus usuel
du rappel des idées en général. Nous rappelons un
objet à l'idée en prononçant le nom d'une manière
étouffée. Par conséquent, nous pensons, et nous di-
rigeons le courant de la pensée, en grande partie,
au moyen du parler intérieur.

Tel est surtout le cas en ce qui concerne le rappel
d'idées abstraites par opposition aux idées concrètes
et particulières.

Les qualités abstraites et les relations des objets
n'existent qu'en vertu des mots, et nous pensons aux
exemples concrets et particuliers d'où a été formé
le général ou abstrait en effectuant les mouvements
articulaires symboliques auxquels sont attachées ces
idées.

Un aphasique est incapable d'idéation abstraite ou
de pensée suivie. Il ne pense qu'à des choses particulières, et ses pensées sont conditionnées principalement par les impressions présentes faites sur
les organes de ses sens, impressions qui éveillent des
idées selon les lois habituelles de l'association.

Le rappel d'une idée dépendant donc en apparence
de l'excitation de l'élément moteur de sa compo-

sition, la faculté de fixer l'attention et de concentrer la conscience dépend en outre de la restriction du mouvement.

Pendant le temps où nous sommes occupés par une idéation attentive, nous supprimons les mouvements actuels, mais nous maintenons en un état de tension plus ou moins considérable les centres du mouvement, ou des mouvements auxquels sont unis les divers facteurs sensitifs de l'idéation.

En réprimant la tendance à la diffusion extérieure dans les mouvements actuels, nous accroissons la diffusion intérieure, et concentrons la conscience. Car le degré de conscience est inversement proportionnel à la quantité de diffusion externe active. Dans l'attention la plus intense, tout mouvement qui diminuerait la diffusion interne est également réprimé. Par conséquent, dans la pensée attentive, les actions automatiques elles-mêmes sont réprimées, et une personne qui pense profondément pendant qu'elle se promène s'arrêtera de temps à autre.

L'excitation des centres moteurs, protégée contre la diffusion externe, dépense sa force intérieurement selon les cohésions organiques, et les divers facteurs qui sont devenus organiquement cohérents avec un mouvement particulier s'élèvent dans la conscience. Cette excitation réprimée d'un centre moteur peut se comparer à une traction exercée sur une plante à racines fasciculées. La traction provoque l'ébranlement jusque dans la radicule la plus éloignée. De même la tension du centre moteur conserve en un état d'ébranlement conscient les centres idéatifs qui lui sont organiquement unis. Les centres de modération constitueraient donc le principal facteur dans la concentration de la conscience et le contrôle de l'idéation. Toutefois ils n'ont pas de force d'activité auto-déterminante, mais ils sont appelés en jeu par les mêmes excitations qui tendent à provoquer un mouvement actuel. Les centres modérateurs reçoivent leur éducation en même temps que les centres de mouvement actuel, durant le développement de la volition. L'éducation des centres modérateurs introduit l'élément délibérateur dans la volition, car l'action inspirée par les sentiments actuels est suspendue jusqu'à ce que les diverses associations qui se sont groupées autour d'un acte particulier soient entrées dans la conscience. La résultante des diverses associations dont le ravivement est conditionné par le sentiment actuel, et la concentration de la conscience qu'il provoque, sont les motifs qui, en fin de compte, déterminent l'action.

Selon le développement et le degré d'éducation des centres modérateurs, les actes volitionnels perdent leur caractère impulsif et acquièrent l'aspect de la délibération. Les impulsions ou sentiments présents, au lieu d'amener immédiatement l'action comme chez l'enfant, excitent simultanément les centres modérateurs et suspendent l'acte jusqu'à ce que, sous l'influence de l'attention, les associations produites par l'expérience passée entre les actes et leurs conséquences douloureuses ou agréables, pro-

ches ou lointaines, se soient élevées dans la conscience. Si les centres modérateurs, et par suite l'attention, sont faibles, ou si les impulsions actuelles
sont généralement fortes, la volition est plutôt im-
pulsive que délibérée.

Les centres modérateurs, étant ainsi le facteur
essentiel de l'attention, constituent la base organique de toutes les facultés intellectuelles supérieures.
A leur développement doit correspondre une puissance intellectuelle proportionnelle.

« Une grande profusion d'images, d'idées, de notions amassées dans la mémoire, sert peu aux fins
pratiques si l'on ne peut arrêter ou choisir, faculté
purement volontaire au début. Nous pouvons avoir
la richesse du rêve ou de la rêverie, mais nous ne
pouvons nous astreindre à un plan d'action, ni aux
règles de l'arrangement. » (Bain, *op. cit.*, p. 371.)

104. Les facultés d'intelligence et de réflexion se
manifestent proportionnellement au développement
de la faculté d'attention. Ceci coïncide avec le développement anatomique des lobes frontaux du cerveau, et nous avons diverses données expérimentales
et pathologiques pour localiser dans ces lobes les
centres modérateurs, substrata physiologiques de la
faculté psychologique à laquelle ils répondent.

Il a déjà été démontré que l'irritation électrique
des lobes antéro-frontaux ne provoque aucune manifestation motrice; ce fait, bien que négatif, s'accorde
avec l'opinion d'après laquelle ils seraient, non pas
actuellement moteurs, mais moteurs-modérateurs,

et dépenseraient leur énergie à produire des changements intérieurs dans les centres d'exécution motrice
actuelle.

Les centres de modération directe et les nerfs modérateurs sont, ainsi que nous l'avons vu, tous centrifuges, ou moteurs, et il a été démontré également
que les régions frontales sont directement unies aux
tractus centrifuges ou moteurs de l'expansion pédonculaire ou corona radiata.

L'ablation des lobes frontaux ne provoque pas de
paralysie motrice ni d'autres effets physiologiques
visibles, mais elle entraîne une sorte de dégénérescence mentale qui en dernière analyse peut se réduire
à la perte de l'attention.

Les facultés de l'attention et de la concentration
de la pensée sont faibles et imparfaites chez les idiots
dont les lobes frontaux sont imparfaitement développés, et l'affection des lobes frontaux est plus
spécialement caractéristique de la démence ou de la
dégénérescence mentale générale. Les régions frontales qui correspondent aux régions non excitables
du cerveau du singe sont petites ou rudimentaires
chez les animaux inférieurs, dont l'intelligence et
les facultés de réflexion sont proportionnellement
développées.

Le développement des lobes frontaux atteint son
plus haut degré chez l'homme le plus intelligent, et
si nous comparons deux personnes, celle qui est la
plus intelligente est caractérisée par le développement frontal le plus considérable.

Je pense que les phrénologistes ont de bonnes raisons pour localiser les facultés réflectives dans les régions frontales du cerveau, et il n'y a rien qui rende absolument improbable la théorie d'après laquelle le développement frontal de certaines régions serait la marque de la puissance de concentration de la pensée et de capacités intellectuelles particulières.

105. Dans ce chapitre je me suis contenté d'indiquer très-brièvement quelques-uns des plus importants principes physiologiques qui me semblent pouvoir être logiquement déduits de l'étude expérimentale des substrata physiologiques et anatomiques de l'âme, principes qui, à plusieurs points de vue, coïncident avec ceux qui ont été exposés par Bain et Herbert Spencer.

Il reste encore à examiner plusieurs points de physiologie cérébrale, tels que la relation des centres encéphaliques avec les opérations nutritives ou trophiques, les conditions de l'activité normale du cerveau, les conditions physiologiques de la conscience, etc.; mais comme ces questions veulent être discutées plutôt à l'aide de faits pathologiques observés sur l'homme, qu'à l'aide de recherches expérimentales sur les animaux, je me propose de réserver ces sujets et d'autres analogues, pour en faire la matière d'un autre ouvrage particulièrement consacré à l'étude des maladies du cerveau.

CHAPITRE XII

RÉSUMÉ DIAGRAMMATIQUE

106. Dans le diagramme et la nomenclature qui suivent j'ai essayé de représenter sommairement et schématiquement les relations réciproques des centres spinaux encéphaliques, relations longuement discutées dans les chapitres précédents.

Les *centres spinaux* sont indiqués dans la figure (fig. 58) par les cercles A et A' ; A représentant les divisions afférentes ou sensitives ; A', les divisions motrices ou efférentes, réunies par la communication intra-centrale *a*.

Le nerf ou les nerfs afférents menant à A sont indiqués par *a*, la direction de la flèche révélant le caractère centripète des fibres pour cette région, comme pour les autres situées au-dessus. L'autre ligne *a'* représente le nerf centrifuge ou moteur. Une impression *a* provoque l'action *a'* d'une manière réflexe ou excitomotrice, tout à fait indépendamment des centres supérieurs. Par suite, toutes les parties du système cérébro-spinal, situées au-dessus de AA' peuvent être enlevées sans détruire l'acte réflexe (voy. chap. II).

Afin d'adopter un système uniforme de nomenclature, nous pouvons désigner cette activité indépen-

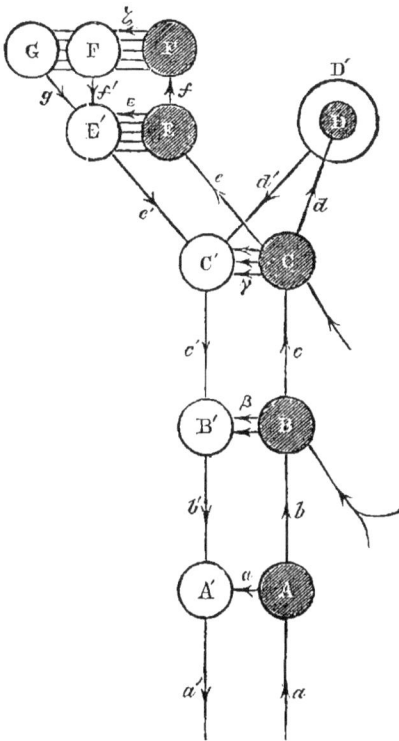

Fig. 58. — Diagramme schématique des centres nerveux cérébro-spinaux. A, A', moelle épinière. — B, B', moelle allongée. — C, C', mésencéphale. — D, D', cervelet. — E, E', ganglions de la base. — G, F, F', hémisphères cérébraux.

dante des centres spinaux par le terme *kentro-kinétique*, équivalent grec du terme excito-moteur (κεντρον, éperon ; κινεω, je remue).

MOELLE ALLONGÉE

107. Les centres de la moelle allongée sont représentés par les cercles B et B' dont B est la division sensitive ; B', la partie motrice. L'activité fonctionnelle et indépendante de la moelle allongée est plus complexe que celle de la moelle épinière, mais elle est essentiellement du même genre, c'est-à-dire : réflexe ou excito-motrice.

En raison de la complexité plus grande et de la multiplicité des coordinations motrices et sensitives dans la moelle allongée, on peut décrire les centres médullaires comme étant des régions d'action réflexe complexe, *syn-kentro-kinésis*, ou action *syn-kentro-kinétique*.

On peut voir par le diagramme que l'impression *a* qui dans les centres spinaux A et A' cause l'action *a'*, transmise à la moelle par *b*, peut produire par B β B' et *b'*, exactement la même action musculaire *a'*, mais en tant que faisant partie d'une coordination plus élevée et spéciale. Les formes spéciales d'actes réflexes coordonnés que manifeste la moelle allongée ont été décrites au chapitre III.

De même que les fonctions réflexes de la moelle épinière peuvent continuer après l'ablation de tout ce qui surmonte A A', de même les actions réflexes complexes de la moelle allongée peuvent continuer à se produire après l'ablation des centres au-dessus de B B'.

Le diagramme montre graphiquement aussi que la section au-dessous de A A' ou entre A A' et B B' doit causer la paralysie des manifestations fonctionnelles de centres situés plus haut, dans la mesure du moins où ceux-ci sont en relation avec a et a'.

CENTRES MÉSENCÉPHALIQUES

108. Les centres mésencéphaliques C, C', ainsi que nous l'avons montré dans le chapitre IV, sont les centres de coordination de formes d'activité plus complexes encore, telle que la locomotion, l'expression des émotions, etc., formes plus particulièrement excitées par des impressions faites sur les organes spéciaux des sens. Les formes d'activité manifestées par ces centres sont généralement appelées consensuelles ou sensori-motrices (Carpenter). Vu l'ambiguïté impliquée par l'usage du terme sensori-moteur, et d'autant plus que la sensation au sens psychologique du mot, savoir, conscience d'impressions sensitives, ne peut être affirmée de ces centres, j'emploierai le terme *esthetico-kinétique*, pour désigner l'activité des ganglions mésencéphaliques, définissant arbitrairement l'esthésie comme étant une modification physique, par opposition à une modification psychique, des centres nerveux sensitifs spéciaux.

Tant que l'acte *a'* fait partie de la manifestation de l'activité fonctionnelle des centres mesencéphaliques, il est le résultat de l'esthético-kinésie, tandis que la même action, conditionnée par les centres spinaux ou médullaires, est kentro-kinétique, ou syn-kentro-kinétique respectivement.

La signification de l'acte diffère selon le centre qui le produit.

Le diagramme montre en outre que tout ce qui surmonte les centres C et C' peut être enlevé sans détruire l'acte *a* esthético-kinétique, mais, ainsi que j'ai tenté de l'établir, le développement de ces centres et le degré d'indépendance dont ils jouissent sont inversement proportionnels au développement des hémisphères cérébraux. Par suite, chez les divers animaux, les effets de l'ablation des hémisphères cérébraux varient d'après cette loi. Il est aussi évident que les voies de l'esthético-kinésie ne sont pas indépendantes de celles qui sont en jeu dans les kentro- ou syn-kentro-kinésies et, par suite, une lésion qui détruit les centres ou trajets de ces formes d'activité doit, *ipso facto*, paralyser la manifestation de l'action esthético-kinétique.

CERVELET

109. Les centres sensitif D et moteur D' sont représentés dans le diagramme comme renfermés l'un dans l'autre, car ils n'ont pas encore été définitive-

ment isolés anatomiquement. Les rapports sensitifs
et moteurs du cervelet sont respectivement indiqués
par les flèches *d* et *d'*.

L'activité du cervelet, ainsi que j'ai tenté de l'établir au chapitre VI, est simplement une branche ou
division d'esthético-kinésie ; elle est intimement
unie à l'activité des centres mésencéphaliques, bien
qu'elle soit jusqu'à un certain point susceptible
d'en être complétement distinguée. L'action esthético-kinétique du cervelet est particulièrement en
rapport avec la fonction de l'équilibration, ou *isorro-
pesis* (équilibration).

Le diagramme montre comment les centres et
tractus qui fonctionnent dans cette forme d'activité
peuvent être enlevés sans que les manifestations
fonctionnelles des ganglions mésencéphaliques ou
des hémisphères cérébraux propres soient détruites.

L'acte *a'* donc, en tant que faisant partie de la
fonction d'équilibration, est paralysé, et cette fonction seule l'est par la destruction de D D' ou *d d'*.

L'excitation de cet acte par les hémisphères cérébraux, dans la volition, ou son excitation réflexe par
les centres spinaux, reste intacte. De même aussi,
la section des fibres afférentes allant aux centres cérébelleux n'empêche pas nécessairement la transmission des impressions sensitives aux centres de
conscience. Par conséquent le diagramme montre que
ni la sensation, ni le mouvement volontaire, n'ont à
être affectés par les maladies du cervelet.

Tout ce qui est situé au-dessus de C C' et de D D',

peut être enlevé par la section des tractus E et E' qui
correspondent aux pédoncules cérébraux, sans détruire les fonctions d'équilibration, de locomotion
coordonnée, etc.; ces faits sont démontrés expérimentalement chez les animaux inférieurs où les centres mésencéphaliques atteignent un développement
considérable, comparé à celui des hémisphères cérébraux.

GANGLIONS DE LA BASE

110. Les couches optiques et les corps striés sont
représentés respectivement dans le diagramme par
E et E' et leurs rapports avec les tractus sensitifs et
moteurs des bases par e et e'; les connexions intra-
centrales sont indiquées par des lignes parallèles ε.

Les ganglions de la base, ainsi que nous l'avons établi au chapitre x, sont les centres d'une forme d'activité subordonnée à celles des hémisphères propres,
souvent nommée action secondaire réflexe ou automatique. Les divers centres sensitifs et moteurs qui
sont distincts dans les hémisphères sont réunis dans
ces ganglions, et des liens organiques peuvent s'é-
tablir entre eux de telle sorte que des actions nécessitant tout d'abord l'éducation de la volonté et
l'effort de conscience s'organisent, pour ainsi dire,
réflexement ou automatiquement dans les ganglions.
Comme leur activité fonctionnelle est en dehors du
domaine de la conscience, ces ganglions peuvent

être appelés les centres d'action *hypo-noétiko-kinéti-que*, terme qui indique leur subordination aux hémisphères dont je propose d'appeler l'action *noétiko-kinétique* (voy. plus bas).

Il est évident, d'après le diagramme, que la destruction des centres E et E' coupe toute communication entre les hémisphères et les tractus sensitifs et moteurs; par suite, outre la destruction de l'action hypo-noétiko-kinétique, il y a destruction de la sensation vraie et du mouvement volontaire, fonctions qui n'appartiennent qu'aux hémisphères.

HÉMISPHÈRES CÉRÉBRAUX

111. Les régions sensitives des hémisphères sont représentées dans le diagramme par F et les motrices par F', tandis que ξ indique les fibres communicantes entre les régions sensitives et motrices. G représente les régions frontales, centres modérateurs, ainsi qu'il a été établi (XI, 104), ou moto-modérateurs.

Les communications respectives entre ces centres et les ganglions de la base sont représentées par les flèches *f*, *f'*, *g*; et la direction de la flèche indique la direction centripète ou centrifuge.

La réaction entre les centres sensitifs et moteurs F et F' implique la conscience que nous pouvons appeler noésis, et nous pouvons par suite désigner l'activité des hémisphères par le terme noétiko-kinétique. Ce terme peut de plus se diviser en *ana-noétiko-*

kinétique, indiquant les actions conditionnées par des impressions ravivées ou idéales, et les résultats des associations complexes peuvent s'appeler actions *syn-noétiko-kinétiques*, etc.

Mais la noétiko-kinésie est sous le contrôle des centres G qui, étant les bases de l'attention, peuvent s'appeler centres de *kata-noésis*, ou d'action *kata-noétiko-kinétique*.

Bien que les divers centres spinaux et encéphaliques aient ainsi leurs modes spéciaux d'activité qui leurs sont propres, plus ou moins susceptibles de séparation indépendante et individuelle, ils ne forment néanmoins que des parties d'un tout complexe, qui n'agissent pas individuellement, pour leur propre compte, mais qui sont toutes engagées dans les formes en apparence les plus communes et les plus simples des manifestations fonctionnelles.

CHAPITRE XIII

TOPOGRAPHIE CÉRÉBRALE ET CRANIENNE

112. Dans les chapitres précédents, de nombreux faits cliniques et pathologiques ont été rappelés, tendant à établir l'homologie physiologique du cerveau de l'homme et de celui du singe, en général, et par rapport aux parties individuelles anatomiquement semblables.

L'objet de ce chapitre est de tracer en détail ces analogies physiologiques et anatomiques, et d'indiquer les relations qui existent entre les circonvolutions cérébrales et la surface du crâne.

Outre l'évidence pathologique de l'existence de centres moteurs distincts dans le cerveau humain, fournie par les observations de Hughlings-Jackson et d'autres observateurs, nous trouvons une confirmation expérimentale de cette même évidence, dans les recherches du docteur Bartholow (*Experimental investigations into the Functions of the human Brain, Amer. Journ. of the med. Sciences*, avril 1874), qui appliqua directement l'excitation électrique à la surface du cerveau, chez un malade où cet organe était plus ou moins à découvert par suite d'ulcérations cancéreuses du crâne. Comme ce procédé est plein de dangers pour la vie du malade, il n'est pas à recommander, il est peu probable qu'on l'emploie de nouveau. Le docteur Bartholow vit que l'introduction d'électrodes consistant en aiguilles reliées à une bobine d'induction, dans la substance grise de l'hémisphère au niveau du lobe postéro-pariétal (fig. 59 P_i), provoquait des mouvements convulsifs du bras et de la jambe opposés, faits qui concordent avec les résultats de l'irritation électrique de cette région dans le cerveau du singe (1 fig. 64) qui, ainsi qu'il a été vu (chap. viii), provoque des mouvements de la jambe et du pied opposés.

Les résultats obtenus par le docteur Bartholow étaient toutefois plus complexes, à cause de la méthode, et à cause de l'incompatibilité de l'état du malade avec les conditions d'une localisation exacte de l'excitation. Toutefois le fait capital est la démonstration expérimentale de ce que l'irritation de l'écorce du cerveau chez l'homme, dans des régions qui correspondent anatomiquement aux centres moteurs du cerveau du singe, provoque aussi des mouvements du côté opposé du corps.

113. Le cerveau de l'homme est construit sur le même type que celui du singe, et l'on peut reconnaître dans l'un et l'autre les mêmes scissures et circonvolutions primaires et essentielles, les différences principales consistant dans la plus grande complexité de

la disposition circonvolutionnelle du cerveau humain, complexité causée par le développement de nombreux plis secondaires et tertiaires qui tendent à compliquer le type simple du cerveau du singe. Ces différences sont plus marquées dans le cerveau adulte et bien développé, mais elles le sont moins sur le cerveau humain du fœtus.

La topographie, les analogies et la nomenclature des circonvolutions cérébrales ont été étudiées et établies plus particulièrement par Gratiolet, Bischoff, Huxley, Turner, Ecker, etc. Cette nomenclature n'est pas absolument uniforme Dans la description qui suit, j'ai surtout suivi celle d'Ecker (*The convolutions of the human brain*, traduit par Galton), qui, à certaines différences près, différences indiquées d'ailleurs, concorde pour le fond avec celle de Huxley, de Turner, et des pathologistes ou anatomistes anglais.

114. Parmi les scissures primaires, ou sillons, la scissure de Sylvius (fig. 59, S) est facile à reconnaître, et la scissure correspondante (fig. 60, A) est évidente sur le cerveau du singe. La scissure de Sylvius se divise en deux branches, l'une postérieure ou horizontale S', l'autre ascendante ou antérieure S''. La partie comprise entre ces deux branches reçoit quelquefois le nom d'*operculum* (Klappdeckel) et constitue le toit de l'insula de Reil. La *scissure de Rolando c* ou *sillon central* correspond pour le siége et la direction à B (fig. 60) du cerveau du singe.

La *scissure pariéto-occipitale* (fig. 59, *po*) correspond à C (fig. 60) du cerveau du singe.

115. Le *lobe frontal* (F, fig. 59), comprenant la région située au-devant de la scissure de *Rolando c*, est

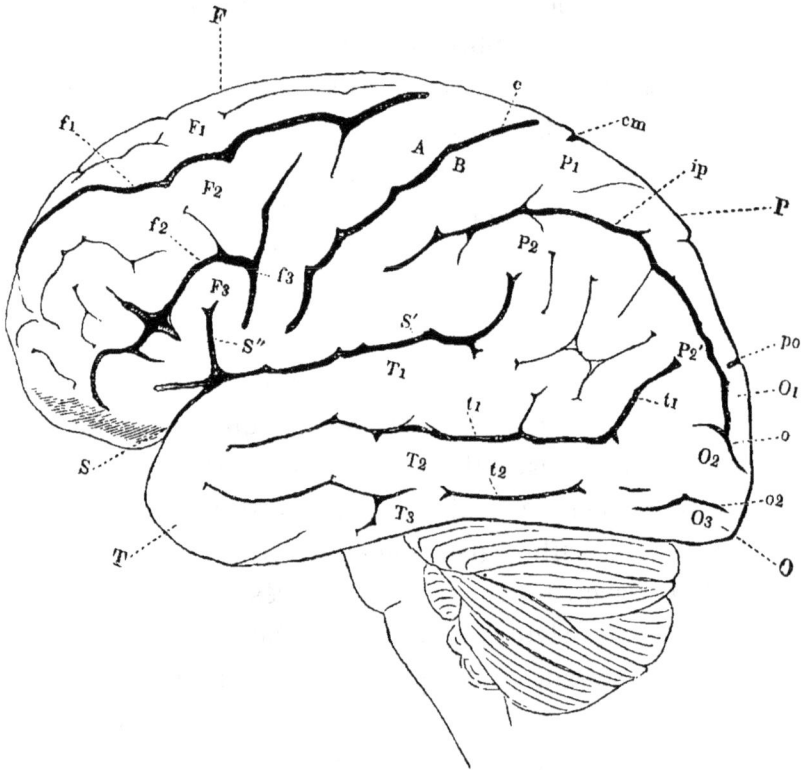

Fig. 59. — Vue latérale du cerveau humain (Ecker). — F, lobe frontal. —
P, lobe pariétal. — O, lobe occipital. — T, lobe temporo-sphénoïdal. —
S, scissure de Sylvius. — S', S″, branches horizontale et verticale de la
précédente. — c, sillon central ou scissure de Rolando. — A, circonvolution centrale antérieure, ou frontale ascendante, B circonvolution centrale
postérieure, ou pariétale ascendante. Circonvolutions frontales F¹ supérieure, F² moyenne, F³ inférieure. — Sillon frontal f_1 supérieur, f_2 inférieur. — f_3, sulcus præcentralis. — P₁, lobe pariétal supérieur, ou lobule
postéro-pariétal. — P₂, lobule pariétal inférieur. — P₂, gyrus supra-mar-
ginalis. — P₂', pli courbe. — ip, sulcus intra-parietalis. — cm, extrémité de la scissure calloso-marginale. — O₁ première, O₂ seconde, O₃
troisième circonvolutions occipitales. — po, scissure pariéto-occipitale. —
o, sulcus occipitalis transversus. — o₂, sulcus occipitalis longitudinalis in-
ferior. — T₁ première, T₂ seconde, T₃ troisième circonvolutions temporo-
sphénoïdales. — t_1 première, t_2 seconde scissures temporo-sphénoïdales.

divisé par des scissures secondaires en un certain nombre de circonvolutions : F¹, *circonvolution frontale supérieure;* F², *circonvolution frontale moyenne;* F³, *circonvolution frontale inférieure* ou *troisième circonvolution frontale.*

Les scissures qui séparent ces circonvolutions les unes des autres sont respectivement nommées *supéro-frontale* (*f₁* fig. 59) et *inféro-frontale* (*f₂*) (comparer avec *sf* et *if*, fig. 60).

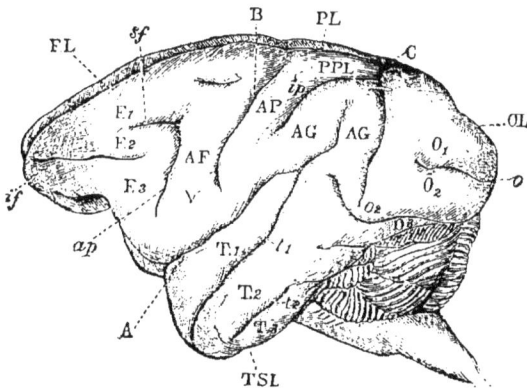

Fig. 60. — Hémisphère gauche du cerveau du singe (macaque).— A, scissure de Sylvius. — B, scissure de Rolando. — C, scissure pariéto-occipitale. — FL, lobe frontal. — PL, lobe pariétal. — OL, lobe occipital. — TSL, lobe temporo-sphénoïdal. — F₁, circonvolution frontale supérieure. — F₂, circonvolution frontale moyenne. — F₃, circonvolution frontale inférieure. — — *sf*, sillon supéro-frontal. — *if*, sillon inféro-frontal. — *ap*, sillon antéro-pariétal. — AF, circonvolution frontale ascendante. — AP, circonvolution pariétale ascendante. — PPL, lobule postéro-pariétal. — AG, gyrus angulaire. — *ip*, sillon intra-pariétal. — T¹, T₂, T₃ circonvolutions temporo-sphénoïdales supérieure, moyenne et inférieure. — *t₁*, *t₂*, scissures temporo-sphénoïdales supérieure et inférieure. — O₁, O₂, O₃, circonvolutions occipitales supérieure, moyenne et inférieure. — *o*,*o₂*, première et seconde scissures occipitales

Les trois circonvolutions frontales aboutissent en arrière à une circonvolution qui constitue la limite antérieure de la scissure de Rolando, appelée *circon-*

volution centrale antérieure, *frontale ascendante* (Turner), *antéro-pariétale* (Huxley) (fig. 59, A). La continuité des trois circonvolutions frontales avec la frontale ascendante est interrompue par un sillon appelé *antéro-pariétal* (Huxley) ou *sulcus præcentralis* (Ecker) (fig. 59, f_s), correspondant à *ap* (fig. 60) du cerveau du singe. La branche ascendante de la scissure de Sylvius S″ interrompt de même la continuité de la frontale inférieure avec la frontale ascendante. Cette branche est considérée par Turner comme la continuation du sillon antéro-pariétal, mais c'est là, selon Ecker, un fait tout à fait exceptionnel. La position de la branche ascendante de la scissure de Sylvius est peut-être indiquée dans le cerveau du singe par une légère dépression siégeant à l'extrémité inférieure du gyrus frontal ascendant (fig. 60).

La face inférieure du lobe frontal est quelquefois appelée lobule orbitaire, à cause de sa situation par rapport à la voûte orbitaire (voy. fig. 7, 2′; fig. 62, FO).

116. Le *lobe pariétal* (fig. 59, P) est limité en avant par la scissure de Rolando, en arrière par la *scissure pariéto-occipitale* (fig. 59, *po*); il est séparé du lobe temporo-sphénoïdal par la branche horizontale de la scissure de Sylvius (fig. 59, S′).

Dans ce lobe plusieurs circonvolutions sont distinguées. La première, qui constitue la limite postérieure de la scissure de Rolando, s'appelle *circonvolution pariétale ascendante* (Turner), *gyrus postéro-pariétal* (Huxley), ou *circonvolution centrale postérieure* (Ecker) (B, fig. 59), correspondant à AP (fig. 60) du

cerveau du singe. Cette circonvolution est limitée
en arrière par un sillon dit *sillon intra-pariétal* (fig.
59, 60, *ip*).

La région située au-dessus de l'extrémité postérieure de la scissure intra-pariétale, entre elle et la
scissure longitudinale, s'appelle quelquefois *lobule
pariétal supérieur* (Ecker); Huxley et Turner le désignent sous le nom de *lobule postéro-pariétal*, c'est
l'extrémité postéro-supérieure de la pariétale ascendante (fig. 59, P_1), correspondant à PPL (fig. 60) du
cerveau du singe. Ce lobule est limité en arrière par
la scissure pariéto-occipitale qui le sépare du lobe
occipital.

Au-dessous de la scissure intra-pariétale se trouve
un groupe de circonvolutions passant par-dessus les
extrémités supérieures de la scissure de Sylvius et de
la scissure temporo-sphénoïdale supérieure (fig. 59, t_1)
plus complexes et moins nettement séparées que dans
le cerveau du singe.

Cette région s'appelle *lobule pariétal inférieur* (Ecker), et consiste en une partie antérieure passant
par-dessus l'extrémité supérieure de la scissure de
Sylvius et nommée *lobule supra-marginal*, ou *lobule
du pli courbe* (Gratiolet) (fig. 59, P_2); et en une partie
postérieure qui passe sur l'extrémité supérieure de
la scissure temporo-sphénoïdale, pour se combiner
avec la circonvolution temporo-sphénoïdale moyenne
(fig. 59, T_2) et qui s'appelle *pli courbe* (Gratiolet), ou
gyrus angulaire (Huxley) (fig. 59, P'_2). Chez le singe
(macaque) il n'y a pas de distinction nette de cette

région en lobule supra-marginal, et en pli courbe.
Les deux sont confondues l'une avec l'autre (fig. 60,
AG); leur partie antéro-inférieure peut être considérée comme l'homologue du lobule supra-marginal
considérablement développé du cerveau humain.

117. Le lobe temporo-sphénoïdal (fig. 59, T) est
situé en arrière et au-dessous de la scissure de Sylvius
qui le sépare des lobes frontal et pariétal; en arrière
il confine au lobe occipital dont la limite antérieure
est constituée par la scissure pariéto-occipitale.

Le lobe temporo-sphénoïdal est partagé par deux
scissures en trois circonvolutions. L'une de ces scissures court parallèlement au rameau horizontal de la
scissure de Sylvius; elle s'appelle *scissure temporo-
sphénoïdale supérieure* (fig. 59, t_1) ou *scissure parallèle*
(Gratiolet). Entre la scissure de Sylvius et la scissure
temporo-sphénoïdale supérieure est située la *circonvolution temporo-sphénoïdale supérieure* (fig. 59, T_1) ou,
comme on l'appelle souvent, le *gyrus infra-marginal*.

Une autre scissure courant parallèlement à la scissure temporo-sphénoïdale supérieure s'appelle *scissure temporo-sphénoïdale moyenne* (fig. 59, t_2). Entre
ces deux scissures se trouve la *circonvolution temporo-
sphénoïdale moyenne* (fig. 59, T_2).

Sur la face inférieure de ce lobe se trouve une autre scissure dite *scissure temporo-sphénoïdale inférieure*
qui constitue la limite inférieure de la *circonvolution
temporo-sphénoïdale inférieure* (fig. 59, T_3). Les régions
correspondantes du cerveau du singe sont indiquées
par les mêmes lettres (fig. 60).

118. Le lobe occipital (fig. 59, O) n'a pas de limites antérieures, excepté du côté de la scissure pariéto-occipitale. Il se fond avec les lobes pariétal et temporo-sphénoïdal au moyen de plis connectifs que Gratiolet appelle *circonvolutions en pont*, ou *plis de passage*.

Ecker n'accepte pas le terme *circonvolution en pont* et donne des noms particuliers aux circonvolutions de la face latérale du lobe occipital ; il les désigne ainsi qu'il suit : — La première circonvolution occipitale (fig. 59, O^1) unit le lobe occipital au lobule postéro-pariétal. Gratiolet l'appelle *pli de passage supérieur externe* et *pli occipital supérieur ;* Huxley, *premier gyrus connectif externe*. Cette circonvolution est séparée de la suivante par le sillon occipital transverse (fig. 59, O) correspondant à O (fig. 60) du cerveau du singe. La circonvolution qui vient ensuite s'appelle seconde occipitale, ou *gyrus occipitalis secundus* (O_2, fig. 59 et 60) ou *deuxième pli de passage externe* (Gratiolet), ou *second gyrus connectif externe* (Huxley). Cette circonvolution pénètre antérieurement dans le pli courbe. La troisième circonvolution occipitale ou *gyrus occipitalis tertius* (fig. 59, O_3) court parallèlement à la précédente et rejoint antérieurement la troisième circonvolution temporo-sphénoïdale. Gratiolet l'appelle *troisième et quatrième pli de passage externe*, ou *pli occipital inférieur*.

119. Sur la face interne ou moyenne de l'hémisphère se trouvent séparées les circonvolutions et scissures suivantes.

La circonvolution qui limite immédiatement le corps calleux (fig. 61, CC) s'appelle *gyrus fornicatus* (G *f*). Elle commence à l'extrémité frontale du cerveau, au-dessous de l'extrémité antérieure ou *genou* du corps calleux, et se termine en arrière dans le

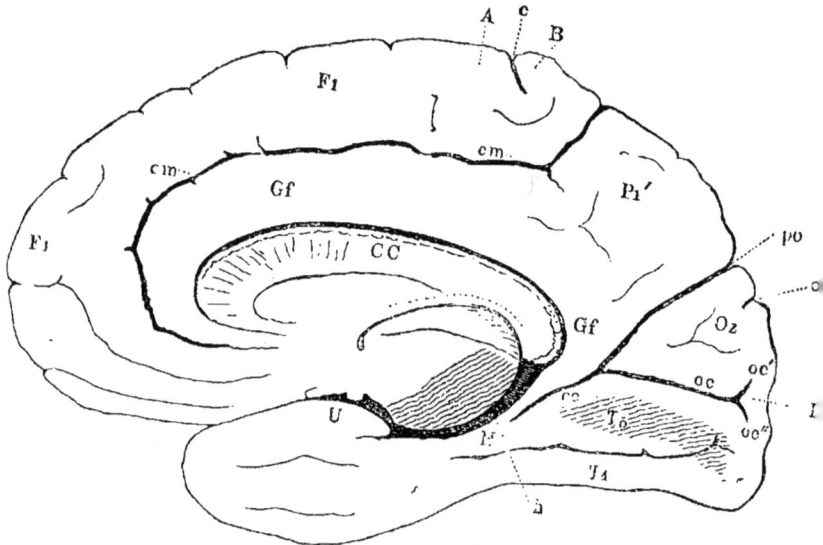

Fig. 61. — Vue de la face moyenne de l'hémisphère droit du cerveau humain (Ecker). — CC, corps calleux coupé en long. — G*f*, gyrus fornicatus. — H, gyrus hippocampi. — *h*, sulcus hippocampi. — U, gyrus uncinatus. — *cm*, sulcus calloso-marginalis. — F₁, face moyenne de la première circonvolution frontale. — *c*, portion terminale du sulcus centralis, ou scissure de Rolando. Circonvolutions centrales A antérieure, B postérieure. P', præcuneus. — O₃, cuneus. — *po*, scissure pariéto-occipitale. — *o*, sulcus occipitalis transversus. — *oc*, scissure en pied de cheval. Branches *oc'* supérieure, *oc''* inférieure de la même. — D, gyrus descendant. — T₄, gyrus occipito-temporalis lateralis (lobulus fusiformis). — T₅, gyrus occipito-temporalis medialis (lobulus lingualis)

gyrus uncinatus (fig. 61, H) ou *gyrus hippocampi*. Le gyrus uncinatus se termine en avant par une sorte de crochet, *uncus gyri fornicati*, ou *subiculum cornu ammonis* (fig. 61, U; fig. 62, S).

Au-dessus du gyrus fornicatus, et séparée de lui par une scissure, dite *scissure calloso-marginale* (fig. 61, *cm*), est une circonvolution qui constitue le bord interne de la scissure longitudinale, et qui a reçu le nom de *circonvolution marginale* (fig. 61, F₁), c'est simplement la face moyenne ou interne des circonvolutions des lobes frontal et pariétal.

Entre l'extrémité postérieure de la scissure calloso-marginale et la scissure pariéto-occipitale (fig. 61, *po*) est un lobule de forme quadrilatère qui constitue la face moyenne du lobule postéro-pariétal. Il s'appelle *lobule quadrilatère* ou avant-coin (fig. 61, P₁). Inférieurement il se combine avec le gyrus fornicatus. Une disposition analogue se rencontre sur le cerveau du singe (fig. 62, Q).

La scissure *oc* (fig. 61), appelée *scissure calcarine*, correspond au siége occupé intérieurement par l'hippocampus minor, dans la corne postérieure du ventricule latéral. La scissure pariéto-occipitale ne semble pas se fondre avec elle à un angle aigu. La scissure calcarine ne se continue pas en avant comme chez le singe (fig. 62, *cf*), dans la *scissure dentée* (fig. 61, *h*) ou *sulcus hippocampi ;* par suite elle n'interrompt pas entièrement la continuité du gyrus fornicatus avec le gyrus uncinatus. La scissure dentée marque la position de l'hippocampus major ou corne d'Ammon dans la corne descendante du ventricule latéral. Dans cette scissure est situé le *fascia dentata, corps godronné,* ou *gyrus denté,* qui limite l'hippocampus major.

Entre les scissures pariéto-occipitale et calcarine, un lobule en forme de coin se détache de la face moyenne du lobe occipital. C'est le *cuneus* (fig. 61, O*z*) ou *lobule occipital interne* (Huxley) (fig. 62, Z).

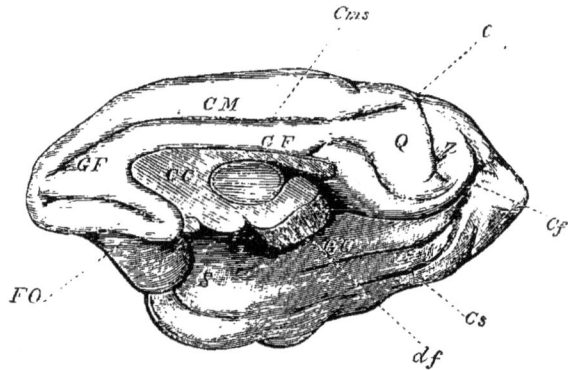

Fig. 62. — Face interne de l'hémisphère droit du macaque. — CC, section du corps calleux. — C, scissure pariéto-occipitale interne. — cms, scissure calloso-marginale. — Cf, scissure calcarine. — df, scissure dentée. — Cs, scissure collatérale. — GF, gyrus fornicatus. — CM, circonvolution marginale. — GU, circonvolution unciforme. — S, crochet ou subiculum cornu ammonis. — Q, lobule quadrilatère ou prœcuneus. — Z, cuneus. — FO, lobule orbitaire.

Courant le long de la partie moyenne ou interne des lobes occipital et temporo-sphénoïdal, se trouve une scissure, *scissure collatérale* (Huxley) ou *scissure occipito-temporale*, qui sépare l'une de l'autre deux circonvolutions qui unissent les lobes occipital et temporo-sphénoïdal l'un à l'autre, et qui, par suite, sont appelées par Ecker circonvolutions occipito-temporales (fig. 62, T₄ et T₅). La supérieure s'appelle *gyrus occipito-temporalis medialis*, ou *lobule lingual* (fig. 61, T₅). L'inférieure, qui se fond souvent avec la circonvolution temporo-sphénoïdale inférieure, mais qui, d'autres fois, en est séparée par un sillon, se nomme *gyrus occipito-temporalis lateralis*, ou *lobulus fusiformis* (fig. 61, T$_4$). Une disposition analogue se rencontre sur le cerveau du singe (fig. 62), bien que les divisions ne soient pas aussi prononcées.

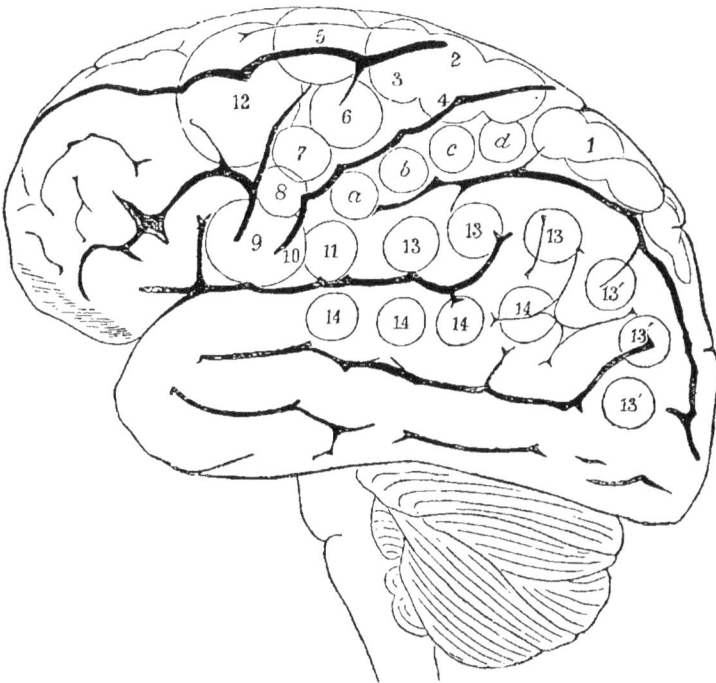

Fig. 65. — Vue de côté du cerveau humain. Les cercles et lettres ont le même sens que ceux du cerveau du Singe (fig. 64).

120. Entre les lèvres de la scissure de Sylvius, caché par l'*operculum* ou région incluse entre les branches ascendante et horizontale de cette scissure, se trouve le lobe central, ou insula de Reil, qui recouvre le noyau extraventriculaire du corps strié. Sa surface est bosselée par quelques courtes circon-

volutions rayonnantes, nommées *gyri breves* (voy.
fig. 4, C).

121. Dans les figures ci-jointes (63 à 66), j'ai indiqué approximativement la situation des centres ou
cercles correspondant à ceux qui ont été expérimentalement déterminés dans le cerveau du singe. On
peut à peine supposer qu'il existe une corrélation
exacte, d'autant plus que les mouvements de la main
et du bras sont plus complexes et plus indépendants
que ceux du singe, tandis que, d'autre part, il n'y a
rien chez l'homme qui corresponde aux mouvements
de préhension des membres inférieurs et de la queue
du singe.

La figure 63 représente la face latérale de l'hémisphère gauche du cerveau humain, et les mêmes
lettres sont placées sur les régions correspondant
approximativement à celles de la figure 64.

Sur la figure 65 on voit représentée la surface supérieure du cerveau humain, et le même système
est adopté afin de permettre la comparaison avec la
figure 66. Pour les détails complets, se reporter au
chapitre viii, § 53.

1, placé sur le lobule postéro-pariétal, indique le
siége des centres des mouvements du pied et de la
jambe opposée qui sont en jeu dans la locomotion
(voy. 53).

2, 3, 4, placés ensemble sur les circonvolutions
entourant l'extrémité supérieure de la scissure de
Rolando, comprennent les centres pour les divers
mouvements complexes des bras et des jambes, tels

que ceux qui se produisent quand on grimpe, ou qu'on nage, etc. (voy. 53).

5, situé à l'extrémité postérieure de la circonvolution frontale supérieure, à son point de jonction avec la frontale ascendante, est le centre de la projection en avant du bras et de la main, comme dans l'acte d'étendre le bras pour toucher quelque objet situé en face de soi (voy. 53).

6, situé sur la frontale ascendante, derrière la partie supérieure de l'extrémité postérieure de la frontale moyenne, est le centre des mouvements du bras et de la main pendant lesquels le biceps est particulièrement en jeu, c'est-à-dire la supination de la main et flexion de l'avant-bras (voy. 53).

7 et 8, centres des élévateurs et abaisseurs respectifs de l'angle de la bouche (voy. 53).

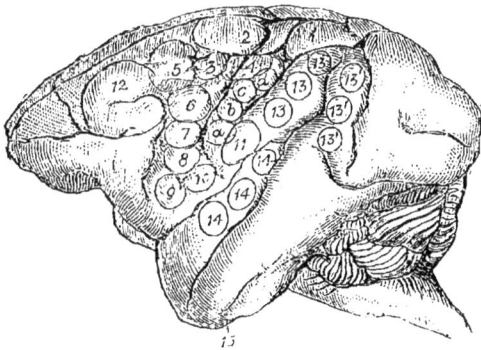

Fig. 64. — Hémisphère gauche du Singe (voir fig. 29 avec description).

9 et 10 réunis indiquent le centre des mouvements des lèvres et de la langue, destinés à l'articulation des mots. C'est ici la région dont les maladies sont

suivies d'aphasie, et qui est connue sous le nom de circonvolution de Broca (voy. 53).

11, centre du platysma, rétraction de l'angle de la bouche (voy. 53).

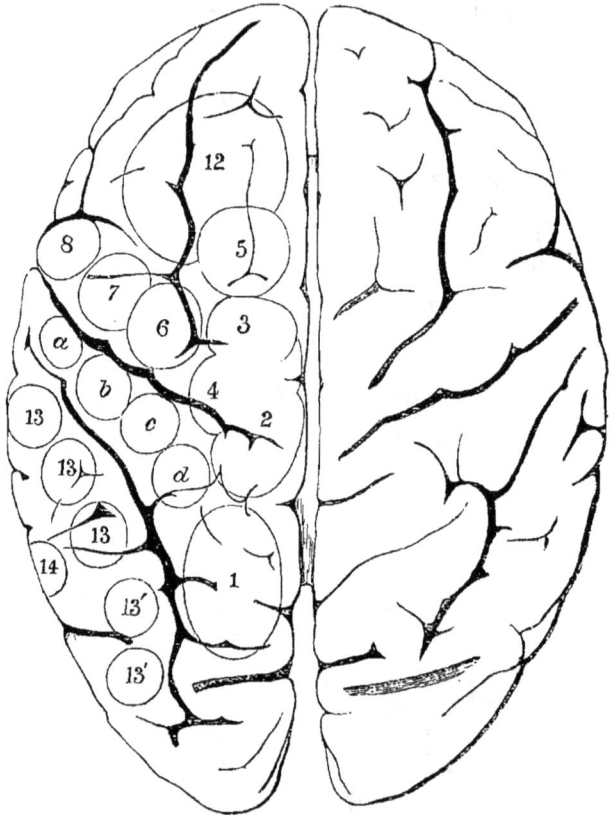

Fig. 65. — Face supérieure du cerveau humain. — Les cercles et lettres ont le même sens que ceux du cerveau du Singe fig. 66.

12, centre pour les mouvements latéraux de la tête et des yeux, avec élévation des paupières et dilatation de la pupille (voy. 53).

a. b. c, d, situés sur la pariétale ascendante, indiquent les centres de mouvement de la main et du poignet (voy. 53).

13 et 13′, sur le lobule supra-marginal, et le pli courbe indiquent le centre de la vision (voy. p. 53, et chap. ix, § 65).

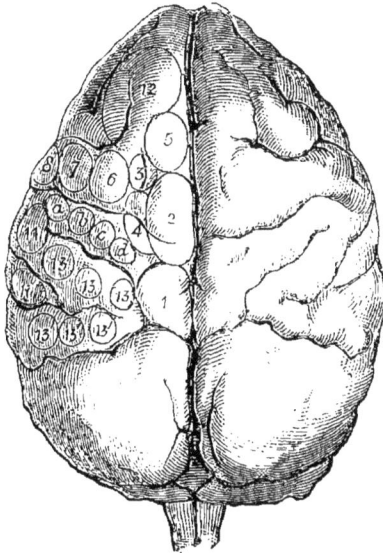

Fig. 66. — Surface supérieure des hémisphères du Singe. Les cercles et les chiffres inscrits sont expliqués comme à la figure 28.

14, sur la temporo-sphénoïdale supérieure, indique la position du centre de l'audition (voy. p. 53, et chap. ix, § 66).

Le centre de l'odorat réside dans le subiculum cornu ammonis (fig. 61, U) (voy. p. 53, et chap. ix, § 69).

Près de lui, mais avec des limites indécises, le centre du goût (voy. chap. ix, § 69).

Le centre du toucher réside dans la région de l'hippocampe (fig. 61, H) (voy. chap. ix, § 67).

Les fonctions des autres régions cérébrales ont été discutées chap. ix, § 71, et chap. xi, § 104.

RAPPORTS DES CIRCONVOLUTIONS ET DU CRANE

122. La détermination des relations exactes des scissures primaires et des circonvolutions du cerveau avec la surface du crâne, est importante pour le médecin et le chirurgien, pour les guider dans la localisation et l'appréciation des effets de la maladie, et des lésions du cerveau et de ses enveloppes ; elle peut aussi être d'une grande utilité dans les recherches anthropologiques et craniologiques.

Ce sujet a été étudié par Turner, Broca, Heftler, Féré et d'autres, par diverses méthodes. (Pour un examen critique des diverses recherches faites dans cette direction, voir un travail de P. Broca : *La topographie cranio-cérébrale. Revue d'anthropologie*, 1876, t. V, n° 2.) La méthode et les règles d'appréciation proposées par Turner (*Journal of anat. and Phys.*, vol. XIII et XIV, nov. 1873 et mai 1874) me semblent les mieux adaptées aux besoins de la pratique. Les conseils qui suivent reposent sur les recherches de Turner :

« Quand on s'occupe d'une recherche de ce genre, il est tout d'abord nécessaire d'avoir à l'esprit un certain nombre de points de repère bien définis que

l'on peut voir ou sentir quand on examine la surface
extérieure du crâne et de la tête. La protubérance
occipitale externe (fig. 67, O), les bosses frontales (F)

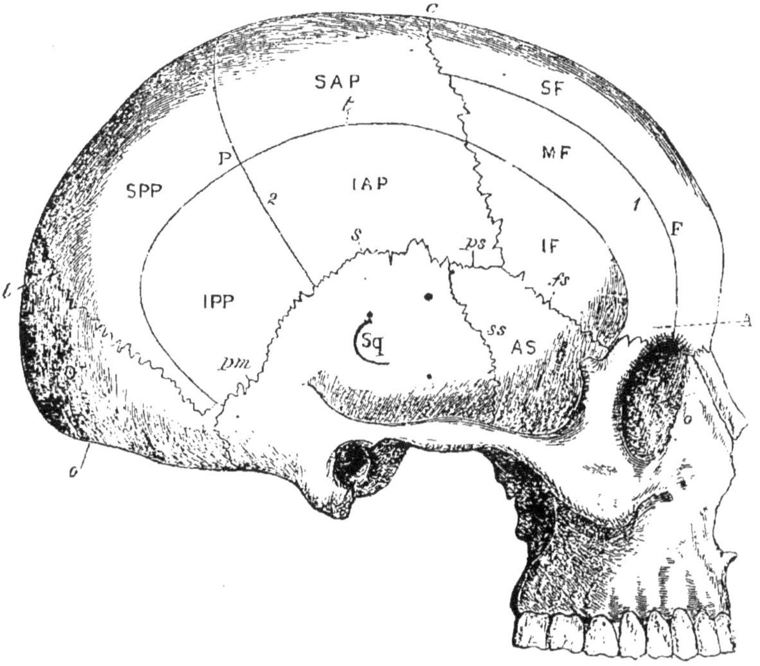

Fig. 67. — Surface latérale du crâne humain. — A, saillie angulaire externe
du fronta'. — E, bosse frontale. — P, bosse pariétale. — o, protubérance
occipitale. — c, suture coronale. — l, suture lambdoïde. — s, suture écailleuse. — t, bord temporal. — fs, suture fronto-sphénoïdale. — ps, suture
pariéto-sphénoïdale. — ss, suture squamoso-sphénoïdale. — pm, suture
pariéto-mastoïdienne. — 1, ligne frontale. — 2, ligne pariétale. — SF, MF,
IF, subdivisions supéro-, médio- et inféro-frontales. — SAP, région supéro-
antéro-pariétale. — IAP, région inféro-antéro-pariétale. — SPP, région
supéro-postéro-pariétale. — IPP, région inféro-postéro-pariétale. — O, région occipitale. — SQ, région temporo-écailleuse. — AS, région ali-sphénoïdale.

et pariétales (P), et la saillie angulaire externe du
frontal (A) sont faciles à retrouver; on en détermine
aisément le siége en palpant la tête, et plus facile-

ment encore, en maniant la surface même du crâne. Les sutures coronale (*c*) et lambdoïde (*l*) peuvent aussi être senties à travers les téguments sur la plupart des têtes, et sur le crâne même il n'est pas difficile de déterminer la position des sutures écailleuse(*s*) sphénoïdo-écailleuse (*ss*) et pariéto-sphénoïdale (*ps*) et celle de la ligne courbe du bord temporal (*t*). » (Turner, *op. cit.*) (renvois insérés).

Avec ces points fixes, nous pouvons diviser la surface du crâne en dix régions bien délimitées.

La suture coronale (*c*) forme la limite postérieure de la *région frontale*. Une ligne imaginaire (2 fig. 67), tirée de la suture écailleuse (*s*) verticalement en haut au travers de la bosse pariétale (P) jusqu'à la suture sagittale, ou ligne médiane du crâne, subdivise la région pariétale en une *région antéro-pariétale* (SAP + IAP, fig. 67) et une *région post-pariétale* (fig. 67, SPP + IPP).

La région occipitale qui est située entre la suture lambdoïde (*l*), la protubérance occipitale (*o*) et la ligne courbe supérieure qui en part de chaque côté, constitue la *région occipitale* (fig. 67, O).

Les quatre divisions primitives se subdivisent.

La crête temporale (*t*, fig. 67), qui s'étend en arrière de la saillie externe du frontal (A) à travers les régions frontales, antéro-pariétale, et post-pariétale à l'angle latéral de l'occipital, divise ces régions en deux parties supérieure et inférieure.

Nous avons ainsi une *région frontale supérieure* et *inférieure* (SF et IF); une *antéro-pariétale supérieure*

(SAP) et *antéro-pariétale inférieure* (IAP) ; une *postéro-pariétale supérieure* (SPP) et une *postéro-pariétale inférieure* (IPP).

123. Les limites de ces régions sont les suivantes :
— La région *frontale inférieure*, ou fronto-temporale, est limitée en haut par la crête temporale, en bas par la suture fronto-sphénoïdale, en arrière par la suture coronale. La région *antéro-pariétale inférieure* est limitée en haut par la crête temporale, en bas par les sutures écailleuse et pariéto-sphénoïdale, en avant par la suture coronale, en arrière par la ligne verticale qui traverse la bosse pariétale.

La région *postéro-pariétale inférieure* est limitée en haut par la crête temporale, en avant par la ligne pariétale déjà citée, en bas par la partie postérieure de la suture écailleuse et par la suture pariéto-mastoïdienne.

La région frontale supérieure qui comprend toutes les régions frontales situées au-dessus de la crête principale est encore divisée en deux par une ligne tirée verticalement en haut et en arrière, de la partie qui surmonte l'orbite, ou la bosse frontale, à la suture coronale (1, fig. 67). La région frontale supérieure comprend ainsi une région *supéro-frontale* (SF) et *frontale moyenne* (MF). Il y a donc trois subdivisions, supéro, inféro et médio-frontales.

Les régions *antéro* et *postéro-pariétales supérieures* sont limitées en bas par la crête temporale, en haut par la suture sagittale, et sont séparées l'une de l'autre par la ligne verticale qui traverse la bosse pariétale.

Nous avons ainsi délimité huit régions. La neuvième et la dixième sont plus difficiles à définir, parce que cette région du crâne est masquée par le muscle temporal. Les régions auxquelles nous faisons allusion sont situées au-dessous des sutures pariéto-écailleuse, sphénoïdo-pariétale, et frontosphénoïdale.

La ligne de ces sutures divise naturellement cette région en régions *temporo-écailleuse* (Sq) et *alisphénoïdale* (As).

124. Ces différentes régions étant circonscrites, nous pouvons maintenant nous occuper de la relation qui existe entre elles et les circonvolutions et les scissures.

La scissure de Sylvius (fig. 68, S) commence derrière le bord postérieur de la petite aile du sphénoïde, et remonte en arrière et en haut, au-dessous de la grande aile de ce même os, où elle s'articule avec l'angle antérieur et inférieur du pariétal ; elle se montre ensuite à la partie inférieure de la région antéro-pariétale inférieure.

La scissure de Rolando (R, fig. 68) est située dans la région antéro-pariétale, dans ses divisions inférieures aussi bien que supérieures. Elle est à une distance variable derrière la suture coronale. Turner trouve son extrémité supérieure quelquefois à deux pouces en arrière du sommet de la suture, et son extrémité inférieure à un pouce et demi derrière l'extrémité inférieure de la même suture. Quelquefois ses extrémités supérieure et inférieure ne sont pas à plus de 1,5 ou 1,5 pouce en arrière des extrémités de la suture. On voit donc que la

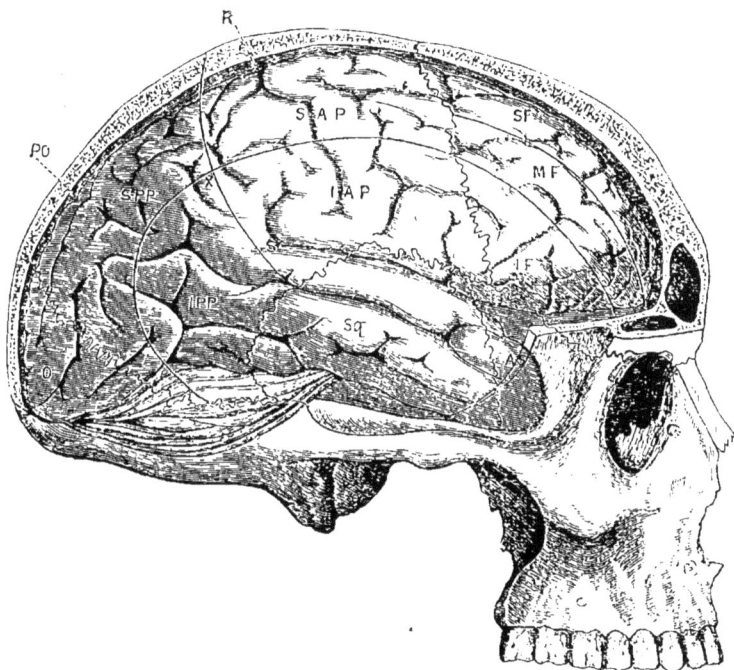

Fig. 68. — Diagramme montrant les rapports des circonvolutions du crâne (Turner).—R, scissure de Rolando, qui sépare le lobe frontal du lobe pariétal. — PO, scissure pariéto-occipitale entre les lobes pariétal et occipital. — SS, scissure de Sylvius, qui sépare le lobe temporo-sphénoïdal des lobes frontal et pariétal. — SF, MF, IF, subdivisions supéro-, médio- et inféro-frontales de la région frontale du crâne ; les lettres sont placées sur les circonvolutions frontales supérieure, moyenne et inférieure. — SAP, région supéro-antéro-pariétale du crâne ; S est sur la pariétale ascendante, AP sur la frontale ascendante. — IAP, région inféro-antéro-pariétale du crâne ; I est placé sur la pariétale ascendante ; AP, sur la frontale ascendante. — SPP, région supéro-postéro-pariétale du crâne ; les lettres sont placées sur la circonvolution angulaire. — IPP, région inféro-postéro-pariétale du crâne ; les lettres sont sur la circonvolution temporo-sphénoïdale moyenne. — X, circonvolution de la bosse pariétale, ou gyrus supra-marginal. — O, région occipitale du crâne ; la lettre est sur la circonvolution occipitale moyenne. — SQ, région temporo-écailleuse du crâne ; les lettres sont sur la circonvolution temporo-sphénoïdale moyenne. — AS, région ali-sphénoïdale du crâne ; les lettres sont sur le bout de la temporo-sphénoïdale supérieure.

FERRIER. 32

suture coronale ne correspond pas à la limite entre les lobes frontal et pariétal du cerveau, limite qui, ainsi que nous l'avons dit, est constituée par la scissure de Rolando.

La scissure pariéto-occipitale est généralement à environ 0,7 ou 0,8 pouce en avant du sommet de la suture lambdoïde (PO, fig. 68).

125. Maintenant, voyons le contenu des régions.

La région frontale est entièrement remplie par le lobe frontal bien qu'elle ne recouvre pas tout ce qui est compris sous cette désignation, d'autant plus que les extrémités postérieures des trois circonvolutions frontales longitudinales et la frontale ascendante sont contenues dans la région antéro-pariétale. Les régions comprises dans la région frontale correspondent assez bien aux régions non excitables, ou à celles qui ne répondent pas aux excitations du dehors. Ce sont, selon l'hypothèse énoncée chapitre XI (§ 104), les substrata moteurs des fonctions intellectuelles supérieures.

Les subdivisions de la région frontale, constituée par la crête temporale et par la perpendiculaire menée de l'orbite au travers de la bosse frontale, correspondent à la position des circonvolutions frontales supérieure (SF) moyenne (MF) et inférieure (IF).

126. La *région antéro-pariétale supérieure* (SAP) contient les deux tiers supérieurs de la frontale (AP) et de la pariétale ascendantes (S) et l'origine des frontales supérieure et moyenne. La première naît de la frontale ascendante à 1,2 ou 1,5 pouce der-

rière la suture coronale; la dernière à environ 1 pouce en arrière de la même ligne. A l'angle postéro-supérieur de la région, on peut voir une partie du lobule postéro-pariétal, et au-dessous, une partie du lobule supra-marginal.

127. La *région antéro-pariétale inférieure* (IAP) contient le tiers inférieur de la pariétale ascendante (I) et de la frontale ascendante (AP) et l'extrémité postérieure de la frontale inférieure (région de Broca). La frontale inférieure naît de la pariétale ascendante, à moins d'un pouce en arrière de l'extrémité inférieure de la suture coronale. A l'angle postérieur et supérieur de cette région se voit une petite partie du gyrus supra-marginal, et au-dessous de celui-ci, une petite partie de la temporo-sphénoïdale supérieure.

Les deux régions renferment (à l'exception d'une partie du lobule postéro-pariétal) tous les centres moteurs des membres, muscles faciaux, et de la bouche. La région antéro-pariétale est donc plus particulièrement la région motrice du crâne.

128. La *région postéro-pariétale supérieure* (fig. 68 SPP) renferme la plus grande partie du lobule postéro-pariétal. Au-dessous se trouve la partie supérieure du pli courbe (SPP) et une partie du gyrus supra-marginal (X). En arrière les gyrus connectifs fusionnent avec le lobe occipital.

129. La *région postéro-pariétale inférieure* (IPP) renferme une partie du gyrus supra-marginal, et en arrière, une partie du pli courbe, et au-dessous, les extrémités postérieures ou supérieures des

circonvolutions temporo-sphénoïdales. La région postéro-pariétale prise dans son ensemble, correspond, si nous laissons de côté le lobule postéro-pariétal, aux régions sensitives, et particulièrement aux centres de la vue (gyrus supra-marginal et angulaire) qui occupent une grande partie de cette région. La bosse pariétale indique assez exactement le siége de cette région, et il serait important, pour la phrénologie, de savoir s'il y a une relation entre le développement de cette bosse et les facultés mentales qui reposent sur la vue.

130. La *région occipitale* (O, fig. 68) indique la position du lobe occipital, bien qu'elle ne le recouvre pas entièrement, d'autant plus qu'une partie du lobe occipital s'étend antérieurement au delà de la suture lambdoïde dans la région postéro-pariétale.

131. La *région temporo-écailleuse* (sq, fig. 68) renferme la plus grande partie des circonvolutions temporo-sphénoïdales, mais la temporo-sphénoïdale supérieure (centre de l'ouïe) bien qu'en grande partie recouverte par la région temporo-écailleuse, et la grande aile du sphénoïde, remonte dans les deux régions postéro- et antéro-pariétales inférieures.

132. La région ali-sphénoïdale (fig. 60, AS) renferme l'extrémité inférieure ou antérieure du lobe temporo-sphénoïdal, et correspond par suite aux centres de l'odorat et du goût.

133. Le lobe central, ou insula de Reil, n'arrive pas à la surface, mais reste caché dans la scissure de Sylvius. Il est situé derrière la partie supérieure de

la grande aile du sphénoïde, et au niveau de son articulation avec l'angle antérieur et inférieur du pariétal, et la portion écailleuse du temporal.

Les circonvolutions situées sur la face interne de l'hémisphère sont absolument sans relations avec la surface du crâne.

Le siége et la direction profonde de la région de l'hippocampe (centre du toucher) sont indiqués à l'extérieur par les circonvolutions du lobe temporosphénoïdal, contenues principalement dans les régions postéro-pariétale inférieure, temporo-écailleuse et ali-sphénoïdale.

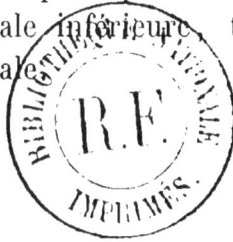

FIN

INDEX

TABLE DES MATIÈRES

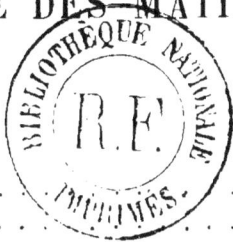

CHAPITRE PREMIER

ESQUISSE DE LA STRUCTURE DU CERVEAU ET DE LA MOELLE ÉPINIÈRE

CHAPITRE II.

FONCTIONS RÉFLEXES DE LA MOELLE ÉPINIÈRE

CHAPITRE III

FONCTIONS DE LA MOELLE ALLONGÉE

CHAPITRE IV

FONCTIONS DU MÉSENCÉPHALE ET DU CERVELET. — GÉNÉRALITÉS

CHAPITRE V

FONCTIONS DES LOBES OPTIQUES OU TUBERCULES QUADRIJUMEAUX

CHAPITRE VI

FONCTIONS DU CERVELET

CHAPITRE VII

FONCTIONS DU CERVEAU

CHAPITRE VIII

PHÉNOMÈNES DE L'IRRITATION ÉLECTRIQUE DES HÉMISPHÈRES CÉRÉBRAUX

CHAPITRE IX

LES HÉMISPHÈRES AU POINT DE VUE PHYSIOLOGIQUE

CHAPITRE X

FONCTIONS DES GANGLIONS INFÉRIEURS

CHAPITRE XI

LES HÉMISPHÈRES AU POINT DE VUE PSYCHOLOGIQUE

Typographie Lahure, rue de Fleurus, 9, à Paris. (19 479)

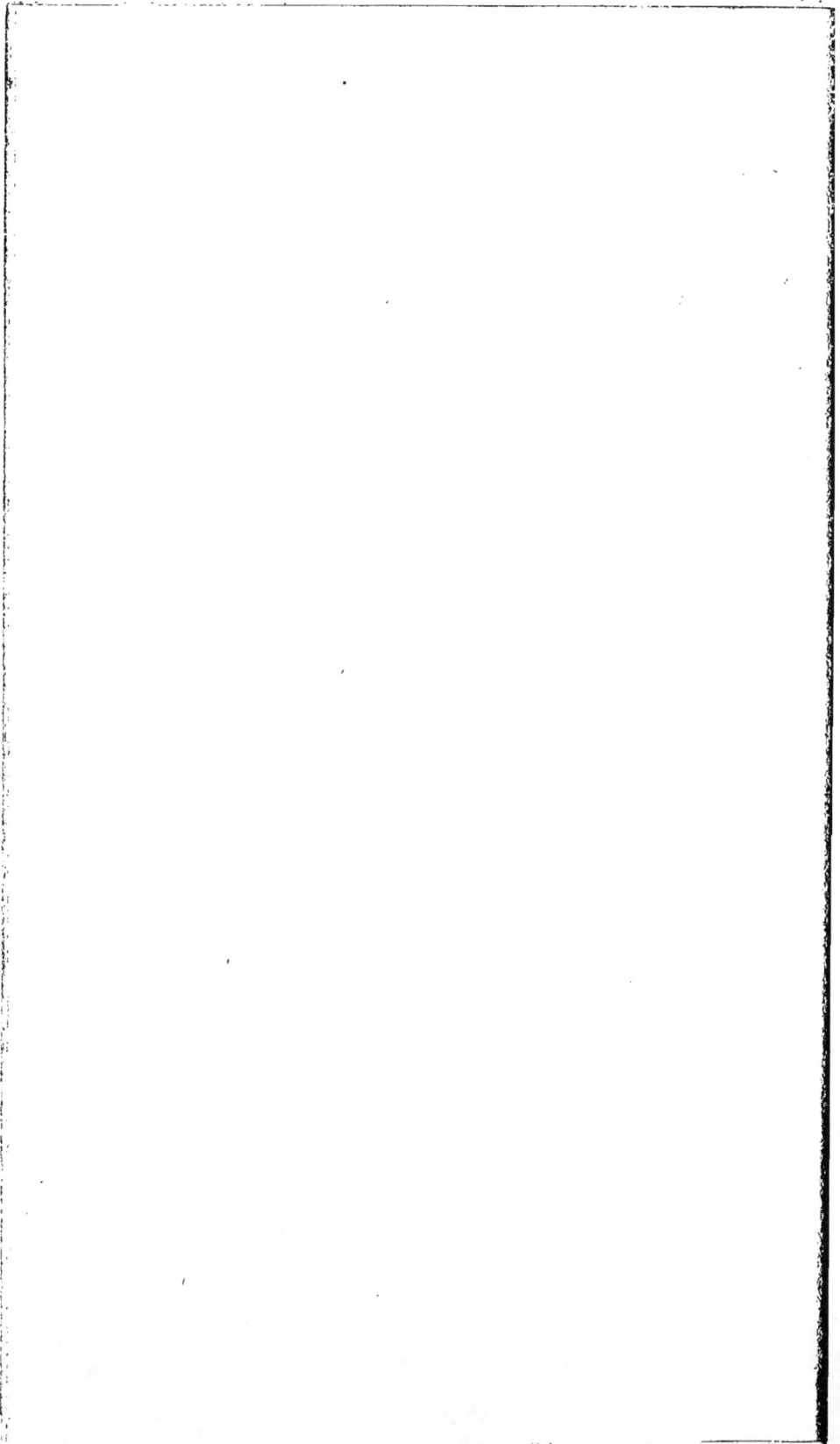

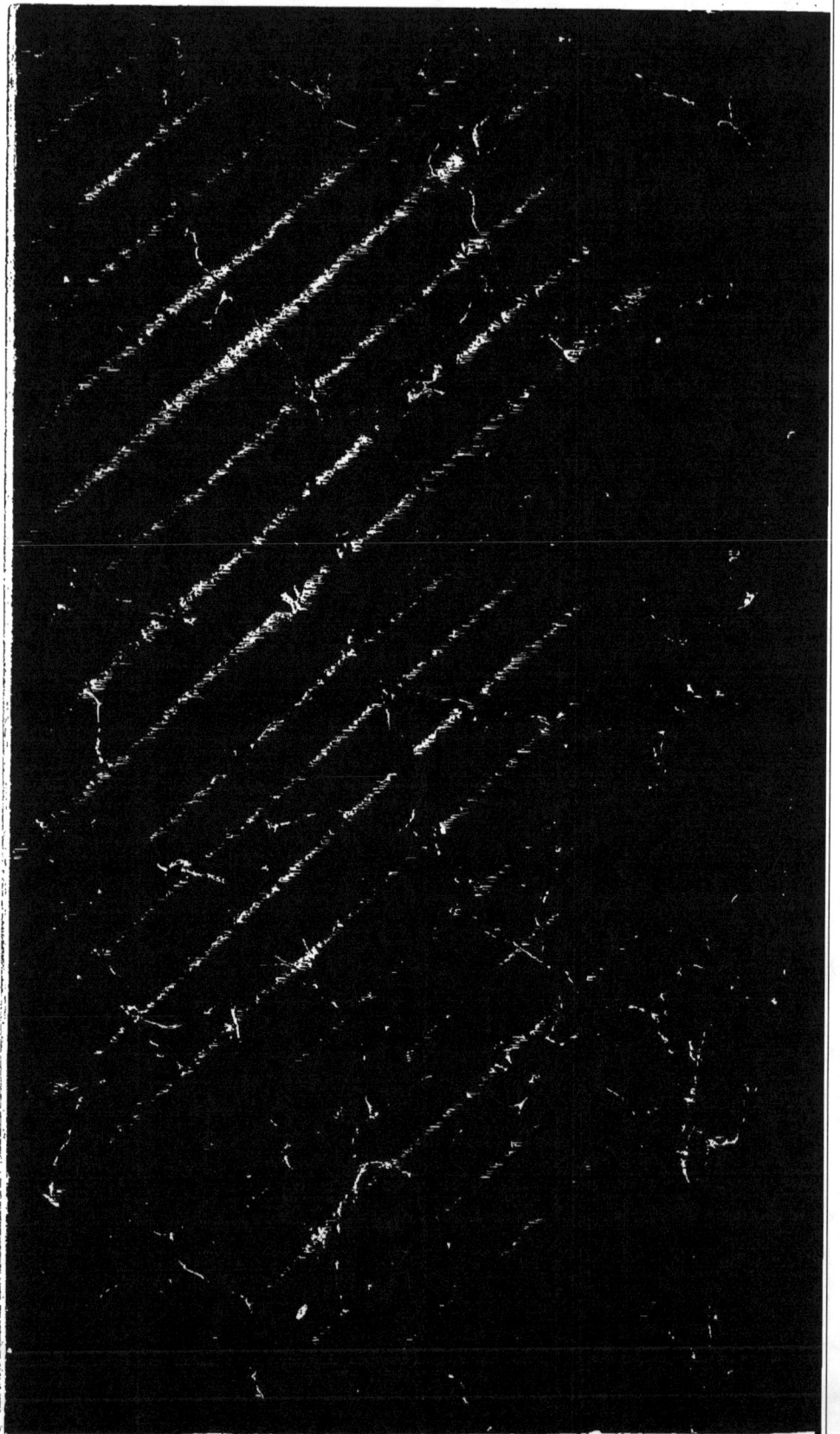